사람을 구하는 집, 제중원

조선, 새로운 의학을 만나다

사람을 구하는 집, 제중원

박형우 · 박윤재

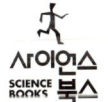
사이언스 북스

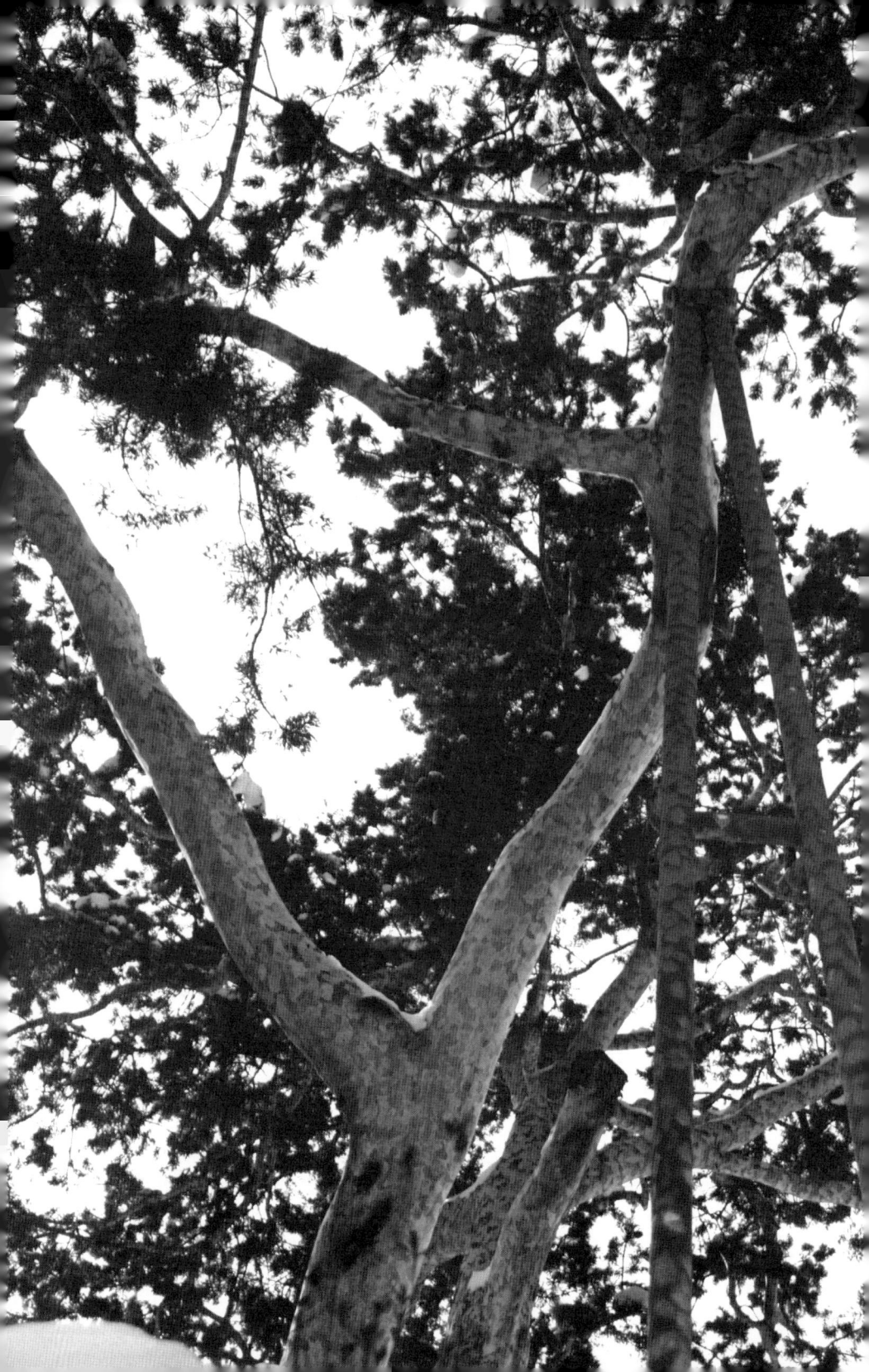

제중원의 옛 뜰을 거닐며
한국 의학 100년의 역사

서울 재동, 옛 제중원 뜰에서 백송을 올려다본다. 저 백송은 하얀 가지를 뻗고 600년 동안 북촌을 굽어보았을 터이다. 그 세월에 비할 수는 없지만, 10여 년 전 우리 두 사람이 처음 만났을 때 두 사람 중 누구도 이렇게 함께 책을 내리라고 예상하지는 못했다. 한 사람은 모교의 역사에 관심을 품었기는 해도 어디까지나 해부학 전공자였고, 다른 한 사람은 독립 운동사로 박사 논문을 쓸 계획을 가진 역사학도였기 때문이다. 어쩌면 우리 두 사람은 그렇게 잠시 만났다가 헤어질 수 있었다. 그 두 사람의 진로를 바꾼 계기는 '제중원'이었다

   1885년 설립된 한국 최초의 서양식 병원이자 근대식 병원이었던 제중원은 당연히 우리 '아버지'였다. 제중원은 우리가 수학했고 일하고 있는 연세 대학교의 전신이기 때문이다. 그런데 그 제중원을 자기 아버지라고 주장하는 사람들이 나타났다. 서울 대학교 병원이었다. 그들은 제중원이 설립된 지 100년이나 지난 1980년대 중반 갑자기 제중원을 자신의 아버지라고 주장하기 시작했다. 우리는 우습게도 제중원이 우리 아버지라는 당연한 사실을 입증해야 했다. 그 과정은 제중원의 유전자를 따져보는 일이었고, 제중원의 진화를 더듬는 일이었다. 이는 당연한 사실을 검증하는 일이었던 만큼 단순할 수도 있었고, 지루할 수도 있었다.

하지만 우리 두 사람은 제중원을 공부하면서 제중원이 생각보다 많은 이야기를 간직하고 있음을 깨달았다. 제중원을 단순히 족보쓰기 차원으로만 접근해서는 안 된다는 점도 알아차렸다. 제중원은 한국 근대 의학의 아버지이기도 했기 때문이다. 이런 생각들을 함께하면서 해부학자는 역사학에, 역사학자는 의학사에 점점 다가가기 시작했다.

가만히 생각해 보면 해부학자의 전공은 역사학에서 그리 멀리 떨어져 있지 않았다. 그의 구체적인 전공인 인체 발생학은 태아의 '역사'를 밝히는 일이기 때문이다. 역사학자 역시 의학이 생각했던 것보다 더 중요한 사회의 구성 요소였음을, 그 역사를 연구하는 의학사가 역사학의 성장에 기여할 수 있음을 깨달아 갔다.

우리 두 사람은 본래 있던 자리에서부터 점차 전공을 넓혀 나갔다. 두 사람의 공동 주제는 한국 근대 의학의 기원을 이루는 제중원을 넘어 그 후신인 세브란스 병원, 연세 대학교로 넓어졌다. 한국 근대 의학의 다른 수로라고 할 수 있는 관립 의학의 흐름 역시 고찰의 대상으로 삼았다. 의학사의 일반 주제에 대해서도 연구를 시작했다. 주제는 의료 제도, 의료인, 전염병 등으로 확장되었다. 주제를 확대하는 과정은 연구를 심화하는 과정과 동떨어져 있지 않았다. 우리 두 사람 모두 학교에 재직하고 있었기에 심화를 통한 연구는 필수적이었다.

하지만 한편으로 다른 목소리도 들렸다. 쉽게 읽을 수 있는 한국 근대 의학사 이야기가 필요하다는 목소리였다. 역사학에 대한 요구가 사회사나 문화사로 확대되면서 그 한 부분을 이루는 의학 혹은 의료에 대한 관심도 높아지고 있었다. 제중원은 그 중심에 있었다. 제중원을 소재로 한 소설 『제중원』이 출간을 준비 중이라는 소식, 그 소설을 대본으로 드라마 「제중원」이 제작될 예정이라는 소식이 들려왔다.

　제중원의 이야기인 만큼 우리 역시 그 출간과 제작에 동참했다. 해부학자는 의학적인 부분을, 역사학자는 일반적인 역사학적인 부분을 자문해 주었다. 동시에 제중원을 포함한 한국 근대 의학사 이야기를 쉽게 풀어쓰는 일을 시작했다. 쓸 수 있고, 써야 하는 주제들을 골라내고 체계의 이음새를 고민해 나갔다. 작업을 시작한 것은 여름이 막 시작되는 2009년 7월이었다. 마침 우리와 이야기가 통한 인터넷 신문 《프레시안》은 '의학사 산책'을 위한 공간을 제공했다. 이 책은 작년 11월까지 5개월 동안 연재한 글들을 모은 것이다.

　우리는 이 연재에서 19세기 중반부터 20세기 중반까지 한국 의학 100년의 역사를 이야기하고자 했다. 제중원이 상징하듯 우리 사회는 이 시기에 서양 의학을 비롯한 서구 문물을 수용하면서 자신의 외모와 체질을 변화시켜 나갔다. 그 과정은 이전의 변화와는 차원이 다른 규모와 정도로 한국 사회를 바꿔 나갔다. 아마 그 과정을 '근대화'라는 말로 요약할 수 있을 것이다. 근대화를 거치면서 전통적인 한국은 새로운 한국으로 거듭났다. 식민지라는 아픔을 겪기는 했지만 '고요한 아침의 나라'는 서서히 '다이내믹 코리아'로 바뀌어 갔다. 우리는 그 변화 속에 있던 서양 의학을 이야기하고, 나아가 서양 의학이 한국 사회를 어떻게 바꿔 갔는지 살펴보고자 했다.

　개화파가 가장 중점을 둔 개혁 정책이 위생이었다는 점에서 알 수 있듯이 서양 의학은 변화의 중심에 서 있었다. 위생이라는 새로운 용어는 한국 근대화의 키워드였다. 위생적인 사람은 건강한 사람이었고, 건강한 사람은 새로운 국가의 초석이었다. 체력은 국력이었다. 새로운 변화가 근대화를 위한 것이었다는 점에서 위생적인 사람은 곧 근대적인 사람이었다. 새로운 인간형이 탄생한 것이다.

서양 의학을 수용하면서 의학은 더 이상 중인의 학문과 기술이 아닌 엘리트의 그것으로 바뀌었고 의사는 세상 사람들의 부러움을 사는 최고의 직업이 되었다. 서양 의학은 비록 무소불위無所不爲나 만병통치萬病通治의 술법은 아니었지만, 설득력 있게 질병을 설명하고 치료해 주었다. 왕조를 끊임없이 괴롭힌 전염병에 소독과 청결이라는 새로운 대책을 마련해 준 것도 서양 의학이었다. 전통 의학인 한의학은 주류 의학의 자리를 서양 의학에게 넘겨주었고 서양 의학은 우리의 일상이 되었다. 한국 사람들은 이제 제중원의 후예라 할 만한 서양식 병원에서 태어나고 죽는다. 의료라는 잣대로 볼 때 한국의 근대화는 서양 의학의 토착화 과정이다.

우리는 한국 의학의 근대화 과정을 최대한 역사적 자료에 기초해 이야기하고자 했다. 기본 목표는 역사적 사실의 서술에 있었다. 그동안 많은 연구가 이루어지기는 했지만 여전히 한국 근대 의학사의 기본적인 골격이 갖추어지기에는 부족하다고 생각했기 때문이다. 글을 써 나가는 과정에서 재미를 위해 약간 윤색하기는 했지만 글의 바탕은 어디까지나 사료에 두고자 했다. 간혹 글이 건조하게 느껴지는 이유도 거기에 있으리라 생각한다.

연재 중 건조함을 다소 완화시킬 청량제로 우리가 준비한 것은 사진이다. 한 번 보는 것이 백 번 듣는 것보다 낫다는 격언을 따라 사진에 더 많은 관심을 가졌고, 더 많은 사진을 모으기 위해 노력했다. 그 노력의 일부가 이 책에 소개되었다. 특히 우리가 소속된 연세 대학교 동은 의학 박물관의 소장 자료를 소개하면서 미공개 자료도 선보였다. 연재 원고에서 다시 추려 이 책에 실은 사진들은 글이 미처 주지 못한 역사의 생동감을 느끼도록 할 수 있으리라 생각한다.

일주일에 두 번 원고지 20매 안팎의 글을 연재하기가 쉽지는 않았다. 글을 모두 새롭게 써야 했다면 불가능한 일이었을지도 모른다. 다행히 우리는 자신의 전공 분야를 넓히면서 한국 근대 의학사와 관련해 이런저런 논문들을 발표해 왔다. 이 책에 실린 많은 글들은 논문들의 내용을 읽기 쉽게 재정리한 것들이다. 학술 논문에 근거한 만큼 어느 정도의 엄정함도 지켰으리라 생각한다.

이 책이 완성되기까지 많은 분들의 도움이 있었다. 《프레시안》의 강양구 팀장은 우리와 인터넷의 네티즌 독자들을 맺어 준 매파媒婆였다. 그의 노력 덕분에 우리 글은 예상보다 더 많은 독자의 관심을 받을 수 있었다. 이 글이 연재되는 동안 연세 대학교 동은 의학 박물관과 의사학과의 성원들은 사진 제공에서 교정에 이르기까지 여러 도움을 주었으며 특히 박준형 학예사는 연재 내내 우리와 함께했다. 이 책의 출간을 맡은 (주)사이언스북스 여러분은 우리 원고를 매만지고 다듬어 정갈한 책으로 만들어 주었다. 모든 분들에게 감사하다는 말씀을 드린다.

마지막으로 이 책이 한국 근대 의학의 역사를 호젓하게 음미하며 '산책'할 수 있는 길이 되기를 바란다.

2010년 1월

박형우 · 박윤재

제중원의 옛 뜰을 거닐며 5
한국 현대 의학의 시원始原을 찾아서 13

1부
새로운 의학의 세기

1. 조선, 새로운 의학을 만나다 21
2. 제중원 탄생기 29
3. 개화기 청년 의학도 39
4. 정부, 제중원에서 손을 떼다 47
5. 광제원이냐 광혜원이냐 55
6. 세브란스, 병원을 세우다 63
7. 통감부와 대한의원 71

19

2부
의술을 배운다는 것

8. 한국 최초의 의사가 개업을 하지 않은 이유 81
9. 한국어로 만나는 『그레이 아나토미』 89
10. 의학교 졸업생, 군대 가다 101
11. 대의大醫의 길을 택한 최초의 면허의들 109
12. 의사 면허의 뒷이야기들 119
13. 의학교 들여다보기, 1945년까지 127
14. 의학교 들여다보기, 1945년부터 135
15. 보건 일꾼이 되는 법 143

79

3부
사람을 구하는 일, 진료

16. 제중원 의사 활약상 155
17. 제생의원의 변신 163
18. 활명수, 100년 전설의 기원 171
19. 의료 선교의 허와 실 179
20. 자혜라는 이름의 지배 189

차 례

153

4부
돌림병에 맞서다

223

5부
제중원의 아이들, 의사

273

21. 대장금에서 나이팅게일로   197
22. 이 해 박는 집   205
23. "병 안 나으면 돈 못 줘."   213

24. 위생 경찰의 시대   225
25. 우두, 두창을 몰아내다   233
26. 호랑이가 살점을 뜯는 병   241
27. 소록도의 눈물   249
28. 크리스마스실의 그림자   257
29. 민족의 3대 독   265

30. 의학 박사, 논문 쓰다   275
31. 의사 단체 헤쳐 모이기   283
32. 인술과 이익 사이에서   291
33. 한의학의 부흥을 외치다   299
34. 독립을 꿈꾼 의사들   307
35. 최초의 사람들   315

더 읽어보기   324
사진 출처   326
찾아보기   328

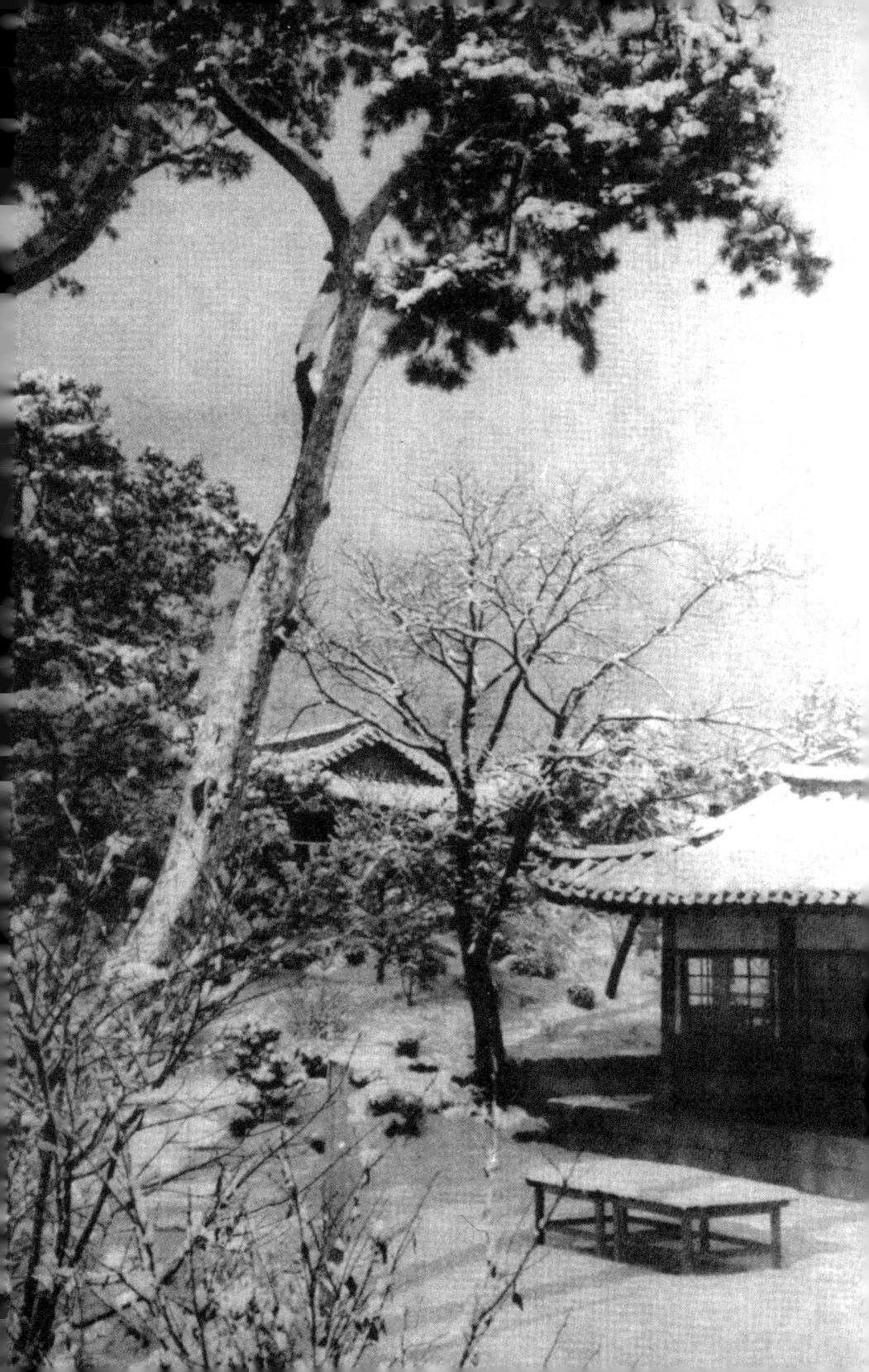

한국 현대 의학의 시원始原을 찾아서

1884년 9월 20일 파란 눈에 붉은, 머리털 6척 장신의 서양인이 서울로 가기 위해 제물포항에 도착했다. 중국 상하이에서 내한한 최초의 개신교 선교사 의사 알렌Horace Newton Allen, 외래어 표기대로 하면 '앨런'이지만 이 책에서는 기존에 굳어진 표현대로 '알렌'이라고 한다.이었다. 미국 북장로회가 파견한 의료 선교사로 중국에서 선교 활동을 하던 알렌은 새로운 선교지로 한국을 선택했다. 알렌의 도착으로 한국은 개항장을 중심으로 활동하던 일본 의사와 함께 일군의 서양 의사의료 선교사들을 가지면서 그동안 접하지 못했던 새로운 의학을 맛보게 되었다.

1세기가 훌쩍 지난 지금 서양 의학은 우리의 일상이 되었다. 우리는 병원에서 태어나고 병원을 드나들다가 병원에서 죽음을 맞이한다. 어느새 서양 의학은 우리의 생활과 떼려야 뗄 수 없는 일부가 되었다. 학문적으로 명명된 '사회의 의료화'가 관철되고 있는 것이다. 그동안 의학은 눈부시게 발전했다. 병원에서는 인간의 손이 아닌 로봇을 이용한 수술이 이루어진다. 알렌의 후예들인 한국인 의료 선교사들은 세계 각지에서 활동하며 한국을 선교사 파송 2위국으로 키워 내고 있다.

근대 한국의 모습은 말 그대로 역동적인 한국이 단순한 수식이 아님을 보여 준다. 소위 '고요한 아침의 나라'는 근대를 지나 경제 대국으로 성장했다. 뜨거웠던 1980년대를 거치면서 제도적 차원의 민주주의가 정착되고 있기도 하다. 식민지를 거친 국가 중 한국은 민주화와 공업화를 동시에 성공시킨 국가 모델로 주목받고 있다. '근대'가 가진 경직성과 파괴에 대한 비판들이 제기되고 있기는 하지만, 한국의 성장이 보여 주는 모습이 근대화가 지향한 하나의 목표였다는 점은 분명하다.

서양 의학은 근대 한국이 탄생하는 한가운데 있었다. 조선 정부는 부국강병이라는 국가적 과제를 실현하기 위해 적극적으로 서양 의학을 수용했다. 일본의 무력에 굴복해 개항해야 했던 조선 정부로서는 부상당한 군인들을 치료하는 데 효과를 보인 서양 의학에 주목할 수밖에 없었다. 그 결과 알렌은 입국한 지 불과 1년도 되지 않아 제중원이라는 서양식 병원을 개원하기에 이른다. 제중원에는 서양 의료 선교사들이 속속 입국해 활동했고, 개원 1주년에 즈음해서는 한국인 학생들에 대한 교육이 시작되었다. 전국 각지에는 제중원과 같은 선교 병원들이 속속 설립되었다.

1899년 관립으로 설립된 의학교는 1902년부터 서양 의학을 학습한 졸업생들을 정기적으로 배출했다. 의학교에는 외국에서 서양 의학을 공부한 김익남이 교수로 참여해 한국인 졸업생의 배출에 일조했다. 제중원을 이은 세브란스 병원 의학교는 오랜 산고 끝에 1908년 7명의 첫 졸업생들을 배출했고, 이들에게는 대한 제국에서 부여하는 의사 면허 1번부터 7번이 부여되었다. 대한 제국이 이미 통감부의 입김 아래 있었다는 점에서 자주적인 의사 면허 부여라고 보기 힘든 점도 있지만, 한국에 새로운 직업이 탄생함을 알리는 상징적인 사건이기도 했다.

이후 정규 교육을 마치고 면허를 받은 의사들이 배출되면서 의사의 지위도 상승하기 시작했다. 조선 시대 의사 중 최고의 지위에

속했던 어의는 비록 자신의 실수가 아니더라도 국왕이 사망할 경우 응분의 징벌을 받아야 했다. 의학의 실용성에 주목했던 실학자들은 의사를 노비와 같이 취급해서는 안 된다고 경고하기도 했다. 하지만 서양 의학이 수용되고 일제 강점기를 거치면서 의사들은 세상 사람들의 존경을 받는 전문 지식인으로 성장했다. 의학교의 입학 경쟁률은 점차 높아졌고 전통 시대 중인에 불과했던 의사는 엘리트로 성장하게 되었다.

그러나 한국에서 서양 의학의 성장이 순탄하게 이루어진 것은 아니었다. 무엇보다 서양 의학은 이방인의 학문이요, 기술이었기 때문이다. 서양 의학을 처음 접한 한국인들은 겁을 먹었다. 익숙하지 않은 대상에 대한 자연스러운 반응이었다. 때로는 반발도 일어났다. 백신 접종은 선뜻 받아들이기 힘들었다. 지석영이 세운 우두국은 1882년 임오군란 때 가장 먼저 불탄 증오의 대상이었다. 서양 선교사들이 운영하는 병원은 아이를 잡아먹는 소굴로 매도당했고 선교 병원을 출입하는 한국인은 돌을 맞아야 했다.

한국을 침략, 지배하고자 했던 일본의 의사들에 의해 서양 의학이 전수되었던 것도 문제였다. 일본 의사들은 자신이 먼저 성취한 '근대'를 한국에 이식하고자 했다. 이는 선의에서 나온 것일 수도 있지만, 근본적으로는 일본의 지배를 한국이 수용하도록 만드는 데 목적이 있었다. 한국인 학생들은 한국인의 열등성을 두개골 크기로 입증하려는 일본인 교수에게 저항하기도 했고, 차별에 대한 반감으로 독립 운동에 적극적으로 참여하기도 했다. 하지만 그들은 일제 강점기를 거치면서 자연스럽게 일본 지배의 정당성을 교육받았다. 해방 이후 한국에 진주한 미국은 그들에게 어쩌면 다른 모습의 '근대'였고, 따라서 그 수용이 어렵지 않았을지 모른다.

일제 강점기 동안 전통 의학은 필요 이상 억압을 받았다. 당시 의학은 당연히 서양 의학이었고, 전통 의학은 이름 앞에 '한漢'을 붙인 한의학이 되었다. 한의사들도 의사가 아닌 의생醫生으로 격하되었다.

서양 의학에 콜레라 같은 급성 전염병에 맞서는 일정한 대응책이 있는 것은 사실이었다. 검역이나 백신은 한의학에서 이루어지지 않던 새로운 방법이었다. 하지만 페니실린이 발견되기 전까지 서양 의학 역시 치료 효과에서 일정한 한계를 지니고 있었다. 1930년대에 이르면 한의학은 서양 의학에 대해 자신의 목소리를 높이기 시작했다. 동등한 대우, 나아가 특별한 대우를 요구하기 시작한 것이다. 세계적으로 유래가 드문 의료의 이원화는 일제 강점기에 태동하기 시작했다.

그러나 근대라는 시기를 거치면서 서양 의학은 한의학을 넘어 우리의 일상이 되었다. 2000년 일어난 의료 대란에 한국이 소용돌이칠 수밖에 없었던 배경에는 한국인의 일상을 장악한 서양 의학이 있었다. 대란이 본격화되면서 나타난 상황, 즉 병원이 문 닫을지 모를 상황, 실제로 병원에서 의사를 만날 수 없게 된 상황은 공포 그 자체였다. 물속에 들어가서야 공기를 호흡하고 있었다는 사실을 새삼 깨닫듯이 의료 대란을 거치면서 한국은 이미 일상이 되어 버린 서양 의학의 위력을 실감하게 되었다. 우리는 이제 서양 의학의 역사를 살펴보는 일을 시작하고자 한다.

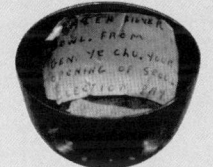

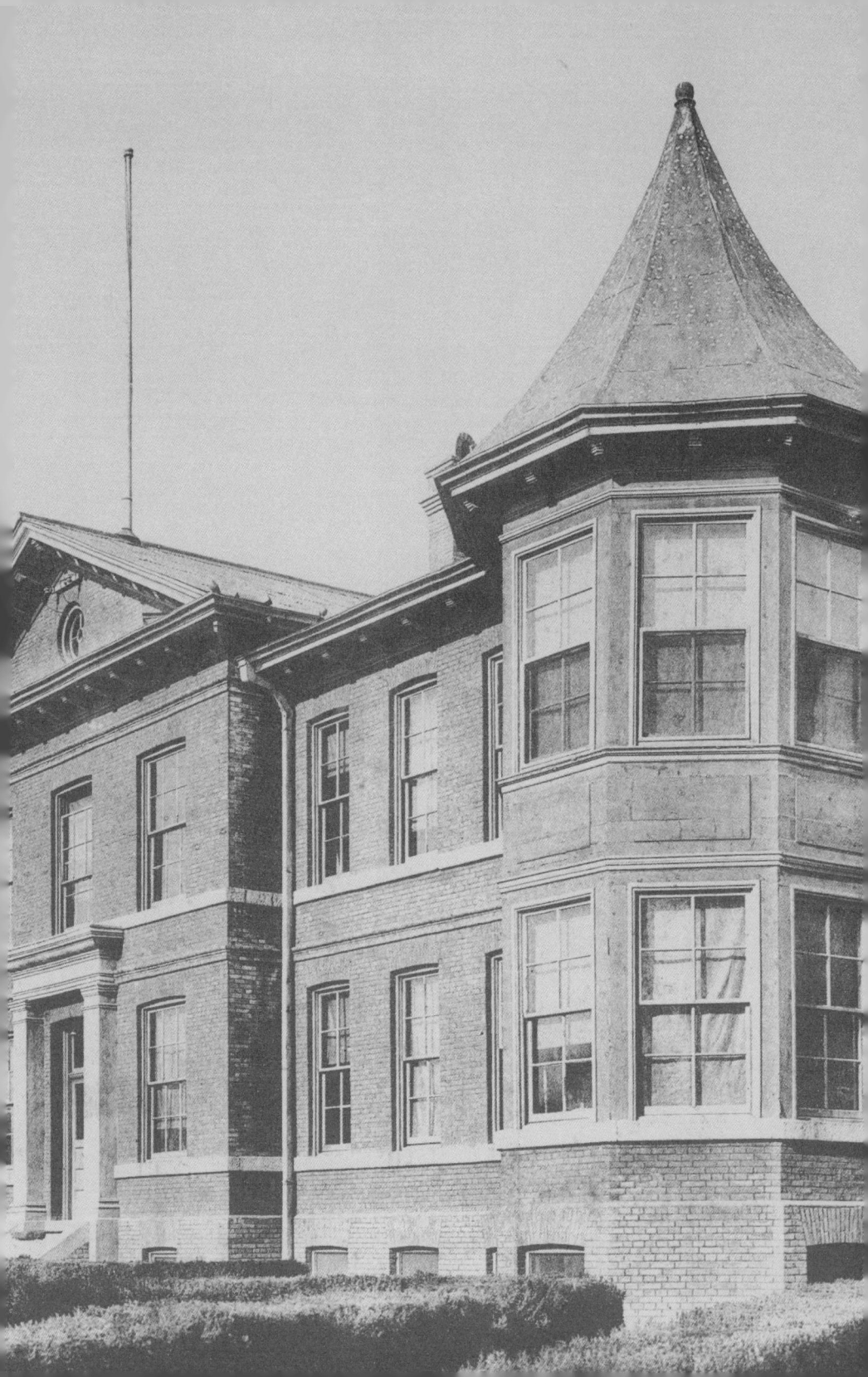

새로운 의학의 세기

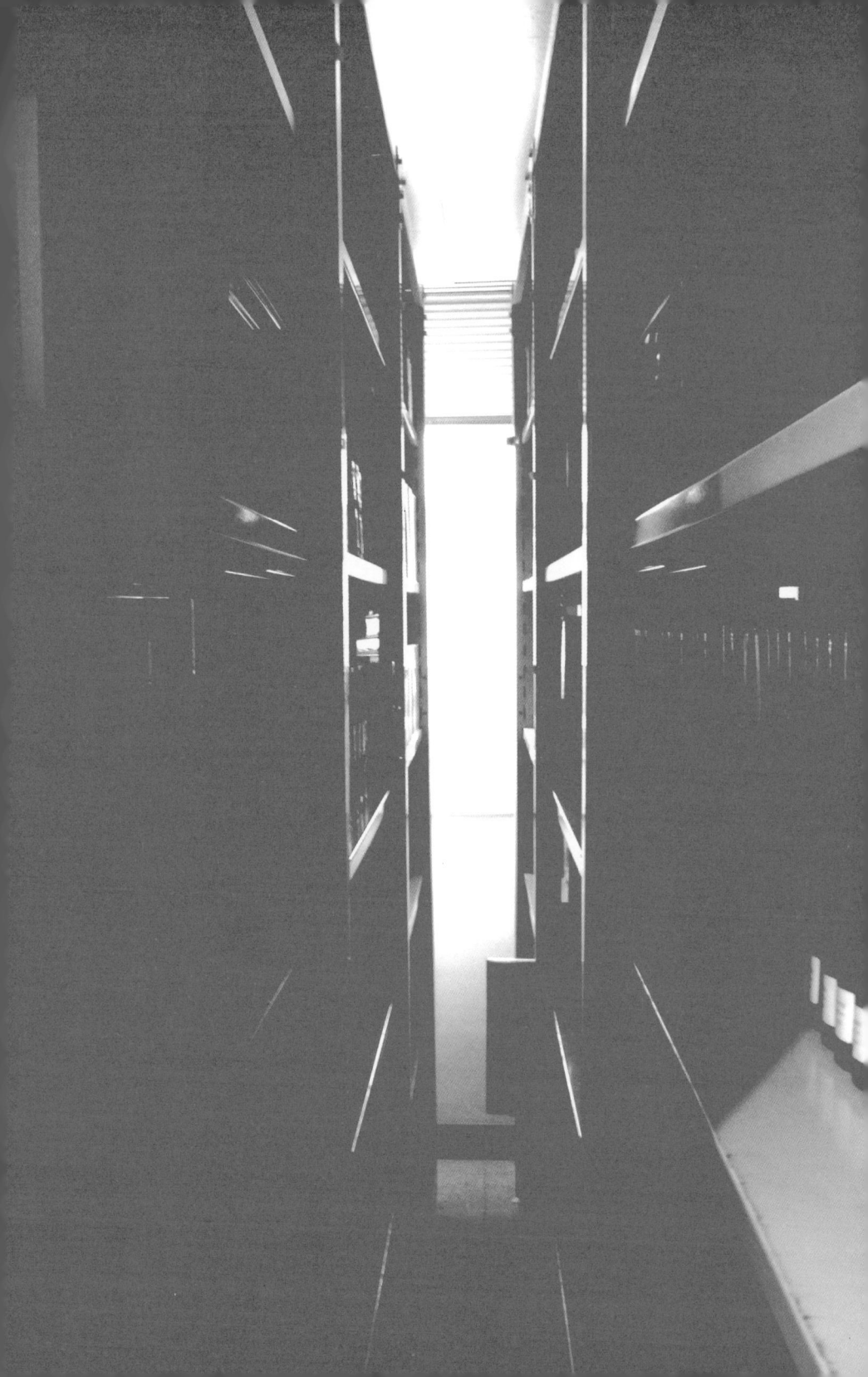

1 | 조선, 새로운 의학을 만나다

의학이란 무엇인가?

의학은 '인체의 구조와 기능의 연구는 물론, 질병의 치료 및 예방법을 연구하는 학문'으로 정의할 수 있다. 그러면 서양 의학이란 무엇인가? 우리가 세계의 의학을 지리적으로 서양 의학 혹은 동양 의학으로 나누어 해석하면, 서양에서 발달해 후에 동양으로 전해진 의학일 것이다. 그렇다면 서양 의학과 동양 의학은 무슨 차이가 있을까?

지리적인 차이와 상관없이 원시인들은 본능적인 경험을 통해 좋다고 생각되는 방법이 있으면 이를 다른 사람들에게 전했는데, 이것이 원시 의학의 시초를 이루었다. 원시인들은 인체의 건강, 질병 또는 죽음을 포함한 모든 현상이 신령이나 악마와 같은 신비력에 의해 나타나거나 치료될 것이라는 신념을 가졌고, 이로부터 발생한 수많은 주술이 민간 의학의 상당 부분을 이루게 되었다. 이후 메소포타미아, 이집트, 인더스, 중국 문명이 탄생하면서 의학도 이곳들을 중심으로 발전해 왔다.

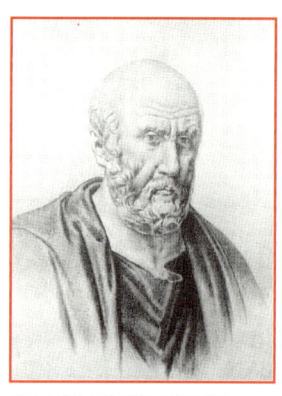

히포크라테스ⓒ동은의학박물관

4대 문명의 의학

우선 서양 의학의 발달을 살펴보자. 메소포타미아에는 이미 의사란 직업이 존재했으며, 기원전 2200년경 설형 문자로 쓴 의학서도 만들어졌다. 이집트의 의학에서는 의신 임호텝기원전 2600년경이 가장 유명하며 미라도 만들어졌다. 이집트의 의학은 고대 그리스로 이어져 서양 의학의 모체가 되었다. 인더스 문명에서 발달한 인도 의학은 기원전 1500년경 북방에서 침입해 온 아리안 족에 의해 발달했다. 인도 의학의 중흥 시조라 불리는 차라카의 『차라카 본집』*Charaka Samhita* 은 『히포크라테스 전집』*Corpus Hippocraticum* 과 상당히 유사한 점이 많은데, 어느 것이 더 앞서 영향을 주었는지 확실하지는 않지만 그 의학들 사이의 상호 관련이 매우 깊었던 것으로 보인다.

그리스 시대에 들어 기원전 4~5세기에 활동했으며, 현재까지 큰 영향을 미치고 있는 '의학의 아버지' 히포크라테스는 4체액설을 주장했다. 2세기에 활동했던 갈레노스는 모든 생명 현상이 정기의 지배를 받는다고 주장했으며, 검투사를 치료하고 동물 실험을 하면서 나름대로의 해부학 체계를 세웠다. 인체의 구조에 관한 그의 이론은 실제 해부를 통해 얻어진 것이 아니었지만, 당시 가톨릭의 교리와 맞물려 중세에 이르기까지 불변의 진리로 받아들여졌다.

4세기 말 게르만 인들의 침입으로 로마가 서로마 제국과 동로마 제국으로 분리되었다. 서로마 제국은 가톨릭 교의 위세에 눌려 의학이 답보 상태에 있었다. 반면 동로마 제국은 비잔틴 제국을 이루어 동방으로 진출했고, 7세기에 이슬람교가 만들어지고 아라비아 제국이 탄생하면서 그리스, 로마, 인도, 중국의 의학이 융합된 아라비아 의학이 발전했다.

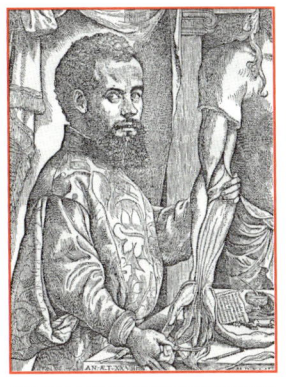
베살리우스의 해부도 ⓒ동은 의학 박물관

16세기에 들어 유럽 전역에 르네상스 시대가 도래했고, 베살리우스는 인체 해부를 통해 중세 의학을 지배했던 갈레노스의 의학을 붕괴시켜 버렸다. 서양 의학의 근대화가 시작된 것이다. 동시에 정확한 해부학 지식을 바탕으로 한 서양 의학이 외과 요법에 관한 기술적 특징이 없는 동양 의학과 차이를 보이기 시작한 것이다.

중국 문명권의 의학

그러면 중국 문명에 인접한 한국의 사정을 보자.

고대 중국에서는 신농 기원전 2800년경과 황제 기원전 2600년경 등에 의해 독자적인 의학 체계가 만들어지기 시작했다고 전해진다. 한대에 이르러 음양오행설이 의학과 접맥되었다. 한반도와 만주 지방을 중심으로 발달한 한국의 민간 의학은 지역적으로 중국 문명의 영향을 받았을 것이다.

삼국 시대에는 불교가 전래되면서 불경 및 중국 남조 시대의 의방을 통해 인도 의학이 간접적으로 전해졌을 것으로 추정된다. 그런데 설명한 바와 같이 인도 의학에는 간접적으로 그리스 의학의 영향을 받은 요소가 섞여 있었을 가능성이 있다. 통일 신라 시대에는 실크로드를 통한 고승들의 왕래가 빈번해지면서 불교에 수반된 인도의 의설과 의방이 신라 의학에 더욱 큰 영향을 미치게 되었다. 또한 페르시아, 아라비아 및 동로마와의 교류를 통해 당나라로 들어온 약재들이 간접적으로 신라에까지 전해졌을 것으로 보인다. 고려 시대에는 아라비아의 상인을 거쳐 직간접으로 서방의 풍부한 약재들이 수입되었는데, 당시 서양 의학의 주도적 위치에 있었던 아라비아의 의학 지식 역시 수입되었을 것으로 추정된다.

한편 통일 신라 시대의 외과는 당나라의 영향을 받아 창증의 복약 및 고약 도포, 골절, 타박상 등을 다루었던 것으로 보인다. 고려

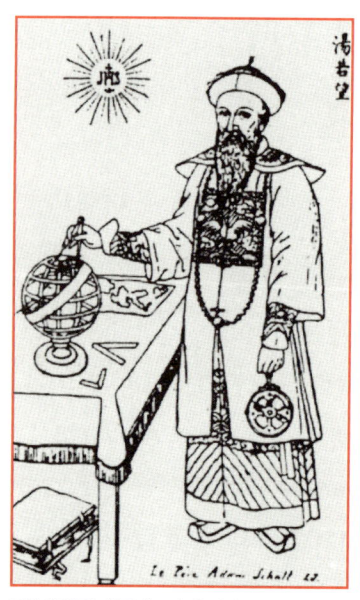 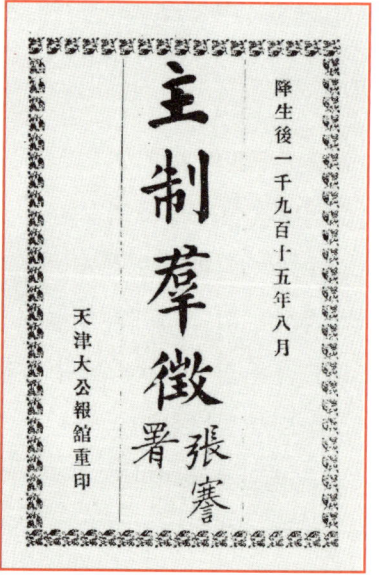

아담 샬(왼쪽)과 『주제군징』 ⓒ연세 대학교 학술 정보원

시대에 들어 침구술이 분과로 발달해 오다가, 조선 세종 이후로 침구의나 치종의 같은 외과 분야의 전문의가 나타나기 시작했다. 이런 외과의 전문 분야는 서양 의술과 달리 정확한 해부학적 지식에 바탕을 둔 것이 아니었기 때문에 환자를 보거나 제자를 키워 학문을 전수하는 데 많은 한계가 있었다. 또한 당시의 유교적인 관습 역시 외과 분야의 발전을 가로 막는 큰 걸림돌이었다.

선비들 서양 의서를 읽다

하지만 17세기부터 명나라를 통해 한문으로 번역된 서양 의서가 소개되어 당시 조선의 지식인들은 재래의 한의학과는 다른 새로운 개념의 의학이 존재한다는 사실을 알게 되었다. 이때 조선에 소개되었던 대표적인 책은 두 가지였다.

먼저 소개된 책은 중국에서 활동하던 독일인 예수회 선교사 아담 샬Johann Adam Schall von Bell이 저술한 『주제군징』主制群徵, 1629년이다. 이 책은 가톨릭의 교리를 다룬 책이지만, 그 내용 중에 갈레노스의 해부 생리학 이론이 포함되어 있었고, 이것은 학술적으로 한국에 처음 소개된 서양 의학 이론이다. 하지만 그리스나 로마 의학의 범주를 벗어나지 못한 중세적 성격이 강한 것이었다.

이 책은 당시 여러 학자들에게 상당히 널리 읽혔던 것으로 추정되는데, 유학자 이익은 『성호사설』星湖僿說, 1760년경에서 '서국의西國醫'라는 제목으로 생리 원칙, 혈액, 호흡 및 뇌척수 신경에 관해 설명했다. 그는 서양 의학이 동양 의학에 비해 더욱 자세하다고 소개하고, 『주제군징』의 내용을 간단히 정리했다. 이규경도 『오주연문장전산고』 권19 伍洲衍文長箋散稿, 19세기 중엽에 '인체내외총상변증설人體內外總

象辨證說'이라는 제목으로『주제군징』의 내용을 소개했다.

서양 과학을 '과학적'으로 접근한 정약용

이들과 달리 정약용은 '의醫'에 관한 여러 문제를 모아 놓은『의령』醫零, 1798년에서 음양오행의 이론을 배제했다. 이 책의 '근시론'에서 그는 한걸음 더 나아가 원시와 근시의 원인을 음양의 부족에서 찾던 기존 이론과 달리 근대 물리학적 이론을 통해 설명했다. 여기서 그가 질병에 대해 상당히 과학적으로 접근했음을 엿볼 수 있다. 정약용은『마과회통』麻科會通, 1798년에 처음으로 우두법을 소개했다.

다음으로 소개된 책은 중국에 와서 20년 이상 머물러 있던 영국인 선교 의사 홉슨이 한문으로 저술한 다섯 종류의 서양 의학 서적이다.『전체신론』全體新論, 1851년은 전신 골격에서부터 혈관에 이르기까지 271개의 그림을 포함하고 있는 해부학 서적이다.『서의약론』西醫略論, 1857년은 상·중·하 3권 1책으로 되어 있는데, 의학 총론, 골절, 외상 등을 다룬 일종의 외과 서적으로 볼 수 있다.『내과신설』內科新說, 1858년과『부영신설』婦嬰新說, 1858년은 책 이름 그대로 내과, 산부인과 및 소아과에 관한 전문 서적이며,『박물신편』博物新編, 1855년은 물리, 화학 및 생리학 분야를 다룬 이과 교과서이다.

최한기는 이들 책을 근거로 자신의 의도에 부합하도록 어떤 부분은 삭제하고 순서를 바꾸거나 합해『신기천험』身機踐驗, 1866년을 저

정약용이 이해한 안경의 원리

안구가 편평하면 시심(視心)이 원(遠)에 모이는 고로 원시가 되고, 돌출되어 있으면 시심이 근(近)에 모이는 고로 근시가 된다. 안경이 편평하면 문자가 좀 멀리 떨어져도 잘 볼 수 있으나, 돌출되어 있으면 가까운 것은 볼 수 있어도 조금 멀면 잘 보이지 않는 것과 같다.

술했다. 그는 동양 의학이 음양오행이나 오운육기와 같은 추상적인 이론으로 병리 현상을 설명하는 것을 비판하고, 서양 의학이 정확한 해부학 지식을 토대로 성립되어 있음을 높게 평가했다. 하지만 인체에서 일어나는 모든 현상을 궁극적으로 조물주를 통해 설명하려는 기독교적인 태도를 비판했다.

결국 이러한 관심은 국가적인 차원이 아니라 학자 개인적인 차원에서 이루어졌으며, 책을 통한 소개의 한계를 벗어나지 못했다. 서양 의학의 본격적인 도입은 1876년 개항 이후 외국의 의사들이 들어옴으로써 이루어졌다.

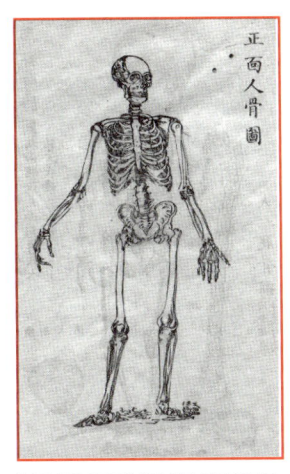

『전체신론』(1851년)에 실린 인체 해부도
ⓒ동은의학박물관

...rnment of Her...
Korea in Seoul.

...e recent troubles, I have been calle[d]
...y many Corean people to remov[e]
...[?] and repair injuries done by fir[e]
..., as also to treat people sick fr[om]
... causes.

I have done what I could..
any of these people lived at a [distance]
[fro]m my place, which prevente[d me]
attending them, owing to my [time]
[be]ing taken up with His Exce[llency]
Yong Ik and the wounded
Soldiers. In a few cases [they]
were rich and hired room[s near]
my place, so that I co[uld ...]
... Many of the poore[r]
... away fr[om]
... Ameri[ca]

2 | 제중원 탄생기

알렌과 민영익

조선 시대의 진료 기관은 한의학에 기반을 둔 내의원, 전의감, 혜민서의 삼의사가 근간을 이루고, 구휼 기관으로 활인서가 있었다. 이런 상황에서 1882년 조선 정부가 대민 의료 기구인 혜민서를 혁파한 것은 국가 체제의 안정성 확보에 있어 매우 곤란한 일이었다.

　이런 상황에서 한 선교사의 내한은 한국에 서양 의학이 본격적으로 도입되는 계기를 마련한다. 1884년 9월 최초의 선교사로 내한해 서울에 거주하고 있던 미국인 의사 알렌 1858~1932년이 바로 그 주인공이다. 1884년 12월 4일 갑신정변 중 민비 사후 1897년 명성황후로 추존된다의 조카 민영익이 칼에 찔려 사경을 헤매자, 독일인 외교 고문인 묄렌도르프 Paul George von Möllendorf 는 알렌에게 민영익의 치료를 맡겼다.

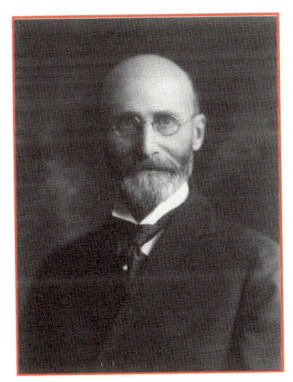

알렌 ⓒ동은 의학 박물관

알렌은 이전까지 조선에서 이루어지던 어떠한 한방 치료와도 구별되는 전혀 다른 형태의 서양 외과 의술로 밤새 환자를 치료했다. 우선 자상을 깨끗이 소독하고 꿰맨 후 붕대를 감았다. 머리의 출혈 부위는 명주실로 봉합해 지혈시키고 다른 부위의 상처는 깨끗이 소독해 스펀지로 감싼 후 붕대를 감아 출혈을 막았다.

알렌은 모두 스물일곱 군데를 꿰매고 한 군데는 혈관을 경색梗塞시켜 잡아매고 심을 넣어 반창고를 붙였으며 상처마다 거즈를 대고 붕대를 감았다. 종기나 째던 한의학과는 근본적으로 다르게 해부학 지식을 이용한 치료법을 시행했던 것이다. 인체 구조를 정확하게 이해한 이런 외과 치료는 당시 사람은 상상도 못했던 의술이었다.

다행히 알렌의 치료는 효과가 있었다. 알렌은 중대한 고비를 넘기자, 12월 8일 민영익이 소생했다고 보고했다.

칼에 찔린 환자를 치료하지 못한 한의사

알렌은 당시 미국에서 상당한 실력을 갖춘 의사는 아니었다. 하지만 한의사들이 갖지 못한 서양 의술, 특히 외과술을 갖고 있었다는 것은 큰 이점이었다. 알렌이 도착하기 전 모여 있던 열네 명의 한의사들은 민영익을 치료하기 위해 애썼지만 자신들의 의술로는 어쩔 수가 없었다. 알렌은 시커먼 송진 꿀(혹은 일종의 고약)을 민영익의 상처에 집어넣으려는 것을 목격하고 놀랐다. 알렌이 치료를 시작하자, 한의사들은 강하게 반발했다. 그러나 알렌은 결국 스물일곱 군데의 상처를 꿰매는 등 치료를 통해서 민영익의 생명을 구했다. 서양 의학의 완승이었다.

여기서 우리는 한의학을 폄하하려는 것이 아니다. 다만 외과 분야의 환자를 치료하는 데 당시의 한의학 체계는 큰 공백이 있었다. 민영익의 치료는 그 단적인 증거였다.

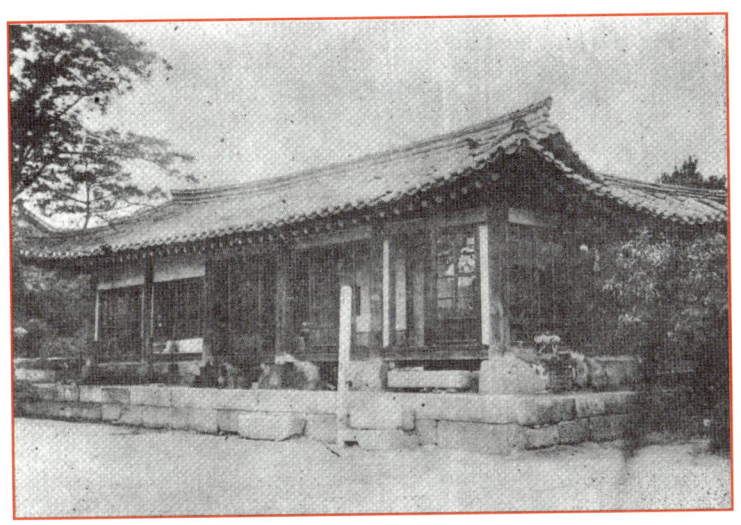

홍영식의 집을 병원으로 개조한 재동 제중원 ⓒ 동은 의학 박물관

최초의 서양식 병원

민영익의 치료 과정에서 서양 의학, 특히 외과 의술에 대한 조선인의 호응을 확인한 알렌은 1885년 1월 27일 민영익을 통해 서양 의학을 시술하는 병원의 설립을 조선 정부에 공식적으로 제안했다. 이것이 바로 제중원 설립의 기초가 된 알렌의 병원 설립안이다.

알렌은 병원 설립안에서 설립 목적이 질병 치료뿐만 아니라 한국인 의료진 양성임을 밝혔다. 알렌은 해외 선교의 원칙대로 의료와 교육을 앞세웠고, 한국인 의료진 양성이야말로 의료 선교를 한층 용이하게 할 수 있는 방법이라고 생각했다.

고종의 윤허로 병원의 설립은 빠르게 진행되어 1885년 4월 10일 한국 최초의 서양식 병원이 재동 현 헌법 재판소 구내에 개원했다. 이것은 근대사의 중대한 한 장면이자, 의학사, 교회사, 교육사에서도 대단히 중요한 의의를 지닌 역사적 사건이었다.

고종은 4월 12일 병원의 명칭을 '널리 은혜를 베푸는 집'이라는 뜻으로 '광혜원廣惠院'이라 붙였다. 하지만 2주일이 지난 4월 26일 병원의 명칭을 '사람을 구제하는 집'이라는 의미의 '제중원濟衆院'으로 개칭했다.

제중원이라는 명칭은 조선 정부의 의료 정책에 대한 입장이 강하게 반영된 것으로 보인다. 본래 '제중'은 『논어』에 나오는 '박시제중博施濟衆'의 준말로 국가가 백성에게 인정을 베푼다는 의미로 이전부터 널리 사용되었던 표현이었다.

역사의 아이러니

결과를 놓고 보면 갑신정변은 모순된 점이 있었던 사건이었다. 우선 서양 문물의 도입을 미룬다며 일으킨 정변은 실패했고 칼에 찔린 민영익은 엉뚱하게도 서양 의사 알렌에 의해 생명을 구했다.

정변이 실패해 홍영식은 참살당했지만, 그의 집은 한국 최초의 서양식 병원으로 개조되었다. 홍영식이 원했던 것이 바로 이런 서양식 병원이 아니었던가! 또 당시 현장에서 사관생도들을 지휘하던 서재필은 미국으로 망명해 한국인 최초의 의사가 되었다.

이렇게 보면 3일 천하로 끝났다고 평가되는 갑신정변이 완전히 실패한 것은 아니었다. 제중원이라는 한국 최초의 서양식 병원 건립과 최초의 의사 서재필의 배출로 이어졌으니 말이다.

제중원 규칙의 제정

조선 정부는 알렌과 협의해 제중원의 운영과 관련된 규칙을 정했

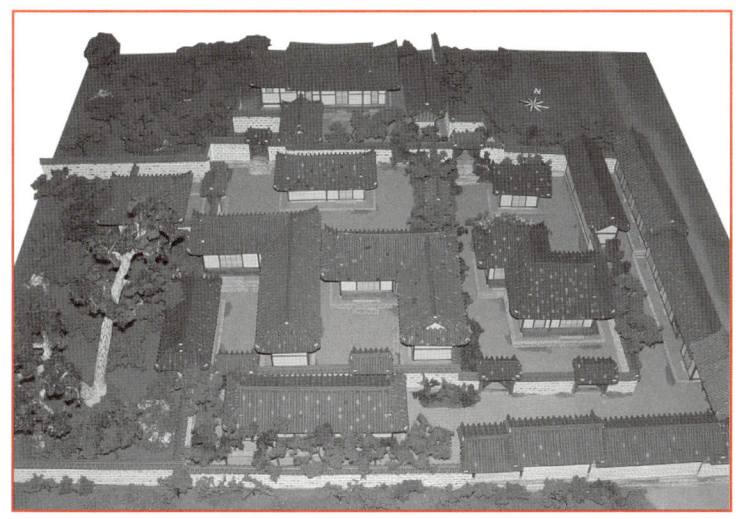

1885년 당시 재동 제중원의 복원 모형 ⓒ동은 의학 박물관

는데, 결정 과정과 내용이 흥미롭다. 규칙을 마련하기 위해 조선 정부는 우선 일본인 의사 가이세 도시유키^{海瀨敏行}의 자문을 구했고, 12조로 된 병원 규칙의 초안을 4월 3일 알렌에게 통보했다. 그리하여 이 초안에 알렌의 의견이 반영된 최종의 공립 의원 규칙이 제정되었다.

초안과 최종 규칙을 비교해 보면, 조선 정부와 알렌의 입장을 어느 정도 이해할 수 있다. 초안 제1조와 제2조에 병원을 담당할 책임자를 임명하고 관리 2명을 두되 1명은 상임^{常任}으로 병원 운영에 참여한다고 조선 관리의 역할을 구체적으로 명기함으로써 제중원에 대해 더 많은 권한을 가지려는 의도를 보였다.

그러나 알렌과의 협의 과정에서 이 부분이 삭제되어 제중원에

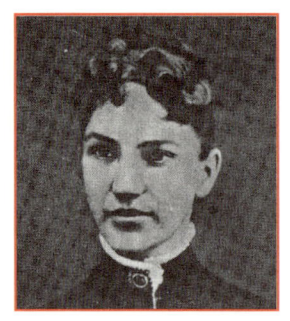

제중원 부녀과에서 진료했던 엘러스
ⓒ동은 의학 박물관

서 입지를 강화하려는 조선 정부의 의도가 좌절되었다. 그리하여 시작부터 제중원은 이중적으로 운영될 수밖에 없었다. 선교사들에게 모든 권한이 위임된 일종의 위탁 경영이었던 셈이다.

제중원의 이원적 성격

조선 정부는 제중원을 외아문 산하에 두었다. 제중원은 조선 정부와 알렌 개인의 관계 속에서 설립되었지만, 근본적으로는 조선과 미국의 외교 관계를 반영한 것이라고 할 수 있다. 또한 동문학이나 육영공원의 경우 정부의 필요에 따라 외국인 교사를 채용하고 일정 기간 신분 지위와 보수를 보장한 것에 비해, 제중원에는 이 같은 규정이 없었다. 이는 의사들이 조선 정부와의 관계에서 피고용자의 위치에 있지 않았기 때문이었고 당연히 의사에 대한 보수 규정도 없었다.

조선 정부는 하급 관리를 파견해 필요한 경비 지원과 함께 의료진을 돕도록 했다. 제중원의 재정도 이원적으로 이루어졌는데, 운영과 관련해 시사하는 바가 크다. 건물 수리비, 일꾼 급료, 장례비, 음식비, 피복비, 연료비 등 일반 운영 경비에 해당하는 부분은 주사의 소관이었고, 의약품, 의약 기구, 학교 비품 구입 등 의료와 의학 교육에 관련된 경비는 의료 선교사의 소관이었으며 외아문에서 직접 받아 집행했다.

조선 정부는 제중원의 개원에 즈음해 '치료가 어려운 질병이 있는 자는 모두 내원해 치료받아 국가에서 널리 구제하고자 하는 뜻에 부응하도록 할 것'을 알렸다. 제중원은 전통적인 온돌방을 사용했고, 40병상 수준의 병실과 하루에 외래 환자 100명을 치료할 정도의 시설을 갖추었다.

진료에서 이룬 평등

제중원 설립 후 알렌, 헤론 John W. Heron, 빈턴 Charles C. Vinton 이 차례로 책임을 맡았다. 하지만 이들 이외에도 각 선교부에서 파견한 많은 의료 선교사들이 제중원을 거점으로 활동했다. 여성 의사인 엘러스 Annie J. Ellers 와 호턴 Lillias S. Horton 이 내한함으로써 제중원에서 여성만을 위한 진료를 할 수 있었다.

제중원에서의 진료는 대상 범위가 매우 넓었다. 전국에서 환자들이 몰려들었는데, 거지나 나병 환자, 궁중의 높은 양반을 가리지 않고 모든 계층의 사람들이 같은 병원에서 진료를 받았다. 이는 당시 신분상의 차별과 남녀 간의 차별이 엄존하던 한국의 봉건적 관습을 깨뜨리고 만민이 평등하다는 것을 보여 준 파격적인 사건이었다.

서울의 조선 국왕 폐하와 폐하의 정부를 위한 병원 설립안

최근의 소요 이래, 저는 몸에 박힌 총탄을 제거하거나 화기에 의한 상처를 치료하기 위해 그리고 다른 이유로 아픈 사람들을 치료하기 위해 많은 조선인에게 호출되었습니다.

저는 제가 할 수 있는 일은 했습니다. 그러나 이들 가운데 많은 사람들은 저의 처소에서 멀리 떨어져 살고 있어 왕진을 가기가 어려웠습니다. 그것은 민영익 각하와 부상당한 청나라 군인을 치료하기 위해 저의 많은 시간이 투입되었기 때문입니다. 일부 재력 있는 환자들은 저의 처소 근처에 방을 얻었으므로 저는 그들을 매일 볼 수 있었습니다. (그러나) 많은 가난한 사람들은 적절한 시설의 부족으로 치료를 받을 수가 없었습니다. 저는 미국 시민으로서 조선 국민을 위해 제가 할 수 있는 모든 것을 하려고 합니다. 만약 정부에서 약간의 시설들을 제공한다면 병든 사람들은 서양 과학에 의해 치료를 받고, 부상당한 군인들도 돌볼 수 있는 장소가 생기는 것이므로 조선 정부로서도 큰 이익이 될 것입니다.

그리고 이곳은 젊은이들에게 서양의 의학과 위생학을 가르치는 기관이 될 것입니다. 미국의 모든 도시에는 하나 이상의 병원이 있습니다. 서울에도 병원은 하나 꼭 있어야 하고 적은 비용으로 만들 수 있습니다.

저는 기꺼이 정부의 관심 아래 병원의 책임을 맡으려고 하며, 저의 업무에 대한 보수는 없어도 됩니다. 필요한 것은 쾌적한 장소에 위치한 커다란 한옥 한 채와 1년 단위의 운영비가 전부입니다. 이 운영비에는 조명, 땔감, 조수, 간호원, 잡역부로 일할 사람들과 가난해서 음식을 마련할 수 없는 환자들을 위한 음식과 약값 300불 정도가 포함되어 있습니다. 이 제안을 수락하신다면, 여기에서 일할 다른 미국인 의사를 6개월 내에 구할 것이며, 우리는 보수를 받지 않고 함께 일할 것을 약속드립니다. 우리의 생활비는 미국에 있는 자선 단체에서 지원을 받을 것입니다. 현재 이 단체는 북경, 천진, 상해, 광동과 다른 중국 도시들의 병원에 지원을 하고있는데, 이 중 두 곳은 이홍장(李鴻章)이 재정 지원을 한 곳입니다.

이 제안을 수락하신다면, 그 기관은 왕립 병원(His Corean Majesty's Hospital)이라고 부르게 될 것이고, 고통 속에 있는 국민들이 적절하게 치료받는 것을 보는 기쁨을 폐하에게 안겨 드릴 것입니다. 또한 이로 인해 의심할 여지없이 백성들은 폐하에게 더욱 친근감을 느낄 것이며, 백성들의 사기는 올라갈 것입니다.

알렌 (서명)

1885년 (음력) 2월 공립 의원 규칙

제1조 생도 약간 명(幾員)이 매일 배우는 시간은 오전 7시부터 오후 4시까지이며, 휴일을 제외하고는 마음대로 놀 수 없다. (학업에) 정통하고 탁월해 중망을 얻은 자는 공천해 표양한다.

제2조 생도는 약의 배합 및 제조와 기계 등의 설치를 담당하며 한결같이 의사의 지휘를 따라야 한다.

제3조 서기 2명은 각 항의 문서와 계산을 담당하며 하나하나 상세하게 해야 한다. 6월과 12월에 통계를 낸 후 공립 의원의 각 관서에 고감(考鑑)하게 한다.

제4조 당직 2명은 각 방을 정결하게 하고 의약의 여러 도구 및 원내의 물품을 관리한다. 이유 없이 물품이 없어졌을 때는 처벌을 받는다.

제5조 문지기[門直] 2명 가운데, 1명은 외문에서 환자의 성명을 먼저 기록하고 차례대로 패(牌)를 지급한 후 들어가도록 하며, 다른 1명은 중문에서 갑·을 등등의 순서가 적힌 앞의 패를 거두어 살핀 후 의사를 만나도록 한다. 빈패(貧牌)를 소지한 사람에게는 원패(元牌)가 모두 들어간 다음에 들어가도록 한다.

제6조 환자가 외문에서 이름을 기록할 때 동전 2전을 납부하며 가족이나 의탁할 자가 없는 경우에는 빈자패(貧字牌)를 지급해 들어가게 한다. (그리고) 패를 살핀 후에야 가지고 들어가게 한다.

제7조 사환은 5명 이내이며, 2명은 주방의 일을 담당하고 다른 2명은 뜰을 청소하고 아궁이에 불을 지피는 등의 여러 일을 맡으며 나머지 사환 1명은 물을 긷는다.

제8조 환자가 몸을 움직이지 못해 의사를 요청해 의사가 몸소 왕진한 경우는 한 번에 동전 50냥을 선납한 후에야 의사를 만날 수 있다.

제9조 입원한 환자는 자신의 치료비를 예와 같이 가져와야 하는데, 상등 환자의 1일 치료비는 동전 10냥, 중등 환자는 5냥, 하등 환자는 3냥이다. 가족이나 의탁할 자가 없는 사람에게는 공립 의원(의 예산)에서 그 비용을 보전(補塡)한다.

제10조 약값은 상·중·하등의 환자가 사용한 물품에 따라 돈을 치르도록 하며, 가족이나 의탁할 자가 없는 사람에게는 공립 의원(의 예산)에서 비용을 지급한다.

제11조 공립 의원의 모든 사람은 세 사람의 보증을 받아 추천을 통해 임명한다. 만약 물품이 없어졌을 때는 물품의 값을 해당 담당자에게 징수하고 담당자가 감당하지 못할 때에는 곧 세 사람의 보증인에게 징수한다.

제12조 간병하는 시간은 오후 2시부터 4시까지이다.

제13조 만약 문병인이 아닌데도 함부로 들어왔을 경우에는 그 사람을 중징계하고 문을 담당하는 사람에게도 태벌을 가한다.

제14조 문병인을 제외하고 학도와 간사인을 보러 오는 자가 있을 때는 외문에서 문지기를 통해 연락한 후 들어온다.

Acids Aromatic.

1. $C_6H_5CN + 2H_2O = NH_3 + C_6H_5\text{-}COOH$
2. $C_6H_5\text{-}Br + CO_2 + 2Na = NaBr + C_6H_5\text{-}COONa$
3. $C_6H_5\text{-}OH + CCl_4 + 5NaOH = 4NaCl + C_6H_4OH\text{-}CO_2Na$
4. $C_6H_5\text{-}CHO + CH_3\text{-}COONa = C_6H_5\text{-}CH=CH\text{-}CO_2Na + H_2O$

3 | 개화기 청년 의학도

알렌의 의학 교육 추진

알렌은 병원 설립안에서 제중원이 한국의 젊은이에게 서양의 의학과 위생학을 가르치는 교육 기관의 역할도 담당할 것을 밝혔다. 하지만 개원 후 하루 50~70명에 달하는 많은 환자들 때문에 알렌은 계획했던 의학 교육을 시작할 수 없었다. 다만 임시방편으로 젊은이를 의료 조수로 뽑아 수술 보조, 처방약 조제 등에 도움을 받았을 뿐이다.

1885년 6월 헤론이 합류하고 언더우드 Horace G. Underwood가 있었기 때문에 알렌은 자신을 얻어 대학교 설립을 추진했다. 하지만 미국 공사 폴크 George C. Foulk가 아직 미국인 교사가 도착해 있지 않다는 등의 문제점을 지적했고, 그의 제안대로 우선 제중원과 연관된 의학교의 설립을 추진하게 되었다.

1885년 12월 통역관으로부터 이 소식을 전해들은 고종은 폴크에게 의학교의 설립을 적극 추진하라고 지시하면서 화학, 해부 등에 필요한 기구와 골격 표본 등 교육에 필요한 기구의 구입비로

250달러를 지급했다. 또 제중원 북쪽에 위치한 약 250평 대지에 놓인 가옥을 구입해 교사로 사용하게 하는 등 의학교의 설립은 신속하게 이루어졌다.

당시 의학교의 이름은 없었던 것으로 보이지만 제중원에 부속되어 있기에 흔히 제중원 의학교라 부른다.

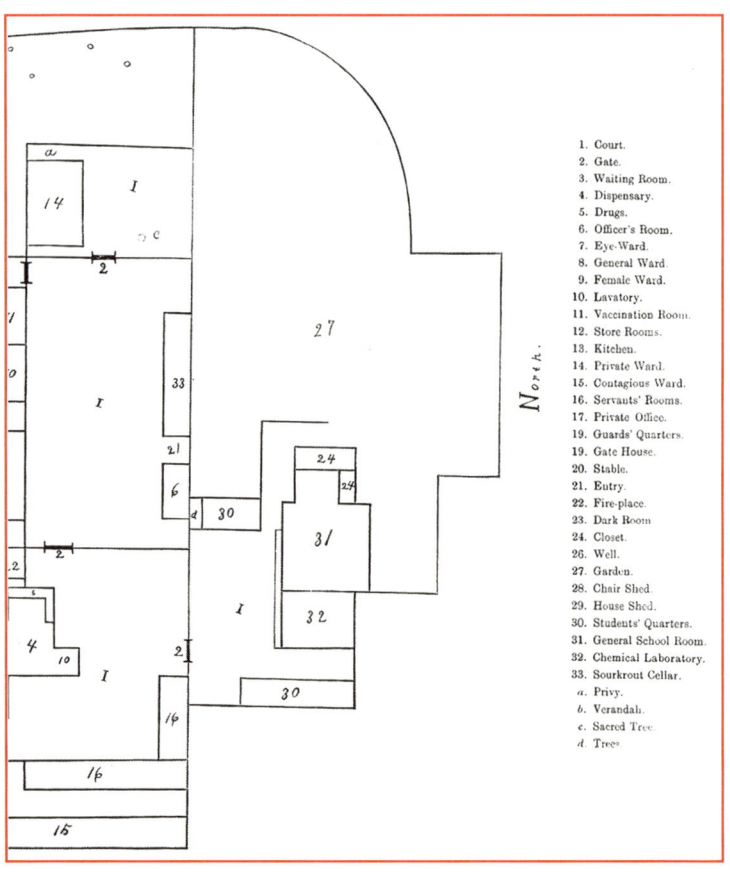

1886년의 제중원 의학교 배치도 ⓒ 연세 대학교 학술 정보원

제중원 의학교, 한국 최초의 서양 의학 교육 기관

마침내 1886년 3월 29일 한국 최초의 서양 의학 교육 기관인 제중원 의학교 濟衆院醫學校가 개교했다. 조선 정부는 일부 재정적인 지원과 함께 학생 모집을 담당했다. 제중원 의학교에는 학칙과 교수진이 있었고, 교육 과정과 더불어 졸업 후 정부의 주사로 임명할 계획을 세워 사전에 진로를 정했다. 사실상 현대 의학 교육 기관과 별 차이가 없었다.

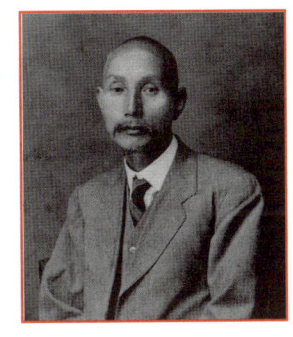

제중원 의학교 초기 의학생 최종악
ⓒ동은의학박물관

학교 규칙은 외아문의 독판 및 협판과 선교 의사들의 회의에서 채택되었는데, 경쟁 시험을 통해 선발된 16명의 학생들은 4개월 동안의 예비 기간을 거친 후 성적이 우수한 12명을 정규 과정에 편입시키고, 나머지 4명은 낙제시키기로 했다. 학생들에게는 식사비, 기숙사비, 학비 등이 제공되었고, 과정을 끝낸 후 주사 직책을 가진 정부 관리로 등용하기로 예정돼 있었다. 또 학생들은 학교 당국의 허락 없이는 중퇴할 수 없었다. 의학 훈련 과정은 5년 정도로 예정되었으며, 수업은 오전 7시부터 오후 4시까지였다.

최초의 의학생들

1886년 7월 현재 제중원 의학교에서 의학을 배웠던 의학생들은 이의식, 김진성, 우제익, 이겸래, 김진성, 최규성, 최종악, 윤호, 이진호, 진학순, 상소, 고제자, 김의환 등이었다. 당시의 의학 교육과 관련된 구체적 자료가 남아 있지 않으므로 그 내용을 자세히 알 수는 없다. 하지만 학생들은 최대한 빠른 속도로 영어를 배운 후, 기초 과학인 수학, 물리, 화학을 배웠다. 소정의 과정이 끝난 학생들은 영어로 해부학, 생리학, 의학을 배운 것으로 알려져 있다. 당시 알렌이 골격 표본과 해부도를 갖고 있었던 것으로 보아 이러한 실습 교재를 해부학 교육에 활용했다고 생각된다.

결실을 맺지 못한 의학 교육

이 학생들은 일정 수준 이상의 학식이나 배경을 갖춘 개화된 청년들이었으며, 신학문의 습득을 통한 입신양명을 추구했다. 조선 정부는 졸업생들에게 주사의 직을 보장함으로써 학생들을 유인하고자 했다.

하지만 학생들은 당시로는 기본 체계가 완전히 다른, 새롭고 어려운 학문을 장기간, 그것도 외국어로 공부해야 했기 때문에 공부할 흥미를 상실할 수밖에 없었다. 또 영어를 아는 것만으로도 통역관이나 다른 일을 할 수 있었기에 중도에 포기하는 경우가 많았다.

따라서 이 시기의 의학 교육은 의사 배출이라는 뚜렷한 결실을 맺지 못했다. 13명 중 후의 행적이 밝혀진 6명은 모두 관료로서 활동했고, 적극적으로 친일 행각을 벌여 일제하에서 조선 총독부 학무국장에 임명된 사람도 있었다.

2기 학도의 모집

하지만 이러한 의학 교육의 성과가 있었음을 나타내는 자료가 있다. 고종이 1886년 6월 14일 개원 이래 제중원이 거둔 성과를 치하하면서 학도였던 이의식을 제중원 주사로 승진시킨 사실이다. 처

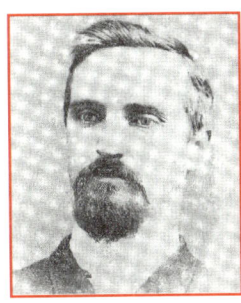 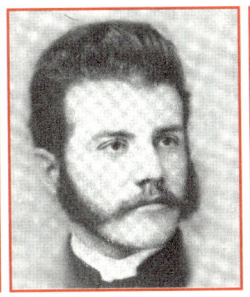 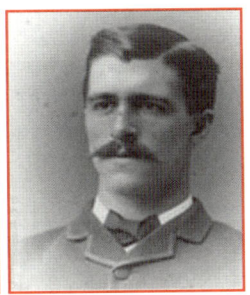

제중원 의학교의 교수진. 왼쪽부터 헤론, 언더우드, 헐버트 ⓒ동은의학박물관

음 예정했던 대로 소정의 과정을 끝낸 후 주사 직책의 정부 관리로 등용했던 것이다.

또 이 의학 교육이 1회로 끝난 것이 아니라 어느 정도 이어졌음을 나타내는 기록이 있다. 1886년 6월 14일 포상한 내용 중에 주사 김의환을 학도로 임명한 것이다. 김의환을 제중원 의학교의 2기 학도로 볼 수 있는 대목이다.

1기 학도 중에서 이의식이 주사로 승차한 것을 일종의 수료로 간주하면, 새로운 학도로 들어온 김의환은 2기생이라고 할 수 있기 때문이다.

안타까운 헤론의 죽음

알렌이 미국으로 돌아간 후 제중원 의학교에는 헐버트(Homer B. Hulbert)와 기포드(Daniel L. Gifford)가 합류해 교육을 계속했다. 하지만 헤론이 진료 등으로 거의 교육에 참여하지 못하는 가운데 헤론과 언더우드는 1888년 9월 8일 조선 정부에 대해 학교 설립을 허가해 줄 것을 요청하면서 제중원 의학교의 변화를 시도했다.

그러나 조선 정부는 이를 허가하지 않았다. 결국 제중원 의학교는 영어 학교로 변질되어 운영되다가 1890년 7월 헤론이 이질로 사망하자 중단되었다.

에비슨에 의한 의학 교육의 재개

제중원에서의 의학 교육은 3년 후인 1893년 11월 부임한 에비슨 Oliver R. Avison 외래어 표기대로 하면 '에이비슨'이지만 이 책에서는 기존에 굳어진 표현대로 '에비슨'이라고 한다.에 의해 재개되었다. 에비슨 역시 임시 방편으로 의료 조수를 고용해 도움을 받고 있었다. 1895년 7월의 콜레라 유행에서 조선 정부의 요청으로 방역국장의 책임을 맡아 임무를 수행하는 과정에서 조수들을 훈련시켰고, 이들의 큰 역할을 확인한 에비슨은 콜

에비슨의 초기 의학 교육 상황을 보여 주는 1895~1896년 보고서 ⓒ동은 의학 박물관

사람을 구하는 집, 제중원

레라 유행이 끝나자 의학 교육에 박차를 가했다. 1895~1896년에 남학교에서 조수로 선발한 몇 명의 학생들을 대상으로 의학 교육을 시작했는데, 이때 교사는 에비슨, 제이콥슨Anna P. Jacobson, 빈턴, 화이팅Georgiana Whiting 등이었다.

에비슨은 조선 정부의 협조 없이 학생을 모집했는데, 고생해 뽑은 학생이 길어 봤자 3개월이 지나면 그만두었기 때문에 고민이 많았다. 다행히 이런 문제는 기독교 신자들이 학생으로 들어오면서 해소되었다.

어느 정도 의학 교육이 자리를 잡자 에비슨은 한국어 교과서를 편찬하기로 했다. 우선 해부학 책 번역에 착수했다. 이미 1897년 초에는 상당 부분 번역이 진행됐던 것으로 보인다.

하지만 에비슨의 이러한 초기 의학 교육은 학년이나 수업 연한이 정해지지 않았고 강의도 규칙적이지 않은 등 체계적으로 이루어지지 않았다. 이런 상황에서 1899년 에비슨이 병가로 안식년을 얻어 캐나다로 돌아가자 구심점을 잃은 학생들은 흩어져 버렸다.

S OF AGREEMENT made this 10th day of April, 1905, between the
NT FOR FOREIGN AFFAIRS OF THE KOREAN GOVERNMENT, party of
t Part, and THE BOARD OF FOREIGN MISSIONS OF THE PRESBYTERIAN
THE UNITED STATES OF AMERICA, by C. C. Vinton, Treasurer,
orized, party of the Second Part, as follows:
, in an agreement entered into between the party of the First
e party of the Second Part in the year 1894 (contained in
. 29, from the Honorable J. M. B. Sill, Minister Resident
d States, and in despatch no. 24 in reply thereto, from
e Kim Yun Sik, Minister for Foreign Affairs of the Korean
t was agreed that the Government Hospital (Chei Chung Wan)
ld be delivered over by the party of the First Part to be
d at the expense of the party of the Second Part, being
resumed at any time by the party of the First Part upon
ce, duly given to the party of the Second Part, of such
pon the payment by the party of the First Part to the
ond Part of certain sums as agreed; and
party of the First Part having now indicated its inten-
notice of resumption, and it being understood by the
nd Part that the party of the First Part is very desi-
immediate possession of a portion of the hospital

hereby agreed that the party of the Second Part ø
ts claim to one year's notice as previously agreed,
t of the following conditions:--
payment of the following sums, as per the agree-
94,

ician's house
nts' quarters   Yen 8500.00

4 | 정부, 제중원에서 손을 떼다

비좁은 재동의 제중원

일반 가옥을 개조해 만든 제중원은 처음부터 병원으로 적합하지 않았다. 시간이 지나면서 환자가 증가하자 진료나 입원에 더 어려움이 생겨났고 학생 교육이 시작되면서 병원 확장의 필요성이 본격적으로 제기되었다.

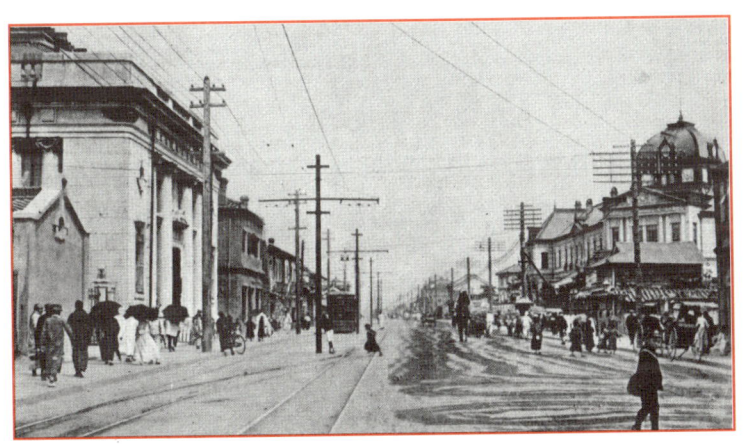

구리개 제중원의 입구. 오른쪽 동양 척식 주식회사에서 길을 따라 두 번째에 위치한 골목이 입구였다
ⓒ동은의학박물관

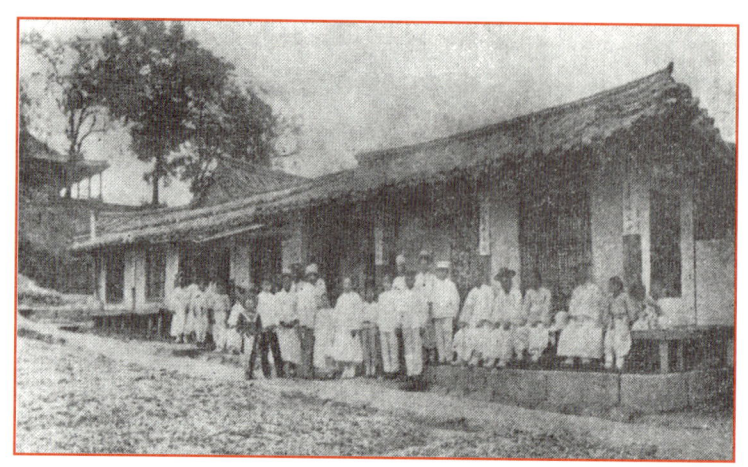
구리개 제중원 ⓒ동은의학박물관

알렌은 제중원을 더 넓은 장소로 이전하고자 1886년 8월 14일 '공립 병원 이건(移建) 확장에 대한 건의'를 제출했다. 이 건의서에서 알렌은 병원이 환자를 수용하기에는 협소하다는 점, 주민으로부터 멀리 떨어져 있어 이용에 불편하다는 점, 병원이 비위생적이라는 점을 이전의 이유로 들었다. 이 건의서의 취지는 병원으로서 제대로 기능하려면 위생적이고 청결한 시설과 많은 환자를 수용할 수 있는 규모가 필요하다는 것이었다. 이에 합당한 부지로는 건평이 6700평에 이를 정도로 매우 커다란 남별궁(南別宮)이 최적지라고 여겨졌다. 새로 이전될 제중원은 이전의 재동 시기보다 몇 배로 확장되는 것이 불가피했음을 알 수 있다.

구리개 이전

결국 제중원은 1887년 초 구리개로 이전했다. 구리개 제중원은 현재의 을지로에서 명동 성당에 이르는 언덕 대부분을 차지하고 있었다. 부지는 재동 부지약 850평에 비해 2~5배 정도 넓었으며 약 40병상을 수용할 수 있는 규모로 알려져 있으나 정확한 배치도는 전하지 않는다. 다만 여러 건물에 주병동, 대기실, 대진료실, 창고 등이 있었던 것으로 전해진다.

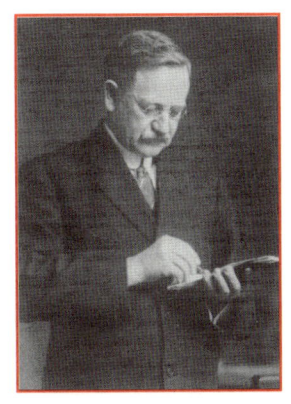
에비슨ⓒ동은 의학 박물관

1887년 9월 알렌은 주미 한국 공사관의 참찬관參贊官으로 임명되면서 선교사직을 사임했다. 알렌에 이어 제중원의 책임을 맡은 헤론이 1890년 7월 말 이질로 사망하자 제중원의 운영은 어려움에 처했다. 이런 가운데, 빈턴에 이어 1893년 11월 에비슨이 제중원의 책임을 맡게 되었다.

미국 북장로회의 선교 병원, 제중원

에비슨이 본 제중원은 약국 정도로만 운영되는 상태로 진료 환경이 대단히 열악했다. 더구나 조선 정부에서 파견한 주사들은 수입을 늘이고자 에비슨이 수술실로 만들려고 준비해 둔 방을 허가 없이 일본인 의사에게 세주기까지 했다.

이 일을 계기로 에비슨은 조선 정부의 관할 아래 제중원을 운영하는 일이 불가능하다고 판단하고, 미국 선교부로 운영권 이관을 추진했다. 6개월에 걸친 협상 끝에 마침 재정난으로 어려움을 겪던 조선 정부는 에비슨의 제안을 수용하고, 1894년 9월말 제중원에서 손을 뗐다.

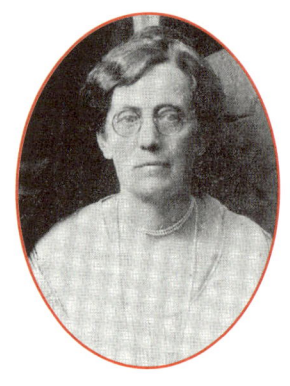

의사 필드 ⓒ동은의학박물관

이때 미국 선교부는 조선 정부와 협약을 맺었다. 미국 선교부가 구리개의 땅과 건물을 무기한 무료로 사용하되, 서로 필요에 의해 제중원 건물과 대지를 조선 정부에 돌려줄 경우 대지와 건물의 유지에 들어간 비용을 조선 정부가 지불하기로 한 것이다.

이원적으로 운영되던 제중원은 이를 계기로 미국 선교부의 관할로 귀속 이관되어 온전한 사립 선교 병원으로 성격이 바뀌었다. 제중원이 설립된 지 9년 만에 병원의 운영 주체와 방식에 커다란 변화를 맞게 된 것이었다.

이전의 제중원이 조선 정부와 미국 선교부가 공동으로 운영하는 병원의 성격을 갖고 있었던 데 반해 이제부터는 미국 북장로회 선교부가 단독으로 운영하는 민간 병원이 된 것이다. 동시에 그동안 금지되었던 선교 활동도 훨씬 더 자유롭게 되었다.

운영권이 이관되었지만 병원의 위치도 의사도 달라진 것이 없었다. 다만 행정직을 담당했던 조선인 관리들이 사라진 것일 뿐, 그것이 환자들에게 제중원의 변모로 인식될 리 없었다. 선교사나 환자들에게는 여전히 제중원이었다.

변함없는 의료 활동

미국 선교부가 제중원의 책임을 맡은 이후 여성 의료인의 합류가 두드러졌다. 1895년에는 여의사 화이팅, 간호사 제이콥슨, 1897년

10월에는 여의사 필드Eva Field, 간호사 실즈Esther L. Shields, 12월에는 여의사 피시Mary A. Fish가 내한해 제중원 진료에 참가했다. 필드는 1899년 에비슨이 안식년으로 제중원을 비운 사이 운영 책임을 맡기도 했다. 빈턴, 하디R.A. Hardie 역시 에비슨의 공백을 메웠고, 고종의 어의 분쉬Richard Wunsch는 에비슨의 수술을 도와주기도 했다.

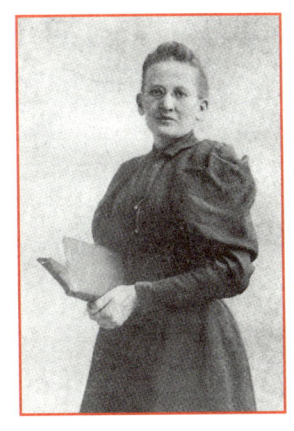

간호사 제이콥슨ⓒ동은 의학 박물관

제중원에서 의료 활동 외에 에비슨과 의료 선교사들은 1895년 콜레라 방역 활동에도 참가했다. 조선 정부는 콜레라가 서울로 전파될 우려가 있자 서울의 모든 의사들이 참여하는 방역국을 조직하고 총감독자로 에비슨을 선정했다. 이후 그는 서울과 평양의 전투에서 부상당한 군인들을 치료했다.

건물과 대지를 반환하다

1902년 세브란스 병원의 건축이 진행되자 조선 정부는 구리개 제중원 부지와 건물을 반환받아 원수부에서 사용하겠다는 의도를 내비쳤다. 하지만 실제 반환 협상은 세브란스 병원이 건립된 이후 일본 공사관이 나선 다음에야 이루어져 1905년 3월 조선 정부와 미국 공사 및 선교사 사이에 협상이 타결되었다. 당시 일본은 "미국인이 제중원의 토지와 가옥을 무기한 점유하는 것은 조선 정부에 불리한 일"이라며 하기와라 서기관을 내세워 제중원의 토지 및 가옥 반환 문제를 타결하는 데 주도적인 역할을 했다.

일견 일본이 나서서 조선 정부의 이익을 찾아준 것처럼 보이지만, 사실 일본 측이 개입한 데는 다른 이유가 있었다. 일본이 반환 후 건물의 용도로 구체적으로 언급한 것은 바로 친일파 미국인 스티븐스^D. W. Stevens의 거주지였다. 일본 공사관은 조선 정부를 돕는 척 하면서, 제중원 건물을 자신의 의도대로 사용하려 한 것이었다.

1905년 3월 7일 외부대신은 탁지부대신에게 공문을 보내 제중원을 구매할 것을 요청했다. 이에 1905년 3월 21일 탁지부대신은 제중원 구매비를 예비금에서 충당할 것을 의정부 회의에 상정했고, 3월 31일 황제의 재가를 얻어 제중원 구매를 최종 결정했다. 이 사실은 4월 3일 《관보》를 통해 공표되었다.

제중원의 반환이 결정되자 4월 10일, 조선 정부와 미국 선교부는 '제중원 반환에 관한 약정서'를 비롯한 제반 서류를 작성하고, 대금을 지불했다. 그런데 이날 지불된 대금은 제중원과 관련된 것뿐이 아니었다. 우선 그동안 선교부가 건물의 증개축에 사용한 경비 1만 1269원 90전, 1년 전에 통고하지 않고 급히 땅과 건물을 돌려받음에 따른 주택의 임차료와 이사 비용 1700원, 여의사 필드 소유로 되어 있는 저동 소재 집과 대지에 대한 구매 비용 1만 9020원 등도 포함되었다.

병원에 입원했던 환자와 설비는 1904년에 새로 지은 복숭아골로 옮겨졌으며, 반환 계약이 완료될 당시 의사들의 숙소로 사용되었던 구리개 제중원의 대지와 건물은 조선 정부에 되돌려졌다.

조선 정부가 하사한 제중원 찬성금

1906년 5월 조선 정부는 에비슨과 알렌의 요청에 따라 그동안 제중원에서 환자를 치료한 공로를 치하하기 위해 찬성금으로 3000원을 지원했다. 이때는 병원이 현재의 서울역 앞 복숭아골로 이전한 다음이다. 이 병원은 세브란스 병원이라고 불렸지만, 조선 정부는 그동안의 활동에 대한 격려의 의미를 담아 제중원 찬성금을 지원했던 것이다.

조선 정부가 사립 선교 병원인 세브란스 병원을 제중원이라 지칭한 것을 보면, 이미 조선 정부가 제중원이 세브란스 병원이라는 것을 인식하고 있었음을 알 수 있다. 이후 기독교 관련 선교부에서 설립한 병원은 광주 제중원, 대구 제중원, 평양 제중원, 재령 제중원 등으로 불렸다. 제중원이 선교 병원의 상징적인 이름으로 사용된 것이다.

제중원 찬성금

제중원의 설치가 이미 수십 년이 지났는데 백성의 생명을 구제하는 데 열심이어서, 경향 민생의 병이 있으나 의지할 데가 없는 자와 치료를 해도 효과가 없는 자가 제중원에 부축되어 이르면 정성을 다해 치료한다. 죽다가 살아나고 위험한 지경에서 목숨을 부지하게 된 자를 손가락으로 셀 수 없을 정도인데 아직 한 마디 치하하는 말이 없고 한 푼 도와주는 돈이 없으니 이것은 매우 부끄러운 일이다. 제중원을 돕는 돈을 보내자는 의견이 이미 정부의 방침인 바 결코 보류할 수 없어 이에 송부하니 잘 검토한 다음 찬성금 3000원을 예산 외에서 지출해 제중원에 보내서 널리 시술하는 의미를 길이 장려함이 필요하다.

貴函內開濟眾院八月初九日接准
信而現據該宜士一事業經議及于宜
間有掣碍未便郎准現已刷此查該宜士茵非
該宜士所陳各情等因准由宜士
有院內空地暫准一切事務由該宜士勉佰
倘異日我政府母論何時如要還取該院應將該
屋建造暨修理經費如數償還于該院
清楚之再查該院既歸該宜士專管別㤿

5 | 광제원이냐 광혜원이냐

의학교 설치의 건의

1894년 9월말 제중원에서 손을 뗀 조선 정부는 1896년 내부 소관으로 의학교 설립을 추진했으나 실행에 옮기지 못했다. 이후 몇 차례 의학교 설치에 관한 건의가 있었으나 역시 예산 부족으로 실현되지 못했다.

이러던 중 1898년 11월 7일 지석영이 제출한 청원서를 계기로 의학교 설립이 추진되었다. 그는 이 청원서에서 의학교를 서울에 개설하고 일본 의사를 강사로 초빙해 학생을 교육시킨 후, 졸업생을 각 도에 파견해 그곳에 의학교를 설립, 의학 교육을 시키자고 주장했다. 그는 필요하다면 자신이 그 학교의 책임을 맡겠다고 밝혔다.

청원이 받아들여져 1899년 의학교 설립 예산이 책정되었다. 의학교는 학

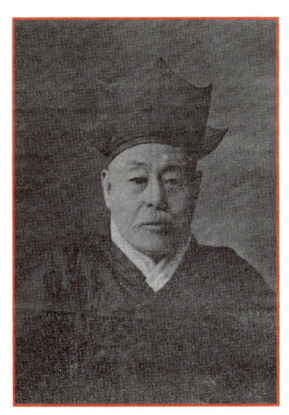

지석영 ⓒ 동은의학박물관

부 직할로 함으로써 외부 소속의 제중원 의학교와 다른 직제를 취했다. 의학교는 경성 중부 관인방 훈동에 있었던 김홍집의 옛 저택을 사용했다.

또 공립 의원 규칙에 비해 상당히 진전된 의학교 관제를 1899년 3월 24일 반포했다. 이 관제를 보면, 학교장과 3인 이하의 교관을 두도록 했고 필요에 따라 외국인 교관을 고용할 수 있게 했다. 이 관제에 따라 3월 28일 의사는 아니지만 의학에 밝고 의술에 정통한 지석영이 교장 주임관 2등에 임명되었고, 3월 29일 군주사 출신으로 법률에 밝은 경태협, 남순희가 교관으로, 유홍이 서기로 임명되었다.

지석영을 포함한 이들 모두는 서양 의학을 공부한 사람이 아니었다. 우두법을 보급하는 데 일정 역할을 한 지석영은 자신의 말처럼 의학에 특별한 취미가 있어 동양과 서양의 의학을 모두 조금씩 공부했다. 그러나 서양 의학을 가르칠 위치에 있었던 것은 아니었다. 이같이 당시 서양 의학을 제대로 공부한 사람이 없었으므로 어쩔 수 없이 외국인을 고용할 수밖에 없었다.

일본인이 나선 의학 교육

결국 일본 공사의 추천에 따라 여러 해 동안 일본 공사관의 의사로 근무했고 찬화 병원과 종두의 양성소를 운영한 후루시로古城梅溪가 다소 논란 끝에 교사로 임명되었다. 후루시로는 조선 정부와 계약서를 작성했는데, 고용된 외국인 의사에 대한 여러 가지 사항을 상세하게 규정하고 있어서 조선 정부의 실질적인 통제권이 없었던 제중원 의사들의 경우와는 전혀 다른 모습이었다.

1899년 7월 5일 발표된 의학교 규칙을 보면, 학생들의 수업 연한은 3년이었다. 또 국가는 의학생들에게 지필묵과 교과서를 지급하도록 했다. 교수 과목은 동물, 식물, 화학, 물리 등의 기초 학문과 해부, 생리, 약물 및 위생 등의 기초 의학, 그리고 진단, 내과, 외과, 안과, 부영, 법의 등이 있었다. 이외에 종두와 체조가 있었으며 필요에 따라 한두 과목을 변경시키기로 했다. 수업 시간은 체조 시간을 제외하고 매일 5시간이었다.

후루시로 사건

7월 14일자 《관보》에 의학생 모집 광고가 실렸고, 1899년 8월 16일 국문, 한문, 작문, 산술로 입학 시험을 치러서 9월 4일 약 50명이 입학했다. 그러나 교사 후루시로는 골학 강의 도중 뼈의 요철과 좌우, 안팎을 구별하지 못해 학생들의 비난을 받았고 결국 1900년 고타케 小竹武次로 교체되었다. 의학교는 교사가 일본인이었던 관계

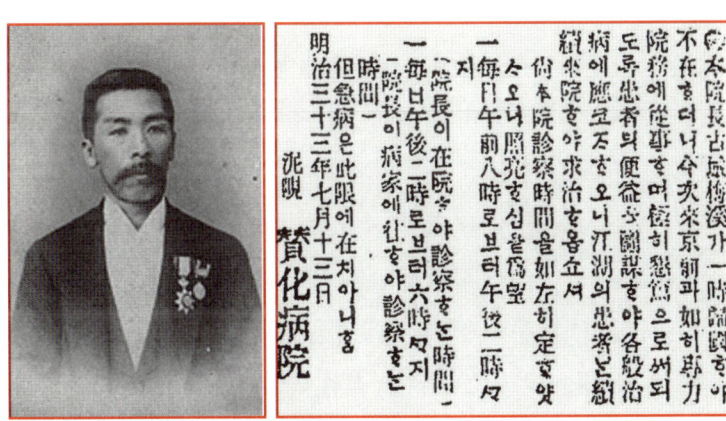

후루시로(왼쪽)와 《황성신문》 찬화 병원 광고 ⓒ 동은 의학 박물관

《황성신문》에 실린 후루시로 사건 ⓒ동은 의학 박물관

로 주로 일본어 교과서를 사용했으며, 한국어로 번역한 교과서도 있었다.

이후 의학교는 한국인 교관의 잦은 교체, 교재의 부족, 재정난, 학생들의 이탈 등 여러 면에서 운영이 순조롭지 못했다. 하지만 일본에서 의학 교육을 받은 김익남이 1900년 8월 합류한 것은 큰 힘이 되었다.

면허를 받지 못한 의학교 졸업생

1902년에 3년 과정의 의학교는 첫 졸업생의 배출을 눈앞에 두게 되었다. 그런데 의학교에서 이루어진 교육의 문제점은 의학을 실습에 의하지 않고 책을 통해서만 배웠다는 데 있었다. 부속 병원이 없어 실제 임상 실습을 하지 못했던 것이다.

1902년 5월 14일 졸업 시험을 치렀지만 실습할 부속 병원이 완성될 때까지 졸업할 수가 없었다. 의학교 부속 병원은 1902년 8월 11일 개원해 고타케가 책임을 맡았고 학생들은 약 4개월 동안의 임상 실습을 마친 후 1903년 1월 9일 19명이 제1회로 졸업했다. 이들은 의학교를 졸업했으나 의술 개업 인허장은 받지 못했다. 2회 더 졸업생을 배출해 총 36명이 졸업한 후 의학교는 폐교되었다.

한방 병원인 내부 병원

한편 의학교 관제가 발표된 직후인 1899년 4월 4일 내부대신은 활인서를 부활시킨다는 의미로 한의술을 시료하는 병원 관제에 관한 청의서를 제출했고, 4월 24일 내부 소관의 병원 관제가 반포되었다.

외국인 의사의 힘을 빌려 운영한 제중원은 조선 정부의 입장에서 결국 실패였으므로 새로 설치할 병원은 외국인 의사의 힘을 빌리지 않고 운영하려 했을 것이다. 그래서 의학교는 설치했지만 서양 의술을 시술하는 의학교 부속 병원보다 한의학을 시술하는 병원의 건립이 더 절실한 것으로 판단했을 것이다. 이 병원의 명칭은 단순히 병원이었으나 내부 소속이었으므로 흔히 '내부 병원'이라 부른다.

병원의 설립 목적은 일반 환자 진료 이외에, 감옥소에 수감된 죄수들의 구료와 전염병 환자의 피병원 역할, 심지어 가축의 질병 검사까지 광범위했다. 병원장은 위생국장이 겸임하도록 했고, 따라서 4월 26일 초대 병원장 겸 기사로 위생국장 최훈주가 임명되었

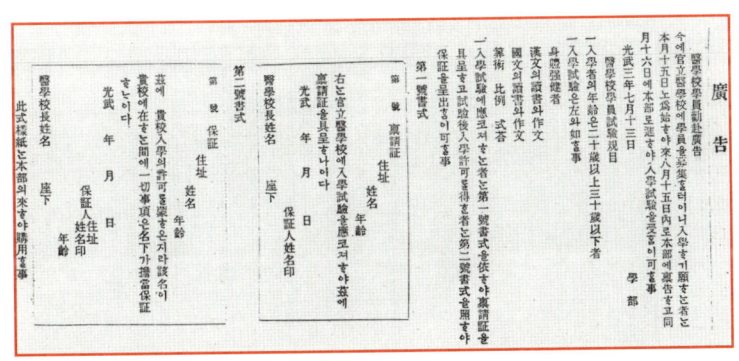

1899년의 의학교 입학 시험 공고 (관보) ⓒ동은 의학 박물관

다. 그리고 4월 27일자로 의사, 약제사 및 서기들이 임명되었다.

의사는 모두 한의사로 대부분 전의를 겸직했다. 내부 병원의 구상 단계에서 서양 의학을 공부한 외국인 의사 1명을 두자는 의견이 있었지만, 비용이 많이 들고 효과적인 활용도 어렵다는 이유로 성사되지 않았다. 한의사의 구성을 보면 15명 중 종두의가 10명으로 대부분을 차지하고 있어 내부 병원의 역할 중 종두 사업이 큰 비중을 차지하고 있었음을 알 수 있다.

1900년 6월 30일 정부는 칙령 제24호로 병원 관제 개정을 반포하면서 '병病'자를 '보시普施'로 개정했는데, 개부표해 다시 '광제廣濟'로 했다. 따라서 개명된 이름은 광제원廣濟院이었다. 이 개정에 따라 병원 명칭 변경과 함께 종두에 관한 업무가 새로 설치된 한성부 종두사로 이관되었기에 10명의 종두의가 없어지고 대방의와 외과의가 각각 1명 씩 증원되었다. 전체적으로는 대방의 3명, 외과의 3명, 소아의 1명 및 침의 1명 등 7명이었으며, 1명의 약제사가 있었다.

통감부, 광제원을 양방 병원으로 바꾸다

러일 전쟁 후 고문 정치의 일환으로 내부 경무국 고문관으로 내한한 마루야마丸山重俊가 1905년 1월 20일 서울에 도착한 후 가장 먼저 착수한 일은 광제원을 자신이 고문으로 있는 경무국 소속으로 옮긴 일이었다. 이어 마루야마는 1906년 2월 중순 내부대신에게 광제원 위생과 사무를 쇄신 확장하기 위해 일본 의사를 고빙할 것을 권고했고, 결국 일본인 의사 사사키佐佐木四方志가 광제원 의사로 고빙되었다.

1906년 4월 9일 통감부에서 열린 '제3차 한국 시정 개선에 관한 협의회'에서 이토 히로부미의 새 병원 건설 구상에 따라 광제원을 적십자 병원에 합병시키고, 곧 광제원을 폐지하기로 했다.

폐지키로 결정된 광제원은 5월 큰 변화를 겪었는데, 이전의 한약소, 양약소, 종두소의 3소所 체제를 없애는 대신 내과, 외과, 안과, 이비인후과 및 부인과를 설치한 것이었다. 이에 따라 많은 일본인 의사들이 광제원에 임명되었다. 이와 같이 1906년 2월 사사키, 5월 우치다 등을 시작으로 일본인 의사가 몇 개월 사이 자리를 잡게 되고, 한의사는 여러 명목으로 축출되었다. 이후 광제원은 1907년 3월 15일 대한 의원에 통합될 때까지 과도기적으로 운영되었다고 할 수 있다.

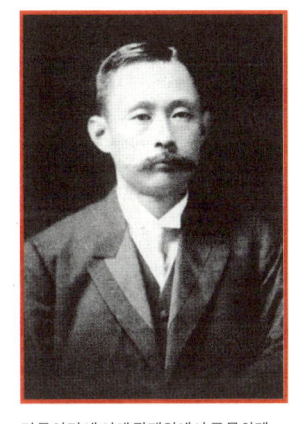
마루야마에 의해 광제원에서 근무하게 된 사사키 ⓒ동은의학박물관

통감부에 의한 이러한 개편 작업은 "한국 의술의 발달"이라는 논리에 입각해서 진행되어 전반적으로 병원이 확대되었고 일본인 의사에 의해 진료가 분과되었으나, 결국에는 일본인 환자의 증가 및 식민 통치자를 치료할 수 있는 통감부의 공식 기관 확보로 귀결되었다.

칙령 제7호 의학교 관제

제1조 의학교는 국민에게 내외 각종 의술을 전문으로 교수하는 곳으로 정한다.
제2조 의학교의 수업 연한은 3년으로 정한다.
제3조 의학교는 학부의 직할이며 경비는 국고로 지원한다.
제4조 의학교의 학과와 정도(程度)와 기타 규칙은 학부대신이 정한다.
제5조 의학교에는 다음과 같은 직원을 둔다.
    학교장 1인 주임
    교관 3인 이하 주임 혹은 판임
    서기 1인 판임
제6조 학교장은 의학에 숙련된 자를 임명해 일체 교무를 맡아 관리하게 하고 소속 직원과 학도를 감독한다.
제7조 교관은 학도의 교수를 담당하고 학도를 감독한다.
제8조 서기는 상관의 명(命)을 받아 서무 회계에 종사한다.
제9조 경우에 따라 학교장을 학부 주임관이 겸임하고 교관을 학교장이 겸임할 수도 있다.
제10조 교관은 혹 외국인을 고용해 충원하는 것도 가능하나 그 수는 학부대신이 필요에 따라 정한다.
제11조 교관을 외국인으로 충원할 때에는 교수만 한다.
제12조 지방의 사정에 따라 의학교를 지방에도 설치할 수 있다.
제13조 본령은 반포일로부터 시행한다.

                                              광무 3년 3월 24일

6 | 세브란스, 병원을 세우다

어느 의료 선교사의 안식년

한국에 온 지 5년 6개월 정도가 지나 건강이 나빠진 에비슨 부부는 서울의 다른 선교사들의 권유로 1899년 3월 말 안식년을 얻어 캐나다로 돌아간다.

평소 제중원은 조선식 건물일뿐더러 병원으로서의 시설이 미비했었기 때문에 에비슨은 제중원을 어떤 식으로든 개조해야 한다는 생각을 하고 있었다. 제중원은 난방은 말할 것도 없고 급수, 하수 시설이 되어 있지 않은 상태였다. 또 당시 조선에는 선교 의사들이 몇 명 있었으나 뿔뿔이 흩어져 있었기 때문에 선교 목적에는 매우 비효율적이었다. 이것의 해결 방안으로 에비슨은 연합 병원의 건설을 생각하고 있었다.

받는 당신의 기쁨보다 주는 나의 기쁨이 더 크다

캐나다로 돌아간 에비슨은 맨 먼저 토론토에 사는 친구인 건축가 고든 Henry B. Gordon을 만나 무료로 병원의 설계 도면을 기증 받았다.

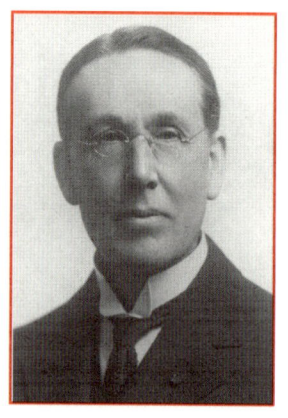

세브란스 병원의 건축을 담당한 고든
ⓒ동은의학박물관

그리고 약 1만 달러로 추정되는 병원 건립 기금을 모으기 위해 동서분주하던 중 에비슨은 1900년 4월 말 미국 뉴욕에서 열린 만국 선교 대회에 참석해 '의료 선교에서 우의'라는 내용의 강연을 했다.

그가 발표한 내용의 요점은 각 선교 단체에서 서울에 파견한 의사 7명이 각자 진료소를 운영하고 있는데 서로 협력해 하나의 병원에서 일을 한다면 훨씬 효율적으로 일을 할 수 있을 것이라는 것이었다. 마침 강연을 들은 클리블랜드의 부호 세브란스Louis H. Severance는 에비슨의 연합 의료 기관 설립 계획에 공감을 표시하고, 1만 달러를 기증했다. 세브란스는 1876년부터 1895년까지 스탠다드 석유 회사의 회계 담당자로 근무하면서 많은 돈을 벌었으며, 이 회사의 대주주로서 자신의 재산을 사회에 환원하는 기독교적 사랑을 실천하는 사람이었다.

순조롭지 않았던 병원 건축

호사다마라던가 기부금을 갖고 돌아온 에비슨은 뜻밖의 암초에

> **겸손한 기부자**
> 어느 독지가가 병원 건립을 위해 1만 달러를 기증했다는 소식을 들은 에비슨은 세브란스에게 감사를 표시했다. 이에 대해 세브란스는 "받는 당신의 기쁨보다 주는 나의 기쁨이 더 크다.(You are no happier to receive it than I am to give it.)"라는 유명한 말을 남겼다.

부딪혔다. 우선 평양 지역 선교사들이 전도 사업에 방해가 된다는 이유로 병원 건립에는 1만 달러가 아닌 5000달러만 사용하고 나머지는 평양에서 사용해야 한다고 나선 것이다. 1만 달러를 들여 병원을 지으면 조선인들이 기독교를 자선 단체로 잘못 인식할 수 있다는 이유였다.

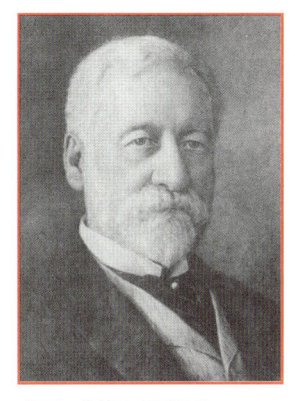

세브란스 ⓒ동은의학박물관

자칫 서울과 평양의 선교사들 간 갈등의 골이 깊어질 수 있는 사안이었다. 그러나 기부자 세브란스는 "현재 할 일은 병원 건립인데 그것에 5000달러로 충분하다면 나의 기부금도 5000달러로 하겠습니다. 이번 기부금에서는 단 한 푼도 다른 사업에 쓸 수는 없습니다. 물론 복음 전도도 중요합니다. 하지만 지금 지원하려는 것은 병원이라는 사실을 알아야 합니다."라고 단호한 태도를 보임으로써 일단락되었다.

에비슨은 새 병원을 구리개 제중원 내에 짓고 싶었다. 그런데 새 병원 건립 기금의 기증 소식을 미국 공사 알렌을 통해 전해들은 고종은 새 병원을 지을 대지를 기증하겠다고 나섰고, 1901년 초 이

1902년의 5000달러가 지금은?

세브란스가 기부한 돈은 지금으로 환산하면 어느 정도가 될까? 시대와 국가에 따라 물건의 가치가 다르기 때문에 세브란스가 기부한 2만 5000달러를 환산하기는 쉽지 않다. 하지만 그가 병원 대지 구입을 위해 보낸 5000달러를 따져 보자. 그가 보내 준 돈으로 구입한 땅은 약 1만 평이었는데, 현재 이 지역의 1제곱미터는 공시지가가 2200만 원이므로 이를 환산하면 약 6600억 원이 된다.

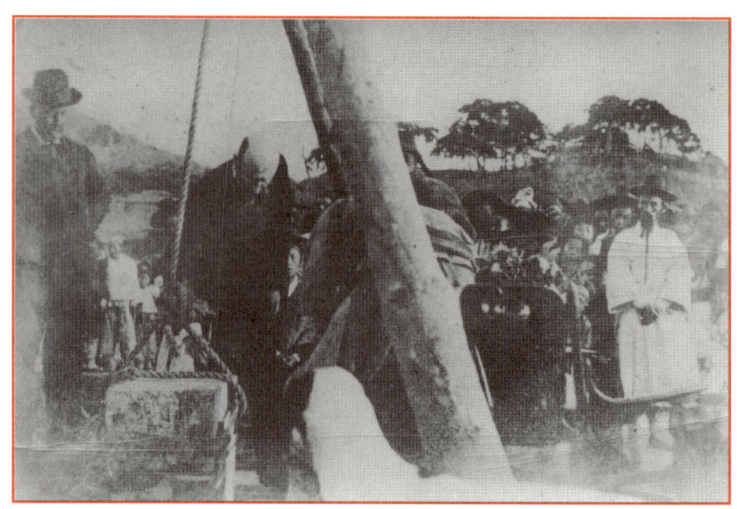
1902년의 정초식 광경 ⓒ동은 의학 박물관

런 내용이 담긴 고종의 친서가 에비슨에게 도착했다. 그리고 재무 담당관인 이용익을 보내어 부지 선정에 협조하겠다고 약속했다.

에비슨으로서는 건축 경비를 절감할 수 있어 무척 기대가 컸다. 고종의 약속이 곧 실현될 것처럼 보였지만 제대로 진행되지 않았다. 병원 부지 선정이 자꾸 지연되는 것을 답답히 여긴 세브란스는 1902년 5월 5000달러를 더 보내면서 더 이상 조선 정부에 기대지 말고 속히 병원 대지를 구입할 것을 요청했다. 동시에 병원 장소는 도심이 아닌 사대문 바깥으로 했으면 하는 강한 희망을 피력했다. 이에 에비슨은 한 번 둘러 본 적이 있는 남대문 밖 남산 기슭의 복숭아골 대지를 선택했다.

세브란스 기념 병원

병원 부지가 선정되었으니 병원을 건축하는 일만 남았는데, 조선 정부는 건축 허가를 내주지 않고 터를 닦고 있던 역군을 잡아가는 등 비협조적이었다. 결국 세브란스가 보내 준 건축가 고든이 병원 공사를 시작했지만 원래 계획했던 것보다는 건물의 폭이 약 6미터 정도 짧아져 방 몇 개를 건축할 수 없었다. 그러는 사이 복숭아골에 새로 짓는 제중원은 병원의 기증자 이름을 따서 세브란스 기념 병원Severance Memorial Hospital으로 정해졌다.

추수 감사절인 1902년 11월 27일 오후 3시에 주춧돌을 놓는 정초식이 거행되었다. 주춧돌을 놓은 미국 공사 알렌의 감개는 어떠했겠는가? 자신의 제안으로 설립된 조선 최초의 서양식 병원이 선교부로 이관된 후 거금을 들여 최신식 병원으로 탈바꿈했으니 말이다.

새 병원 건립에서 흥미로웠던 부분은 배관 공사였다. 당시 조선에는 배관 작업을 해 본 사람이 없었기에 고든과 에비슨, 의학생이던 김필순이 해결해야 했다. 에비슨은 병원에서 일을 끝내면 즉시

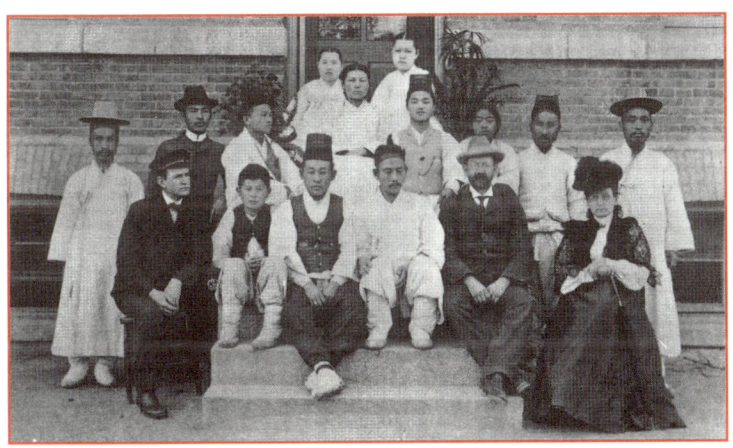

1905년 세브란스 병원 직원 일동 ⓒ동은 의학 박물관

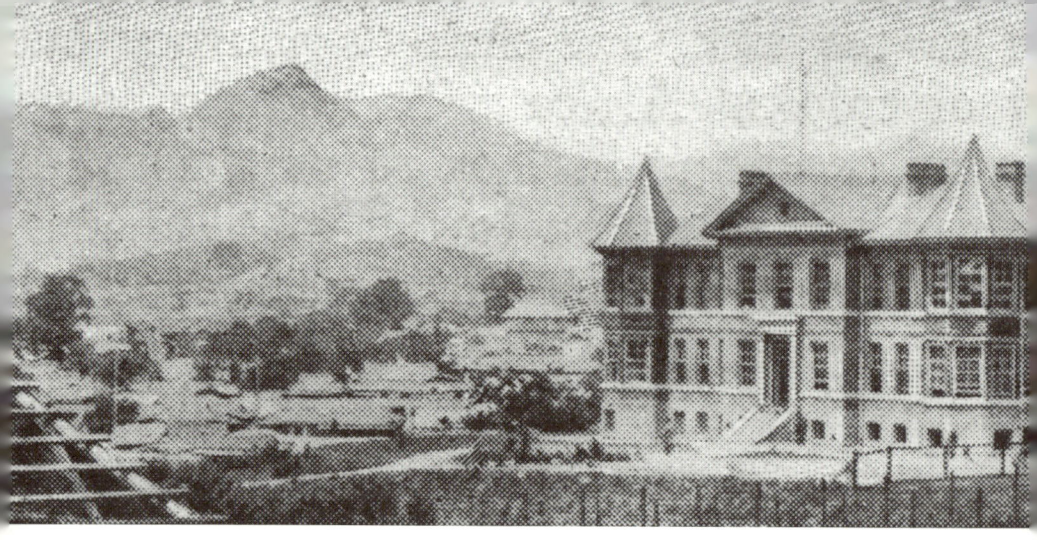
완공 직후의 세브란스 병원 전경 ⓒ동은 의학 박물관

공사장에 달려가 일을 했다. 먼저 하수가 잘 빠지게 지하실 바닥 밑에 타일을 사용해 하수구를 만들었다. 그리고 일꾼을 시켜 도랑을 파고 설계도대로 관을 넣고 연결 부분을 시멘트로 접합하고 욕실에서 내려오는 관들을 설치했다. 납땜으로 철관을 연결하고 철관의 길이를 맞추어 끊는 일, 새지 않게 연결하는 일 등 모든 것이 쉽지 않았다.

그런데 1903년에 들어 러시아와 일본 사이에 전쟁이 일어나리라는 소문이 돌면서 11월 제중원의 일본인 간호사 2명이 일본 정부에 소환당하는 등 정세가 매우 불안정해졌고, 건축 자재 값이 폭등하기 시작했다. 11월의 어느 날 건축업자가 계약을 포기한 다음 1904년 중반까지 거의 일용직 일꾼으로 공사를 진행할 수밖에 없었다.

에비슨이 이 사실과 함께 공사비가 예상했던 것을 훨씬 초과해 확실하진 않지만 1만 달러가 훨씬 넘을 것이라는 사실을 알리자 세브란스는 걱정 말고 공사를 진행하라고 회답을 보내왔다. 그는

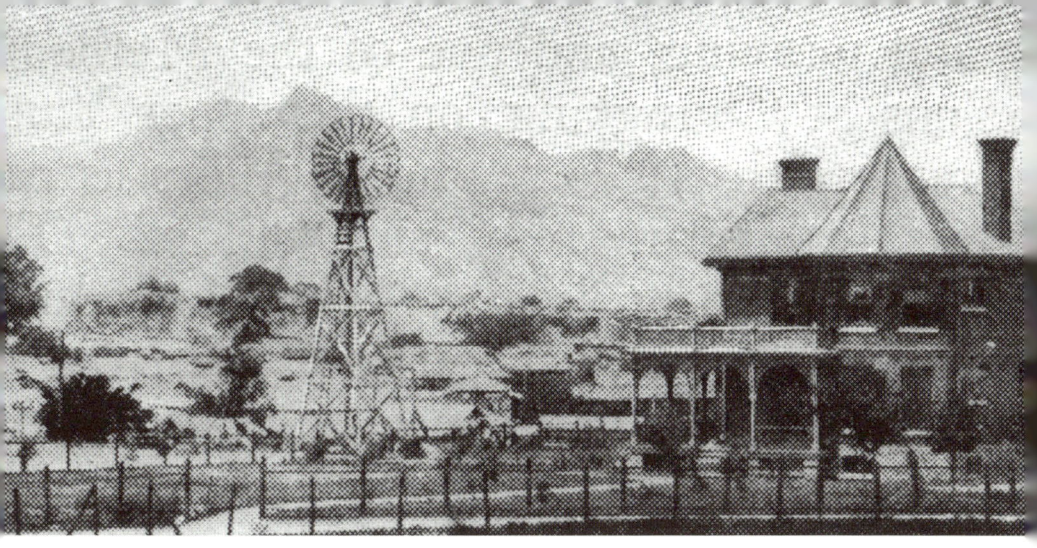

잘 갖추어진 훌륭한 병원을 원했지 비용은 문제가 아니었던 것이다. 결국 건물이 완공되기까지 세브란스의 건축 기금 1만 달러, 부지 구입비로 추가 기부한 5000달러, 그리고 뉴욕의 북장로회에서 보낸 1만 달러 등 2만 5000달러 이상의 경비가 소요되었다.

드디어 1904년 9월 23일 오후 5시 새 병원의 봉헌식을 올림으로써 한국 최초의 현대식 종합 병원 세브란스 병원이 문을 열었다. 입원실은 필요에 따라 40개의 침대를 놓을 수 있었고, 격리 병동은 6개의 침대가 놓일 예정이었다. 이날 에비슨 부인이 은제 열쇠로 병원 문을 처음 열었으며 에비슨이 병원을 건립하게 된 경과를 짧게 보고했다. 이어 모펫 Samuel Austin Moffet 과 언더우드가 봉헌식 축사를 했으며, 다시 에비슨이 건축 과정 중에 겪었던 여러 난관을 설명했다.

한국인들을 빛으로 인도하다

새 병원에서는 10월 4일 처음으로 수술을 시작했는데, '빛으로 인도한다 letting in the light'라는 의미로서 특별히 백내장 환자를 선택했다. 한편 정식 개원식은 그해 11월 16일 화창한 날씨 속에 병원 2층의 큰 방에서 열렸다.

1904년 세브란스 병원의 새 건물에서 진료를 시작하면서 나타난 가장 큰 변화는 새로 허스트Jesse W. Hirst가 의료진으로 합류했다는 점이다. 그의 합류로 향후 세브란스에서는 중단 없이 진료와 교육이 진행될 수 있었다. 그리고 1908년 제1회 졸업생들이 합류하자 한층 전문적인 진료가 가능해졌다.

7 | 통감부와 대한의원

한국이 '자랑할 만한' 병원

"규모의 크기, 장려함이 실로 한성 전 시가지를 압도하기에 족할 것이고, 그 규모와 설비는 일본 유수의 병원에 비해 손색이 없다."

1908년 대한의원 준공식에 참여한 일본인 기자의 소감이다. 대한의원이 자리한 마등산은 높지는 않지만 창경궁을 내려다보는 위치에 있었다. 당시 서울에는 고층 건물이 없었다. 궁궐을 제외하면 초가집과 기와집 일색인 시절이었다.

1908년 준공을 계기로 이제 서울 주민은 누구나 고개만 들면 대한의원을 볼 수 있게 되었다. 게다가 의원의 규모나 설비는 일본의 어느 병원에 비해서도 뒤지지 않는다는 평이었다. 한국이 '자랑할 만한' 병원이 세워진 것이었다.

통감 이토 히로부미의 구상

그러나 대한의원은 한국인이 자랑할 수 없는 병원이었다. 그 설립 배경에 일본의 조선 침략이 있었기 때문이다. 1905년 초대 통감으로 임명된 이토 히로부미는 대한 제국을 일본의 지배 아래 귀속시키기 위한 조치를 하나하나 진행해 나갔다.

그중 의료와 관련된 구상도 있었다. 그는 기존에 있던 의료 기관인 의학교, 광제원 및 적십자 병원을 하나로 통폐합하겠다는 구상을 발표했다. 명분은 있었다. 규모가 작은 병원들이 분산되어 활동하기보다는 통합된 하나의 큰 병원을 세운다면 진료가 더 효율적으로 이루어질 수 있다는 것이었다.

이토 히로부미의 통합 구상은 기존 의료 기관에 소속되어 있던 의료인들에게 불안감을 심어 주었다. 의학교 학생들은 의학교가 폐지된다는 소문에 장기간 '정학'을 했다. 의학교 교장으로 재직하고 있던 지석영은 새로이 설립되는 교육 기관에서 일본어만이 사용된다는 점을 비판하기도 했다.

나아가 당시 여론은 새로운 의료 기관의 설립이 결국 일본인 의사 고용을 위한 방책이 아니냐고 의심하고 있었다. 여기에는 타당한 근거가 있었다. 1905년 광제원이 개편되는 과정에서 기존의 한의사들이 대거 탈락하고 그 자리에 일본인 의사들이 고용되었기 때문이다.

황실을 배제하라

더 큰 문제는 이토 히로부미의 구상이 대한 제국의 중심인 고종의 위상을 격하시킨다는 데 있었다. 핵심에는 대한 제국 황실이 설립한 대한 적십자 병원의 폐지가 있었다. 적십자 병원은 1906년 빈곤이나 천재지변으로 부상을 당하거나 질병에 걸린 사람을 구호하기 위해 설립되었다. 설립 주체는 황제인 고종으로서 "황제 폐하의 지극히 존엄하고 지극히 인자하신 보호"에 의해 세워졌던 것이다.

조선 초기 설립된 의료 기관인 혜민서와 활인서는 국왕들이 자신의 자혜로움을 전하는 통로였다. 적자赤子인 자신의 백성들이 질병에 걸려 신음을 하는데도 불구하고 그에 대해 적절한 구제를 시행하지 않는 것은 국왕의 잘못이었다. 고종은 인정仁政의 시책들을 이어받기 위해 개항 이후 관제 개혁 과정에서 폐지된 혜민서와 활인서에 대신해 적십자 병원을 설립했다. 따라서 적십자 병원에서 이루어지는 진료는 곧 대한 제국 황실이 베푸는 시혜였다. 적십자 병원은 러일 전쟁 이후 점차 약화되어가고 있던 황제권을 강화하기 위해 고종이 시도한 다양한 노력 중의 하나였다.

이토 히로부미는 진료의 효율화라는 명분 아래 바로 그 적십자 병원을 폐지하고자 했다. 새롭게 세워지는 병원에 비록 '대한'이라는 이름을 붙이기는 했지만, 대한 제국의 중심이었던 황실과는 무관한 병원이었다. 통감부는 진료를 통해 군신 관계가 강화될 여지를 사전에 차단하고자 했다.

이토 히로부미가 대한의원을 지칭하며 "이번에 설립하고자 하는 병원은 한국 황실이 사회 일반을 위해 경영하는 것이 아님"을 강조한 이유도 거기에 있었다. 통감부의 입장에서 볼 때 한국에 대한 배타적인 지배를 위해 우선 배격해야 할 대상은 황실이었다.

조선인이 빠진 창립 준비 위원회

대한의원 설립을 위해 일본에서 의료계 원로인 사토 스스무佐藤進가 초빙되어 대한의원 창립 준비 위원회 위원장으로 취임했다. 통감부 관리, 육군 군의, 적십자 병원 촉탁 의사, 건축소 기사 등으로

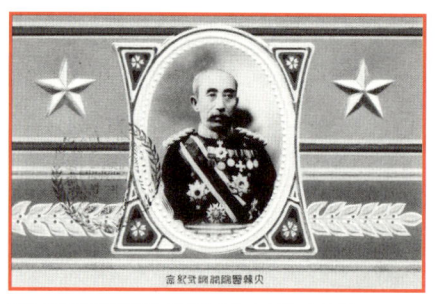
대한의원 개원식 기념 엽서(원장 사토 스스무, 1908년)
ⓒ 동은의학박물관

근무하던 일본인들이 위원으로 가담했다.

재무고문이었던 메가타 다네타로 目賀田種太郎는 30만원에 이르는 막대한 건설 비용을 제공했다. 이들은 이토 히로부미의 구상 아래 새로운 의료 기관인 대한의원의 창립을 진행시켜 나갔다. 대한의원은 철저히 통감부의 구도 아래 설립된 병원이었다.

한국인 회유를 위한 대한의원

대한의원의 역할과 위상은 관제 반포를 통해 구체화되었다. 1907년 3월 반포된 대한의원 관제에 따르면, 대한의원은 의정부에 직속되었다. 원장은 내부대신이 겸임했고, 치료부, 교육부, 위생부를 두었다. 치료부는 질병 치료와 빈민 시료, 교육부는 의사, 약제사, 산파 및 간호부 양성을 담당했다. 위생부는 종래 경무국 위생과가 담당했던 각종 위생 관련 업무를 이관 받아 처리하게 되었다. 의료의 담당 주체인 의료인에 관한 사무, 두창을 비롯한 전염병 예방과 위생 청결에 관한 사무, 전염병 예방을 위한 검역 사무, 위생 조직과 병원에 관한 사무 등 의료와 관련된 모든 사무들을 총괄했다.

대한의원이 설립된 1907년, 아직 한국은 일본의 식민지가 아니었다. 통감부는 적어도 초기에는 점진적인 행정 개선을 통해 한국인의 거부감과 저항을 무마시키고자 했지, 무리하게 즉각적인 병합을 추진하지는 않았다.

대한의원은 그 통치 정책을 보조하는 기구였다. 의료는 한국인들에게 호감을 불러일으킬 수 있는 좋은 도구였다. 통감부는 대한의원에서 이루어지는 시술을 통해 한국인의 환심을 사고자 했다. 한국인 환자에 대한 무료 진료나 저가 진료는 그 목적을 수행하기 위함이었다.

사토 스스무의 말을 빌면, 대한의원의 우선적인 목적은 한국인 중 빈곤한 사람을 치료하는 데 있었다. 실질적으로 무료 치료가 이루어지기도 했다. 한 언론은 대한의원을 빈곤한 환자를 무료로 치료하고 입원시키는 자선 병원이라고 칭송하기도 했다.

대한의원의 시술은 종래 한국인들이 접하기 어려웠던 서양 의학에 입각한 전문 치료였다. 언론에는 중상을 입은 외과 환자에 대한 치료, 이비인후과 질환으로 고생하던 환자에 대한 치료, 안질로 고생하던 부인에 대한 치료, 종래 수치심으로 진료를 받지 못했던

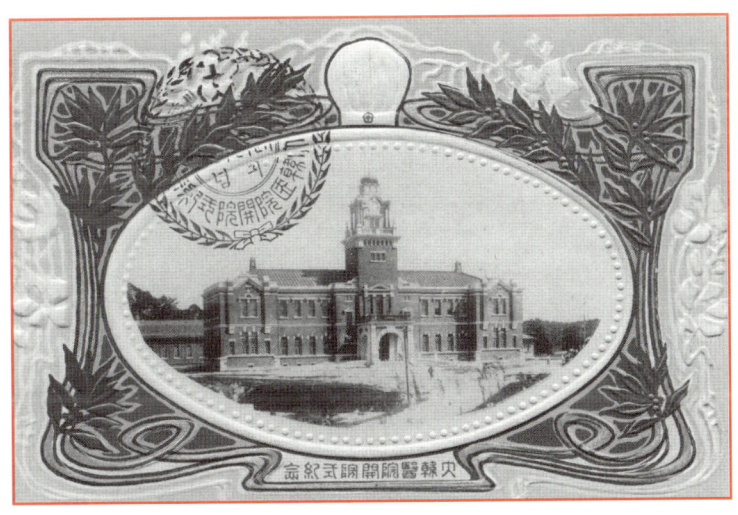

대한의원 기념 엽서 ⓒ동은 의학 박물관

여성들에 대한 부인과 치료 등 대한의원의 전문 치료 기사가 게재되고 있었다.

대한의원이 한국인 회유를 통해 통감부의 지배를 원조한다는 점은 일본인 스스로도 인정하고 있었다. 그들이 판단하기에 이토 히로부미가 대한의원 창립에 진력한 이유는 한국인에게 당근을 주기 위해서였다.

러일 전쟁 이후 본격화된 일본의 침략에 대응해 전국적으로 의병 전쟁이 일어나고 있었고, 일본은 군대 파견을 통해 그들을 진입하고 있었다. 일종의 채찍이었다. 이런 강경책을 보완하는 회유책으로 통감부는 대한의원을 통한 한국인 진료를 선택한 것이었다. 당시 일본인들은 대한의원의 "발전이 한국 경영에 일조할 것을 믿어 의심"하지 않았다.

일본인을 위한 병원

그러나 그 진료는 일부 한국인에 국한되었을 뿐이다. 대한의원 건립 이후 인구 대비 이용률을 보면 대한의원은 오히려 일본인을 위한 병원이었다. 1910년을 기준으로 볼 때 일본인의 18.9퍼센트가 대한의원을 이용한 반면 한국인은 0.5퍼센트만이 대한의원을 이용하고 있었다.

이유는 의사들이 주로 일본인이었다는 점에 있었다. 한국인들이 일본인 의사에게 자신의 고통을 정확하게 전달하기는 어려웠다. 게다가 진료비가 고가였다. 가난한 사람에게는 무료 진료가 이루어졌지만 일반인에게 대한의원의 진료비는 비쌌다. 친일파인 이완용이나 국왕의 친척인 이윤용 정도는 되어야 이용할 수 있었다.

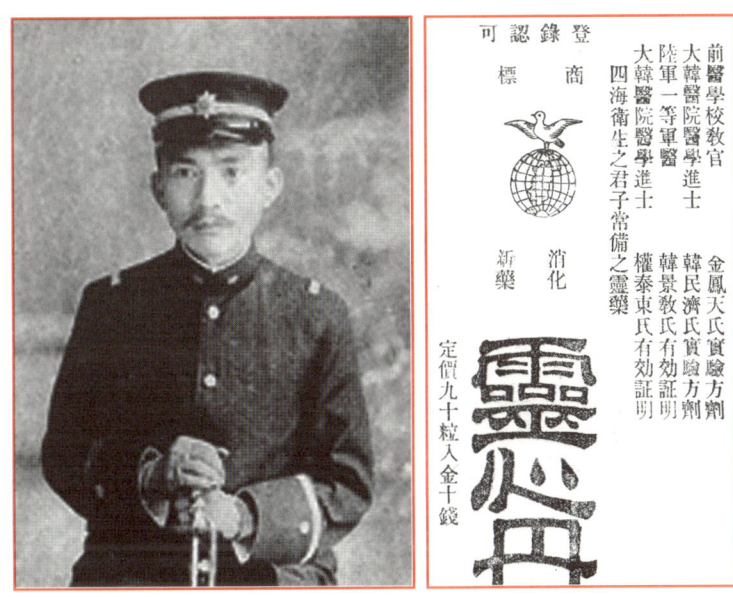

대한의원 부속 의학교 졸업생 이관호(왼쪽)과 의학진사라는 표시가 들어 있는 광고지 ⓒ동은 의학 박물관

자혜의원의 설립

대한의원이 담당했던 한국인 회유를 지방 차원에서 진행한 기관이 자혜의원이었다. 1909년부터 설치된 자혜의원은 식민 지배가 시작된 1910년 13개로 증가했다. 전국 각 도에 1개씩의 자혜의원이 설치된 것이었다.

자혜의원은 대한의원과 마찬가지로 한국인에 대한 무료 혹은 저가 치료를 시행했다. 중앙에 대한의원, 지방에 자혜의원을 설치하고, 그곳에서 한국인에 대한 치료를 시행함으로써 일본은 침략에 대한 한국인의 저항감을 약화시키고 있었다.

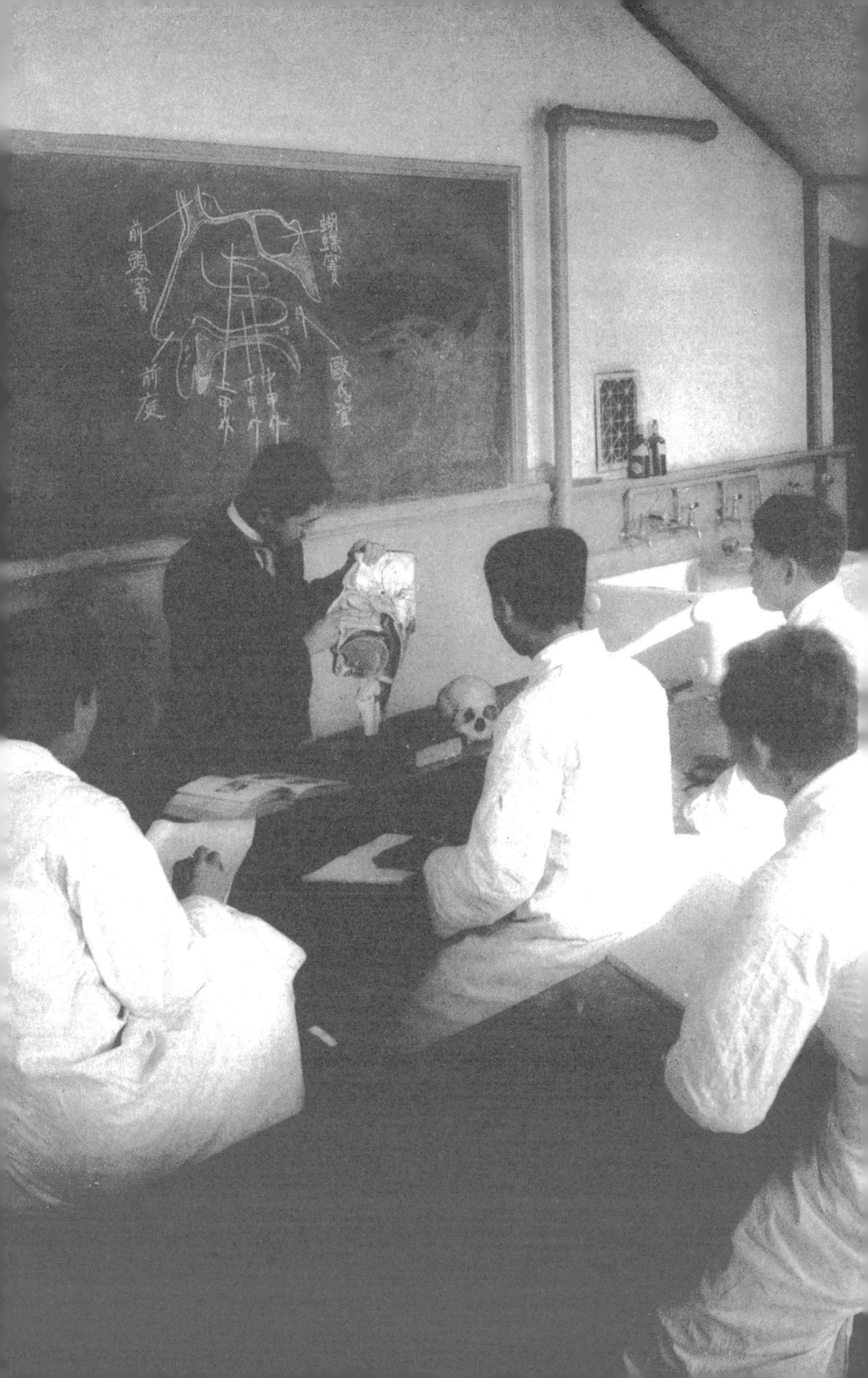

2

의술을 배운다는 것

頭部ノ外科

軟部組織ノ創傷 Wound

1. 鋭利ナル物体ノ侵襲ニヨリ切創、刺創、斬創ヲ生ジ、鈍ナルニヨリテ生ズル挫創、挫傷、鋭創ヲ生ズル 其ノ他力加フニヨリテ大ナル裂創ヲ生ズルヲ見ル 又コノ物ガ骨膜ト共ニ剝離スル剝皮創ヲ生ズル

...history

...wund ダケノ時ハ創除に出血ガアルコト 階段腱膜ノ木ニ出タ... ノハ出血大ナリ

スベテノ頸部ニハ gefäss 等甚だ Blutung ノ春ヒア...

深キ Vereitung スレバ Wund ニハ治癒ヲ起コルヲ Head...
P:二階治スル。刺傷ニあ..., 深々創位二異物ガ存在スル
...血管ノ Fraktur ト骨ノ損傷ニ注意スル...

... 汚染サレル塵等ヲ奪去ネバ、早ケレバ infektion ス..., one ヲナレバニハ階段結合筋ノ下ニ eitrig スルバカ..., 速ニ周囲ニ...
紛査膿腫ヲ生ジ潰発し脳膜炎...

...ment
...ndノ Treatment ノ一般要件に応ジテレ

...kung ノ付ハモヅ止血シメスベレ、止血ニハ gefäss ノ Verletz...
...付 結紮ヲ行フ。 Capillareus blutung...
... Verband ヲ行フ。 モノメスニモダ Wund 周囲ノ頭...
...毛髪ノアル部ラハ剃髪シテ...
...にしノベナモノ. 後ハ alkohol デ消毒メス (??).ソノ...
Jodgintertur ノ後ル.(創ノ傍皮ニ入ラザル様注意スベレ)
...層毛ハ Wund ノ Kind ニヨリ異メルノモモゾ創ノ傍ラヲシ...
...查シ Foreign body ガ深在スルガ...シング深キニ創ヲ...
...隆ニシ新発スル切創ガ...

8 | 한국 최초의 의사가 개업을 하지 않은 이유

첫 번째 의사

한국 최초의 의사는 누구일까? 환웅? 허준? 서재필? 그 대답은 무엇을 기준으로 하느냐에 따라 다를 것이다. 여기서는 서양 의학이라는 견지에서 누가 최초의 한국인 의사인지 살펴보기로 한다.

1886년 3월 29일 제중원 의학교에서 시작된 한국 최초의 서양식 의학 교육은 사회적 여건이 성숙하지 못한 상태에서 시작되었다. 그와 관련된 의료 선교사, 조선 정부, 의학생들 모두 부족한 점이 많았다. 따라서 의학 교육은 원활하게 지속되지 못했고, 결국 '의사 배출'이라는 열매를 맺지 못했다.

이러는 사이 몇몇 한국인들이 미국과 일본에서 의사가 되어 귀국했다. 서재필은 갑신정변이 실패로 끝난 후 미국으로 망명해 의사가 되었고, 김점동^{박에스더}과 오긍선은 선교사의 후원으로 미국에서 의사가 돼 돌아왔다. 일본에서 의사가 된 김익남, 안상호, 박종환은 관립 일어 학교를 졸업한 사람들로서 조선 정부가 일본으로 유학을 보낸 학생들이었다.

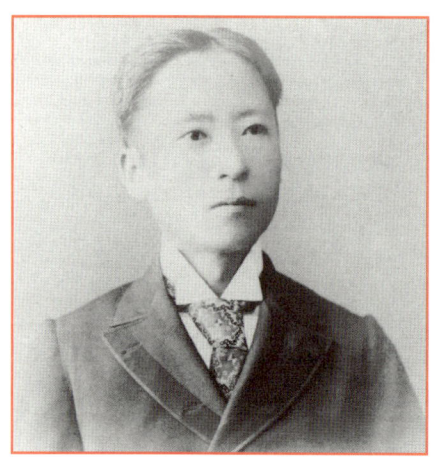

1898년의 서재필 ⓒ 동은의학박물관

서재필과 김익남

우선 서재필1864~1951년의 경우를 살펴보자. 그는 김옥균의 권유로 1883년 일본 도쿄의 도야마 육군 학교에 입학해 1년 동안 현대적 군사 훈련을 받고 1884년 7월 졸업 후 귀국해 조련국의 사관장이 되었다.

그는 김옥균, 홍영식 등과 함께 갑신정변에 적극적으로 참여해 병조참판 겸 후영영관에 임명되었으나, 정변이 3일천하로 끝나자 일본으로 망명했다. 하지만 일본인들의 냉대로 그는 제중원이 설립될 즈음인 1885년 4월 미국으로 망명했다.

서재필은 1886년 9월 펜실베이니아 주 윌크스배리 시에 있는 해리 힐맨 고등학교에 입학해 1889년 6월 졸업했다. 졸업할 당시 그는 이미 미국 국적을 취득한 상태였다. 그해 9월 펜실베이니아 주의 라파예트 대학에 들어가 법률학을 공부하다가 중국의 쑨원처럼 의사가 되기 위해 1889년 컬럼비아 의과 대학현 조지워싱턴 의과 대학

야간부에 입학했다. 1892년 6월 이 대학을 졸업한 서재필은 한국인 최초의 의사가 되었다. 1895년 12월 말과 1947년 7월 1일에 귀국을 했지만 그는 의사로서 활동하지 않았다.

김익남1870~1937년은 어려서부터 한문을 배웠으며 20세가 되던 1890년 3월까지 3년 동안 집에서 한의학을 배웠다. 1894년 9월 10일 관립 일어 학교에 입학한 그는 학부에 의해 일본 유학생으로 선발되었다.

1896년 1월 12일 도쿄 자혜의원 의학교에 입학해 1897년 7월 30일 의학 전기를 수료했고, 9월 12일 의학 후기 과정에 들어가 9월 15일부터 내과, 외과, 안과의 실지 견습 수술을 배운 후 1899년 7월 30일 졸업했다. 그러나 그는 일본에서 개업할 생각이 없어 졸업 시험을 치지 않았기 때문에 의술 개업 인허장을 받지 못했다. 1899년 8월 10일부터 도쿄 자혜의원의 당직 의사로 근무를 시작했지만 1900년 8월 귀국했다.

의학교 교관으로 활동하던 김익남은 1904년 9월 23일자로 교관을 사임함과 동시에 육군 3등 군의장으로 임명되어 군부 의무국 제1과장으로 보임되었고 1905년 4월 22일에는 육군 2등 군의장으로 승진하면서 한말 한국군의 대표적인 군의로 성장했다.

> **내가 의학을 학득한 이유(서재필)**
> 내가 대학 보통과를 필한 후에 법률로 출세할 생각으로 현재 조지워싱턴 대학교의 전신이 되는 컬럼비아 대학교 법과로 입학했습니다. 내가 당시 군의학교 내의 도서실과 표본실에 취직하고 있던 관계상 자연 의학 서적과 해부학 서적으로 병리학 재료의 다양다종을 접촉하는 호기회가 있었으므로 나의 의학에 대한 취미가 환기되었습니다. 고로 나는 법학 대신 의학을 배우기로 작정하고 이듬해에 의과로 전학했습니다.

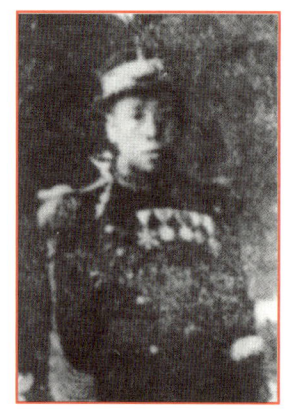
김익남 ⓒ동은 의학 박물관

여기서 주목해야 할 점이 있다. 서재필은 미국 국적을 가진 상태에서 의사가 되었기 때문에 대신 김익남을 최초의 한국인 의사로 보아야 한다는 견해가 있다. 하지만 김익남은 일본에서 개업할 생각이 없어 졸업 시험을 치지 않아 의술 개업 인허장이 없었기 때문에 엄밀한 의미에서 그를 근대적 의사라고 보기는 어렵다.

선교사들의 후원

미국에서 의사가 된 사람들 중 서재필과는 다른 경로를 거친 사람들이 있었는데, 이들은 선교사들의 적극적인 후원을 받았다.

한국 최초의 여의사 김점동 1876~1910년은 세례명이 에스더였고, 박유산과 결혼하면서 박에스더로 불렸다. 그녀는 부친이 미국 북감리회의 선교사 아펜젤러 Henry Gerhard Appenzeller의 집에서 잡무를 보게 된 것을 계기로 1886년 11월 이화 학당에 입학해 신학문을 수학하게 된다. 그녀는 1890년 10월에 내한한 로제타 셔우드 Rosetta Sherwood, 1892년 결혼해서 로제타 셔우드 홀이 된다의 통역 일을 맡았는데, 로제타는 보구녀관 保救女館에서 기초 의학을 가르치는 의학반에 박에스더를 입학시켜 각별한 관심으로 지도했다. 로제타는 남편 윌리엄 홀 William James Hall이 1894년 11월 사망하자 그해 12월 미국으로 돌아가면서 박에스더를 동반했다.

박에스더는 1896년 10월 1일 볼티모어 여자 의과 대학 현 존스홉킨

84 사람을 구하는 집, 제중원

스 대학교에 입학해 1900년 6월에 졸업했다. 그녀는 같은 해 11월에 귀국해 보구녀관에서 의료 활동을 시작했고 1903년부터는 평양의 기홀 병원紀忽病院, The Hall Memorial Hospital에서 근무했다. 그녀는 10개월 동안 3000명 이상의 환자를 치료하는 등 활발한 진료 활동을 벌였으나 과중한 진료 업무 속에 몸이 허약해져 1909년 결핵에 걸렸고, 1910년 4월 13일 아깝게도 35세의 짧은 생을 마감했다.

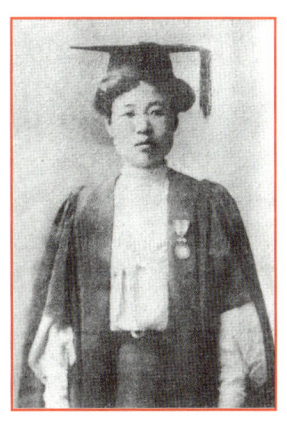

김점동(박에스더) ⓒ동은의학박물관

오긍선1878~1963년은 한학을 수료하고 신학문을 배우기 위해 1896년 10월 배재학당에 입학했다. 그는 독립협회와 협성회에서 활동했는데, 1898년 12월 서재필이 추방당하고 독립협회가 해체되면서 수많은 간부들이 투옥되자 1899년 1월 검거를 피해 침례교 선교사 스테드먼F. W. Steadman 목사 집에 피신했다.

오긍선은 스테드먼에게 한국어를 가르쳤으며, 그를 따라 공주로 내려가 선교 활동을 도왔다. 스테드먼이 도쿄로 떠나게 되자 오긍선은 군산 예수교 병원장으로 막 부임한 미국 남장로회의 알렉산더A. J. A. Alexander를 소개받아 그의 한국어 선생이 되었다. 6개월 후 알렉산더의 부친이 사망해 미국으로 돌아가게 되자 오긍선은 1902년 1월 그를 따라 도미했다.

오긍선은 켄터키 주 덴빌에 있는 센트럴 대학에 입학해 1904년 3월까지 2년 동안 의학에 필요한 기초 과목인 영어, 수학, 생물학,

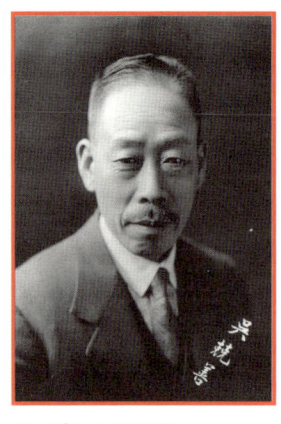
오긍선 ⓒ동은의학박물관

물리학, 화학 등을 공부했다. 이어서 그는 루이빌 의과 대학에 편입해 1907년 3월 졸업한 후 6개월 동안 인턴 수련을 받으며 피부과학을 연구했다. 그는 미국 남장로회의 의료 선교사로 임명되어 1907년 11월 귀국했으며, 호남 지방에서 활동하다가 1912년 5월 세브란스 병원 의학교의 교수로 취임했다.

관립 일어 학교 졸업생들의 일본 유학

김익남에 이어 관립 일어 학교 졸업생 몇 명이 일본에 유학해 의사가 되었다. 안상호 1874~1927년는 어려서 부모를 여의고 혈혈단신 상경해 마포의 친척 집에 의탁하면서 1894년 관립 일어 학교를 졸업했다. 그는 명동에 있던 한성 병원의 와다 야치호 和田八千穗 원장을 알게 되었다. 그로부터 일본 유학을 권유받은 안상호는 1896년 정부 유학생으로서 일본 유학의 길에 올랐다.

그는 1898년 11월 초 4년제인 도쿄 자혜의원 의학교에 입학했고, 1902년 7월 졸업에 앞서 의술 개업 시험에 합격했다. 이는 한국인으로서 처음으로 일본에서 개업할 권리를 얻은 것이었다. 1902년부터 부속 병원에서 일을 하던 안상호는 1903년 의친왕의 왕진 요청을 받은 이후 의친왕을 보필하게 되었다.

그는 1907년 3월 21일에 귀국해 종로에 개업을 하면서 1910년부터 전의로 활동했다. 1919년 1월 22일 고종 태황제가 덕수궁 함녕전에서 뇌출혈로 쓰러지자 당직 의사였던 그는 일본인 의사 모리야스 렌키치森安連吉와 함께 진료했는데, 끝내 생명을 구하지는 못했다. 이로 인해 그는 일본인의 사주로 고종에게 독약을 투약했다는 등 아직도 해결되지 않은 소문에 둘러싸여 있다.

박종환朴宗桓, 1878년~?은 거의 알려져 있지 않은 인물이다. 그는 1899년경 4년제인 제1고등학교 의학교에 입학해 1903년 7월 제1고등학교 의학교가 개칭된 지바 의학 전문 학교千葉醫學專門學校를 졸업했으며, 졸업 후 병원에서 임상 훈련을 마치고 1905년 12월 귀국했다. 그는 1908년 안상호의 권유로 궁내부 전의로 임명되었다.

그는 일본에 유학을 하면서 일본에 나라를 빼앗기는 것을 안타깝게 여겼다. 그는 1909년 손병희 등 다수의 천도교 신자가 관계된 총리대신 이완용 모살 미수 사건에 연루되었고 결국 1910년 3월 17일 전의의 직에서 해임되었다. 1913년 천도교는 부속 병원을 설립할 계획을 발표했는데, 천도교 신자인 박종환이 원장으로 임명되었다. 1928년에는 경기도 이천군 읍내에 거주하고 있었으며, 이후 활동은 알려져 있지 않다.

최초로 개원한 박일근

박일근1872년~?은, 비록 정규 의학교를 졸업하지는 않았으나, 최초의 한국인 개업의였다. 그는 1890년 8월 일본인 의사 이노우에 다로井上太郎로부터 의학을 배우다가 일본 나가사키로 건너가 1892년 4월 구마

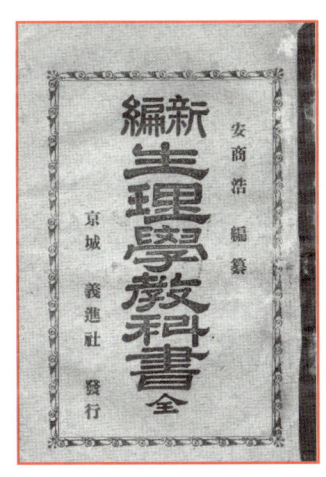

안상호의 『신편생리학교과서 전』(1909년)
ⓒ동은 의학 박물관

박일근의 자서전 『계은자술』(왼쪽)과 1898년 《황성신문》에 낸 개업 광고 ⓒ동은 의학 박물관

모토현에 있는 교토구行德健男 병원의 의학 교육 과정에 입학해 6년 동안 의학을 배웠다. 의학 공부가 어느 정도 수준에 도달했다고 느낀 박일근은 1897년 5월 귀국해 1898년 3월 서울 교동에서 제생의원濟生醫院이라는 이름의 병원을 개원했다.

이상과 같이 1886년 한국에서 처음 시작된 의학 교육이 뚜렷한 열매를 맺지 못하는 사이 몇 명의 한국인들이 미국과 일본에서 의사가 되었다. 그중에서 김익남과 오긍선처럼 후진 양성에 참여한 경우도 있었지만, 대부분은 선교부 병원 혹은 개인 병원에서 진료를 담당했다.

9 | 한국어로 만나는 『그레이 아나토미』

한국어로 쓴 의학 교과서의 필요성

외국에서 유입된 학문 분야의 경우, 외국어에 능통하지 못해 원어로 된 교과서를 읽을 수 없는 점은 교육에 있어 큰 걸림돌로 작용한다. 이를 타개하는 방법들 중 하나는 원서를 한국어로 번역하는 것이다.

알렌과 헤론에 의해 시작된 초창기 의학 교육에는 한국어로 쓴 교과서는 사용되지 않았고, 학생들은 한국어가 서툰 교수들의 강의에 의존할 수밖에 없었다. 당시 학생들은 해부학에서 과연 어떤 지식을 얻을 수 있었을까?

왜 해부학 교과서인가?

1895년 여름 콜레라 유행이 끝나자 제중원에서 본격적인 의학 교육을 재개한 에비슨은 한국어로 쓰여진 의학 교과서 편찬을 시작했다. 이는 서양 의학의 토착화를 위한 큰 발을 내딛는 결단이었다. 에비슨은 우선 의학의 기본인 해부학 수업을 위해 당대 유명했던

『그레이 해부학』 *Gray's Anatomy* 교과서를 번역하기로 했다.

왜 해부학인가? 그것은 해부학이 의학 역사상 매우 중요한 의미를 지니기 때문이다. 해부학은 한의학과 서양 의학을 비교하는 중요한 잣대가 된다. 베살리우스가 주도한 해부학은 중세 의학을 상징적으로 지배했던 갈레노스의 의학을 붕괴시킴으로써 서양 의학을 근대화시켰다. 더구나 유교적 전통이나 '기'를 강조하는 한의학의 특성상 시체에 대한 관심이 적을 수밖에 없었던 조선에서 의학 교육을 하는 데에는 인체 구조의 이해는 가장 선행되어야 할 분야였던 것이다.

에비슨은 조선 고전에 지식이 있고 영어를 약간 아는 한국인 조수를 고용해 번역을 시작했고, 1897년 초에는 이미 번역이 어느 정도 진행되었지만 번역에는 많은 어려움이 있었다.

> **에비슨의 조선말 번역**
> 조선말로 여러 가지 과학상 술어를 번역할 수 없음을 알고 어찌할 바를 몰랐다. 그래서 우리는 이 교과서를 번역할 뿐만 아니라 새말을 만들지 않으면 아니 되었다. 따라서 우리는 과학상 여러 가지 술어를 번역과 함께 새로 만들어 내기 시작했다. 내가 부족한 조선말을 가지고 번역하는 사람에게 그 원어의 뜻을 일러주면 번역하는 사람은 나의 설명을 들은 후에 한문으로 그 뜻에 맞도록 용어를 만들어 냈다.

두 번에 걸친 불운

이 번역은 에비슨이 안식년을 맞은 1899년 3월에 완료되었다. 그러나 안식년을 마치고 돌아와 보니 원고를 보관하고 있던 조수가 죽는 바람에 원고를 찾을 수가 없었다.

한글로 쓴 교과서가 시급한 상황에서 1차로 번역한 원고가 없어진 이상 에비슨은 빠른 시일 내에 번역을 다시 시작해야만 했다. 영어 실력이 뛰어난 김필순이라는 조수를 만난 것이 에비슨으로서는 그나마 다행이었다. 물론 번역해야 할 과목이 쉽지 않았기 때문에 김필순은 그의 영어 실력만으로 유능한 번역 보조자가 되기는 어려웠다. 이에 에비슨은 김필순을 자신의 곁에 놓고 직접 가르치며 번역을 진행했다. 김필순을 단순한 번역 보조자가 아닌 의사로 성장시키며 제대로 된 번역을 시도하기로 결정한 것이었다. 바로 1900년의 일이었다.

에비슨은 다시 『그레이 해부학』을 번역했다. 번역에 도움을 받기 위해 중국과 일본에서 출판된 책들을 구해 참고했다. 1902년 10월까지 상당한 양을 마쳤으며, 새 병원이 거의 완공되던 1904년 9월 마침내 번역을 끝냈다. 그들의 번역 작업은 병원 건립이나 환자로부터의 호출 혹은 외국인 방문객 등으로 인해 자주 중단되는 어려움을 겪으면서도 해낸 성과이기에 더욱 값진 것이었다.

하지만 불행하게 이번 번역서에도 문제가 발생했다. 번역한 원고를 등사해 몇몇 학생들이 이용하기는 했지만 원래 원고가 불에 타 없어진 것이었다. 결국 두 번째의 번역 역시 완성된 책으로 출판하지 못하게 되었다.

한국 최초의 해부학 교과서가 출판되다

에비슨과 김필순은 해부학 책을 또 다시 번역할 수밖에 없었는데, 이번에는 참고용으로 구입했던 일본인 이마다 쓰카네今田束의 책을 번역하기로 했다. 김필순도 이미 그 책에 상당히 친숙해져 번역하기가 더 용이했고, 1905년 을사늑약이 체결되었던 당시의 정세도

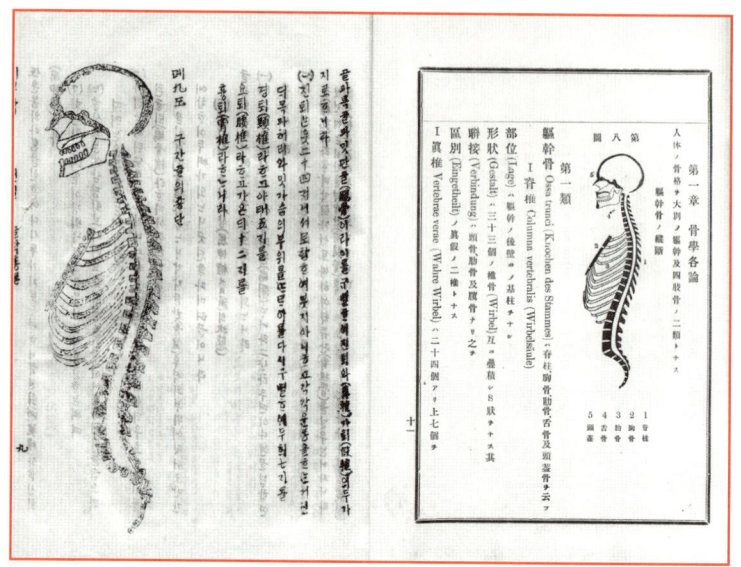

김필순의 『해부학』(1906년) 번역본(왼쪽)과 원본(오른쪽) ⓒ동은의학박물관

그 책을 선택한 데에 관련이 있었다. 이 책은 원본같이 3권으로 등사되었는데, 속표지에는 "대한국인 김필슌 번역, 대영국의 어비신 교열, 해부학, 일천구백륙년대한 황성제중원 출판"으로 인쇄되어 있다.

전 과목에 걸친 한국어 의학 교과서의 출판

1904년 9월 세브란스 병원이 준공될 즈음 합류한 허스트는 에비슨이 의학 교육에 전념하는 데 큰 도움을 주었다. 그리고 해부학 이외에도 많은 의학 교과서가 출판되었다.

제중원에서 가장 먼저 공식 간행된 교과서는 1905년의 『약물학』이다. 의학 서적의 편찬에는 에비슨 외에도 제중원 의학교를 제

1회로 졸업한 김필순, 홍석후, 홍종은 등이 참여했고, 거의 전 과목의 교과서가 출판되었다.

의학생들 교육에는 에비슨이 간행한 의학 교과서 외에도 다른 선교사들이 간행한 책이나 조선 예수교 서회에서 간행한 책들이 사용되었다. 필드는 에비슨이 안식년을 마치고 돌아온 1900년 10월 이후 자신의 한국어 선생의 통역으로 수학을 강의했는데, 자신이 저술한 『산술신편』을 교재로 사용했다. 또한 조선 예수교 서회에서 1907년부터 간행된 약 30종의 위생 관련 책자들도 의학생 교육에 사용되었다.

그러나 제중원에서 발행된 의학 교과서들은 1910년 경술국치로 일본에 나라를 빼앗기면서 더 이상 설 자리를 잃고 말았다. 일제의 강요로 일본어 의학 교재를 사용해야만 했기 때문이었다.

의학교에서의 의학 교과서 번역

1899년 문을 연 의학교는 교관이 한국어에 서툰 일본인이었기 때문에 한국인 교관 1명을 두어 강의를 통역하게 했다. 학부는 일본인 번역사를 고용해 일본 의학 서적을 번역하게 했는데, 1902년 10월 중순 즈음에는 수십 종류를 번역하고 있었다고 한다. 이 시기에 어느 책이 번역되었는지는 전혀 알려진 바가 없다

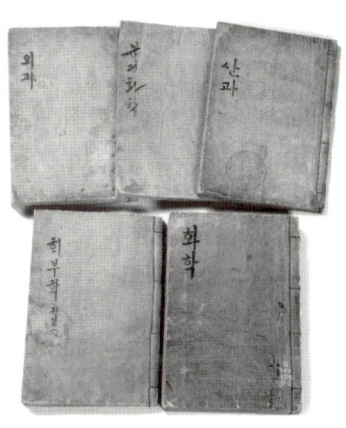

제중원에서 간행된 여러 의학 교과서
ⓒ동은 의학 박물관

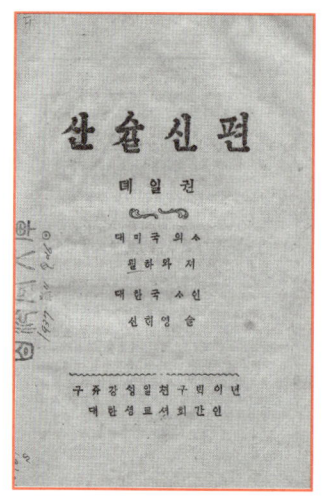

『산술신편』제일권(1902년)
ⓒ연세 대학교 학술 정보원

하지만 1902년 유창희가 번역한 『병리통론』病理通論과 1907년의 『해부학』 번역본이 남아 있다. 이외에 의학교 교사 후루시로의 책『종두신서』(1898년),『위생신론』(1899년)과 교관 남순희의 책『정선산학』(1900년),『정선산학해식』(1900년)은 의학 교육에 사용되었을 것으로 추정된다.

대한의원에서도 최규익의 『근세물리학』 및 『근세화학』1909년 등 몇 권의 책이 발간되었다. 하지만 1909년 4월 중순 신학기부터 일본인 교수가 일본어로 강의를 진행하고 통역을 없애면서 더 이상의 한국어 번역은 이루어지지 않았다.

제중원과 의학교에서 출판된 해부학 교과서의 비교

이때 제중원과 의학교에서 동일한 원서를 각각 번역해 출판한 책이 있어 흥미를 끈다. 그것은 바로 『해부학』인데, 모두 일본인 이마다 쓰카네의 『실용해부학』實用解剖學을 번역한 것이다.

먼저 1906년 발행된 김필순의 번역본은 원본과 같이 3권으로 나누어져 있는데, 원본과는 몇 가지 점에서 달랐다. 번역자의 의도에 따라 일부가 삭제되거나 필요에 따라 그림에 변화를 주었기 때문이었다. 이것은 실제 해부를 통한 경험은 아니지만 이전 번역에서 얻은 경험을 새 번역에 적용한 것으로, 의학의 토착화라는 관점

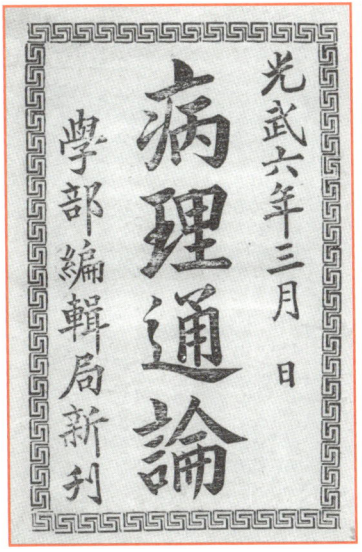
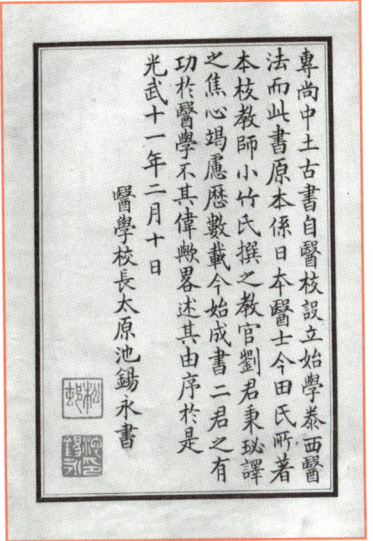

의학교에서 간행된 『병리통론』(왼쪽)과 『해부학』(오른쪽) ⓒ동은 의학 박물관

에서 중요한 진전이라고 볼 수 있다.

본문을 비교해 보면 뼈, 근육, 혈관 등 해부학적 구조의 명칭은 이마다의 원본과 특별히 다른 것이 없었다. 모두 당시에 통용되던 한자였기 때문에 그것들을 한국에서 사용하는 데 큰 문제가 없었던 것으로 보인다. 다만 당시 사용되었던 용어 중에 현재 사용되지 않는 것들이 자주 보이며 상당히 어려운 한자가 사용되었다.

해부학 용어와 달리 구조에 대한 설명은 대부분 한국어로 풀어서 쓰고 있는데, 이 과정에 번역자의 노고가 컸음을 짐작케 한다. 또한 설명이 간결하게 되어 있는 『실용해부학』의 내용은 모두 포함하되 필요에 따라 원문에는 없는 설명이나 항목이 보충되어 있는데, 이것은 이전의 『그레이 해부학』 번역에서 얻었던 경험을 반영시

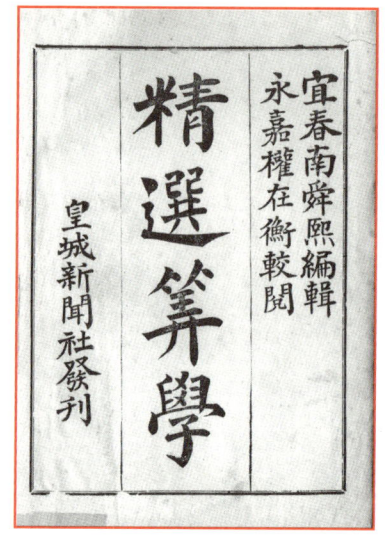 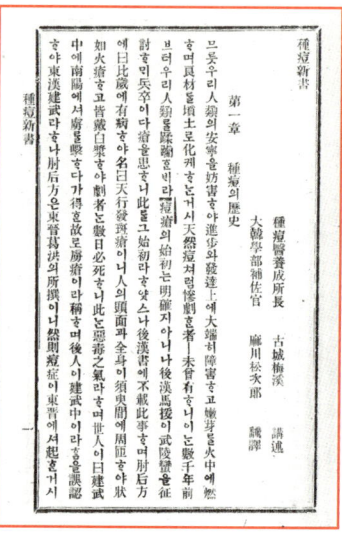

『정선산학』(1900년, 왼쪽)과 『종두신서』(1898년, 오른쪽) ⓒ동은 의학 박물관

킨 것이라 볼 수 있다.

이와 같이 에비슨과 김필순에 의해 1906년 간행된 한국 최초의 해부학 교과서는 독일 의학의 영향을 크게 받은 이마다의 책을 기본으로 하되 영국 및 미국의 『그레이 해부학』 번역에서 얻었던 자신들의 귀중한 경험을 더함으로써 단순한 번역에 그치지 않고 독일과 영국의 해부학을 아우르는 완성도 높은 내용을 지니고 있었다.

한편 1907년 의학교에서 발행된 번역본은 1권으로 이루어져 있는데, 이는 교사 고타케가 추린 것을 유병필이 번역한 것이다. 이 책은 탁지부 인쇄국에서 제조했으며, 활자로 찍은 양장본이다.

책의 구성을 보면, 1907년 5월에 쓴 민영소의 축하의 글과 1907년 2월 10일자 의학교 교장 지석영의 서문, 목차 17쪽, 본문 501쪽으로 이루어져 있다. 본문은 국한문 혼용으로 되어 있으며, 그 내용은 서론과 골학 총론, 인대학 총론, 근학 총론, 내장학 총론, 혈관학 총론, 신경학 총론 등 6편으로 이루어져 있다. 골학 총론은 골학 각론, 사지골의 2장으로, 인대학 총론은 구간인대, 상지인대, 하지인대 등 3장으로, 근학 총론은 근학 각론 구간제근軀幹諸筋, 사지근으로, 내장학 총론은 소식기消食器, 호흡기, 비뇨기, 생식기, 혈관선, 오관기伍官器로, 혈관학 총론은 심장, 동맥, 정맥, 임파관으로, 신경학 총론은 동물성 신경 계통의 중추부, 동물성 신경 계통의 말초부, 교감 신경 계통으로 나누어 설명했다.

　이 의학교 번역본은 모든 용어들을 한자 그대로 썼고 토씨만을 한국어로 썼으며, 본문 속에 삽도나 도판이 전혀 없다는 점에서 김필순의 번역본과 크게 대비된다.

제중원-세브란스 병원에서 간행된 의학 교과서

1. 그레이 저 『인체해부학』. 필사본, 1899년 3월 탈고. (원고를 보관했던 조수가 사망함에 따라 원고가 없어짐.)
2. 『화학』. 1901년 사용. (일본책을 번역한 것임.)
3. 그레이 저 『인체해부학』. 필사본, 1904년 9월 현재 탈고. (김필순과 함께 번역했으며, 등사 직전에 원고가 불에 타버렸음.)
4. 『약물학 상권. 무긔질』*. 대영국 의사 어비신 번역, 1905.
5. 『약물학 하권. 유긔질』. 대영국 의사 어비신 번역, 1905.
6. 『해부학 권일』*. 대한국 사인 김필순 번역, 대영국 의사 어비신 교열, 1906.
7. 『해부학 권이』*. 대한국 사인 김필순 번역, 대영국 의사 어비신 교열, 1906.
8. 『해부학 권삼』*. 대한국 사인 김필순 번역, 대영국 의사 어비신 교열, 1906.
9. 『신편 화학교과서. 무기질』*. 대한국 사인 김필순 번역, 대영국 의사 어비신 교열, 1906.
10. 『신편 화학교과서. 유긔질』. (김필순 번역, 에비슨 교열. 1906년 초 현재 번역이 끝남.)
11. 『신편 생리교과서. 전』*. 대한국 사인 홍석후 번역, 대영국 의사 어비신 교열, 1906.
12. 『진단학 1』*. 대한국 사인 홍석후 번역, 대영국 의사 어비신 교열, 1906.
13. 『진단학 2』*. 대한국 사인 홍석후 번역, 대영국 의사 어비신 교열, 1907.
14. 『치료학』(Therapeutics or Diseases and their Treatment). (1904년 9월 현재 번역을 계획했고, 1906년 현재 끝남.)
15. 『위생학』(Hygiene). (1906년 현재 번역이 끝남.)
16. 『간호학』(Nursing). (1906년 현재 번역이 끝남.)
17. 『식물학』(Botany). (1906년 현재 번역이 끝남.)
18. 『내과』(Practice of Medicine). (1906년 현재 번역이 끝났음. 김필순이 내과책을 번역했다는 기록이 있음.)
19. 『피부병 진단치료법 단』*. 대한 륙군 군의 홍종은 번역, 대영국 의사 어비신 교열, 1907.
20. 『세균학』. (1906년 초 및 1907년 9월 현재 번역이 끝난 상태임.)
21. 『병리통권』*. 1907.
22. 『무씨 산과학』*. 의사 홍종은 역, 1908.
23. 『고등-생리학』. (1907년 9월 현재 번역 중이었으며, 1908년 현재 끝났음.)
24. 『해부학 권일』*. 대한국 의사 김필순 번역, 대영국 의사 어비신 교열, 1909.
25. 『신편 화학교과서. 유긔질』*. 한국 의사 김필순 번역, 대영국 의사 어비신 교열, 1909.
26. 『신편 화학교과서. 무기질』. (1909년 새로운 등사판이 발행된 것으로 추정됨.)
27. 『신편 생리교과서. 전』. 대한국 사인 홍석후 번역, 대영국 의사 어비신 교열, 1909.
28. 『외과총론』*. 의학 박사 김필순 역술. 1910년 10월.
29. 『해부생리학』(Combined Anatomy and Physiology for Nurses). (D. Kimber이 지

은 『*Anatomy and Physiology for Nurses*』를 김필순이 번역한 것이며, 간호원 양성소에서 1908~1909년도에 가르침.)
30. 『현미경』(*Microscope*). (1909년 8월 현재 번역 완료.)
31. 『내과』(*Practice of Medicine*). (1908년 8월 현재 번역 중이었으며, 1906년 번역을 완료한 것과의 관계는 확실하지 않음.)
32. 『의학사전』. (1908년 8월 현재 번역 중.)
33. 『조직학』(*Histology*). (1909년 번역 중.)

*현재 남아 있는 책에 적혀 있는 실제 제목이다.

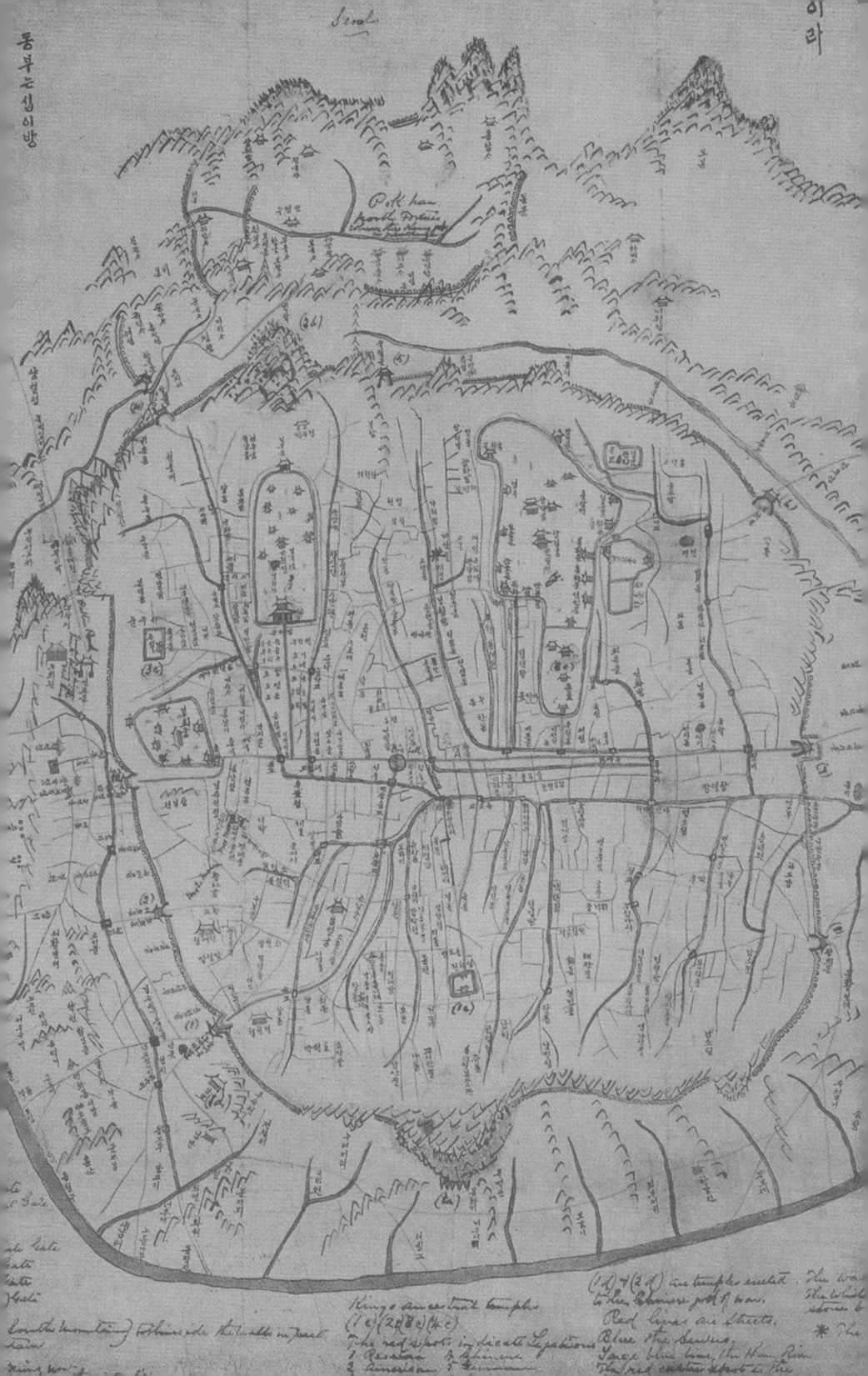

10 | 의학교 졸업생, 군대 가다

의학교 졸업생과 대한의원 졸업생

의학교는 설립 직후부터 운영이 순탄하지 못했는데, 일본인 교사의 잦은 교체, 학생들의 퇴학과 전학, 정부의 재정 지원 부족, 교관의 잦은 교체 때문이었다. 3년 과정의 의학교는 1902년 첫 졸업생의 배출을 눈앞에 두게 되었다. 하지만 1902년 8월 개원한 부속 병원에서 약간의 임상 실습을 마친 후인 1903년 1월 9일이 되어서야 입학생 50여 명 중 19명이 최초로 의학교를 졸업했다.

예산을 들여 의학교를 설치하고 졸업생들을 배출했건만 1904년 러일 전쟁 이후 실질적인 힘을 가지지 못한 조선 정부는 이들을 어떻게 활용해 국민의 보건 의료 환경을 증진시켜야 할지 방향을 잡지

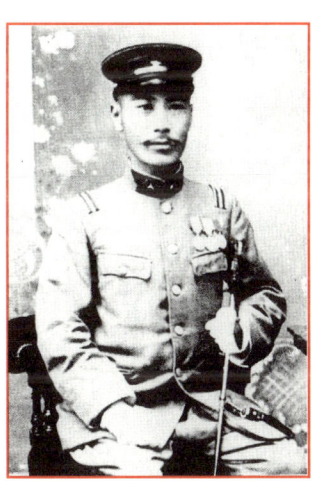

의학교 제1회 졸업생 이제규 ⓒ동은 의학박물관

못했다. 이들에게는 '의사'로서 공인하는 의술 개업 인허장도 수여되지 않았다.

이후 의학교에서는 제2회로 13명^{1904년 7월 2일}, 제3회로 4명^{1907년 1월 29일}이 졸업해 모두 36명이 졸업했다. 특히 제3회 졸업생 중에서 홍석후와 홍종은은 자신이 환자를 진료하기에 너무 경험이 적은 것을 염려해 에비슨에게 부탁해 제중원 의학교에 편입했다. 그들은 1908년 졸업과 동시에 의술 개업 인허장을 부여받았다.

대한의원에서는 제1회^{교육부} 13명^{1907년 7월 9일}, 제2회^{부속 의학교} 5명^{1909년 11월 16일}이 졸업했는데, 이들은 이미 폐지된 의학교에 입학했던 학생들이었다. 대한의원 제2회 졸업생들은 1909년 11월 의술 개업 인허장을 수여받았으며, 이후 의학교와 대한의원의 이전 졸업생에게도 인허장이 수여되었다.

조선 정부의 의학교에서 졸업한 학생들과 통감부의 대한의원에서 졸업한 학생들은 졸업 후 진로에 큰 차이를 보이는데, 이는 바로 자혜의원의 설립에 기인한다. 대한의원 졸업생들의 대부분은 전국에 설치된 자혜의원의 조수로 근무했다.

반면 의학교 졸업생들은 의학교 교관 및 군의로 활동했으며, 필요에 따라 임시 위생원 의사, 유행병 예방 위원 등으로 임명되었고 때로는 전공과 무관한 관리로 활동한 경우도 있었다.

의학교 교관

의학교 제1회 졸업생 19명은 1900년 10월 25일 반포된 칙령 40호에 의해 졸업과 동시에 모두 의학교 교관으로 임명되었다. 하지만 이것은 지금의 교원 임용 고시와 비슷하게 단순히 자격을 부여한 것일 뿐이었으며, 정규 교관이 결원된 경우에 특별 시험을 거쳐 통과해야만 정규 교관이 될 수 있었다.

실제로 정규 교관이 된 제1회 졸업생은 2명뿐으로 김교준과 유병필이었다. 김교준은 1903년 2월 21일 정규 교관으로 임명되어 1904년 1월 25일 빈전도감의 감조관으로 임명될 때까지 학생 교육에 참여했다. 유병필은 1905년 1월 19일 정규 교관으로 임명되었으며 1907년 3월 15일 대한의원 교육부 교관, 이어 1908년 1월 1일 대한의원 의육부의 교수로 임명되었다가 1909년 1월 31일 사임했다.

의학교 제2회, 제3회 졸업생들 중에 정규 교관이 된 사람은 아무도 없었다.

군의

의학교 제1회 졸업생 19명 중 방한숙(군의 임명 전에 사망한 것으로 추정됨)을 제외하고 18명이 군의로 임명되었다. 이들의 최종 계급을 보면 3등 군의장이 1명(김교준), 1등 군의가 3명, 2등 군의가 6명, 3등 군의가 8명이었다. 한의사들이 군의의 대부분을 차지하던 시기에 김교준은 김익남을 보좌하면서 활동했다.

의학교 졸업생 중 가장 먼저 군의가 된 허균은 1903년 3월 21일 친위 제1연대 제2대대 군의보로 임명되었다. 이후 1903년부터 1905년 초까지 임관했던 한경교, 박희달, 유병필, 손창수의 계급은 군의보였다. 이에 비해 1904년 중반부터 1905년까지 임관된 의학교 졸업생들의 계급은 대개 3등 군의였다.

반면 1906~1907년에 임관된 윤상만, 이규영, 이병학, 한우근 등은 보직이 없었는데, 이로 미루어 이 시기의 군의 임명은 의학교 교관의 예에서와 같은 형식적이었던 것으로 보인다. 이것은 군의로 근무하던 유병필이 의학교 정규 교관으로 임명되었지만 군적이 계속 유지되다가 1907년 9월 3일자로 면관된 것이나, 3등 군의로 임명받은 이규영이 일본에 유학했던 사실로 확인할 수 있다.

1907년 군대 강제 해산 이전 한국군이 일본군과 함께 의병 탄압에 가담했는데, 이 시기에 보직을 갖고 군의로 활동했던 사람은 김명식, 김봉관, 김상건, 김성집, 박희달, 손창수, 안우선, 유병필, 이제규, 허균 등이었다. 이들 중 대부분인 14명은 구한국 군대 해산 직후인 1907년 9월 3일 면관되었고, 김교준과 손창수는 1909년 7월 31일 면관되었다. 그리고 김명식은 경술국치 이후 일본 군의로 2등 군의정까지 승진했다.

제2회 졸업생 중 김수현은 1904년 6월, 장홍섭은 1904년 9월 군의로 임명되었으며, 1905년 4월 김달식과 최익환이 군의로 임명되

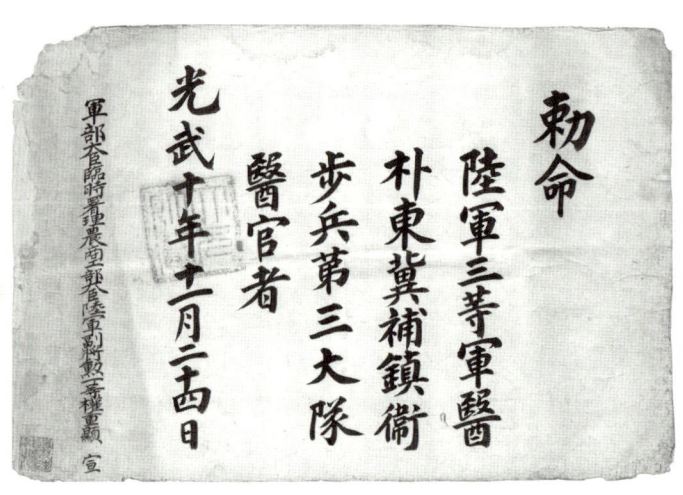

3등 군의 임명 교지(한의사 박동기) ⓒ동은 의학 박물관

었다. 이들 4명은 2등 군의로 승진했다. 나머지 제2회 졸업생들과 제3회 졸업생 4명은 보직이 없는 3등 군의로 임명되었다.

그밖의 활동

제1회 졸업생 중 이규영과 이제규는 1902년 콜레라가 유행했을 때 광제원 임시 위원으로 임명된 바 있는데, 모두 912명이 임명된 임시 위원은 의학과 무관한 사람들에게도 남발되었다.

1902년 10월 7일에는 김교준을 제외한 18명이 임시 위생원 의사로 임명되었고, 1904년 10월 29일에는 김봉관, 김상건, 손창수, 윤상만, 이제규, 채영석이 유행병 예방 임시 위원에 임명되었다. 조선 정부는 의학교 졸업생을 광제원과 위생국에 파견해 근무시킬 계획이 있었던 것으로 보이지만 실제로 이루어지지는 않았다.

제2회 졸업생 중 김달식은 종두의 양성소 출신으로서 종두 위원으로 활동했다. 또한 강원영, 최국현, 최익환, 김봉관, 이기정 등이 유행병 예방 위원으로 임명되었고, 최국현은 1904년 9월 검역 위원으로 활동했다. 이들 중 강원영과 지성연은 경술국치 후 조선 총독부 의원에서 조수로 근무했는데, 이는 일본 유학 경력이 크게 작용한 것으로 보인다.

의학교 졸업생 중 일본에 유학했던 사람들도 있었는데, 제1회 이규영이 1906년 10월 일본에 유학했고, 제2회 강원영과 지성연이 오카야마岡山 의학 전문 학교에 유학했다.

제1회 졸업생 중 일부는 의학과 무관한 활동을 하기도 했는데, 김교준은 군물 조사 위원과 빈전도감 감조관을 역임했고, 안우선은 광상 기수 교습소를 졸업했으며, 이제규는 태의원 분주사, 한우

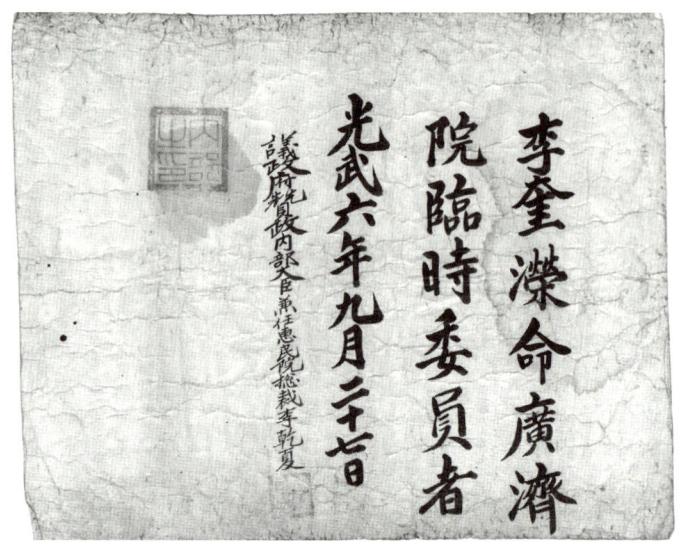
의학교 제1회 졸업생 이규영의 광제원 임시 위원 임명장(1902년) ⓒ동은의학박물관

근은 임시 황실유 및 국유 재산 조사국에서 활동했다. 제2회 졸업생 중 차현성은 1907년 당시 상방사 서기랑이었으며, 홍종욱은 다시 일어 학교를 졸업하고 탁지부 번역관으로 활동했다.

경술국치 직전인 1910년 4월 현재 의학교와 대한의원을 졸업한 54명의 통계를 보면, 개업이 24명이었고, 군의, 교관, 의원 및 조수 등의 의술에 종사하는 사람이 17명으로 모두 41명이 개업이나 의술에 종사하고 있었다.

의학교 졸업생의 미래

이상과 같이 조선 정부가 의욕적으로 나서 설립한 의학교는 통감부 시기에 폐교됨으로써 의학 교육을 통해 처음으로 졸업생을 배출했다는 의미가 크게 퇴색했다. 조선 정부의 후속 조치가 없는 상황에서 의학교 졸업생들은 자신들의 역할 설정을 제대로 하지 못한 것으로 보인다. 통감부의 자혜의원같이 조선 정부가 지방에 서양식 병원을 건립할 여력이 있었더라면 이들 의학교 졸업생들의 역할이 달라졌을 것임에 틀림없다.

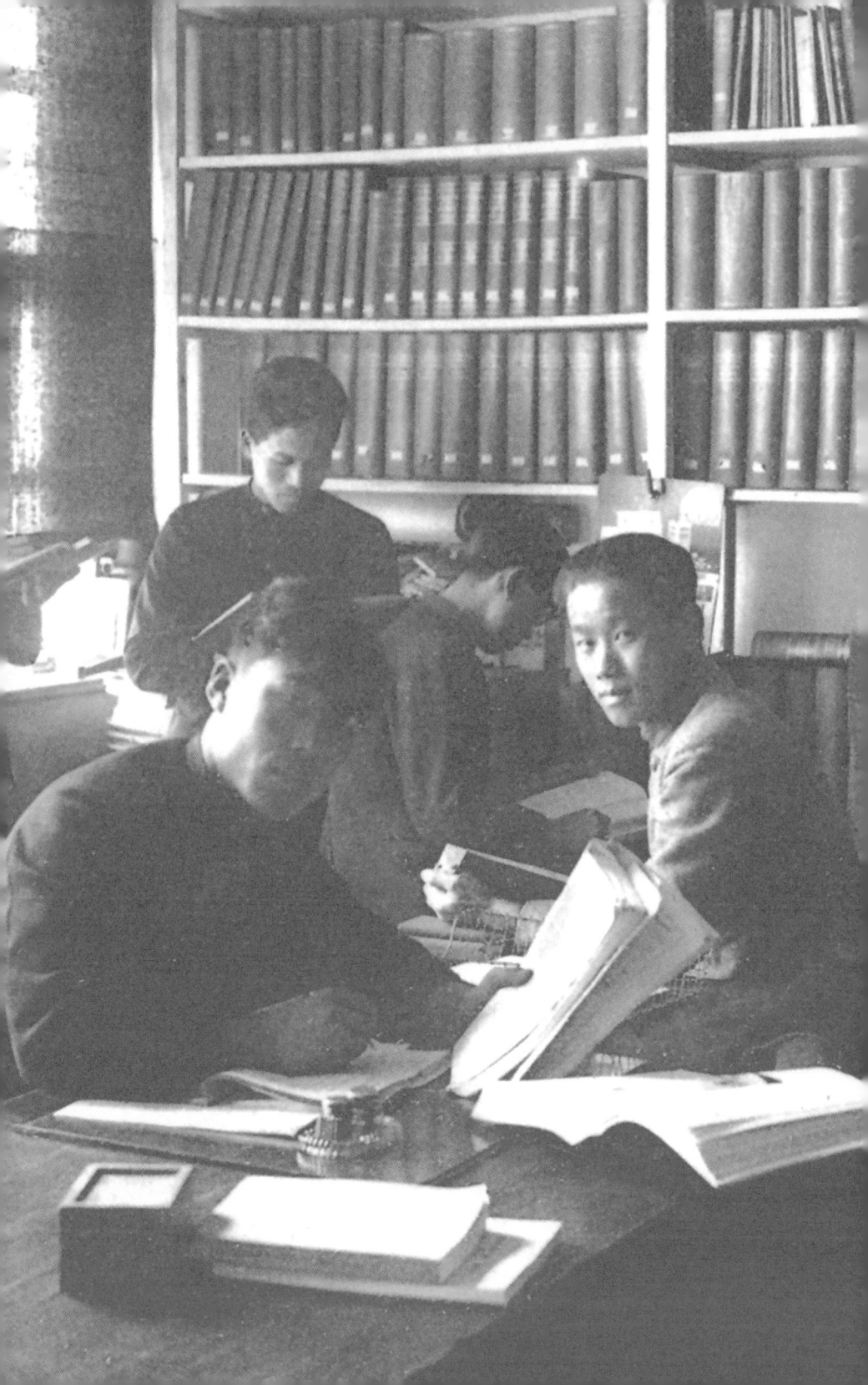

11 | 대의大醫의 길을 택한 최초의 면허의들

에비슨 돌아오다

에비슨이 선교사를 지원한 이유 중 하나는 한국인 학생들을 교육시켜 의료를 통해 복음을 전파할 수 있는 의사를 양성하는 것이었다. 제중원의 책임을 맡은 이후부터 조수를 고용해 해부학 등 일정한 의학 교육을 시키고 있던 에비슨은 1895년 여름의 콜레라 유행이 끝나자 의학 교육을 재개했다. 에비슨은 해부학 교과서를 번역하는 등 다각도로 노력했지만 1899년 그가 안식년을 지낸 후 1900년 돌아와 보니 학생들이 모두 떠나고 없었다.

에비슨의 의학 교육 체계화

세브란스로부터 현대식 병원의 건립 기금을 기부 받은 에비슨이 의학 교육을 체계화한 배경에는 자신이 안식년으로 떠나 있던 중에 조선 정부가 3년 속성의 의학교를 설립했던 사실도 있었을 것으로 보인다.

그는 기초 교육 및 임상 실습을 마칠 수 있는 기간으로 8년을 정

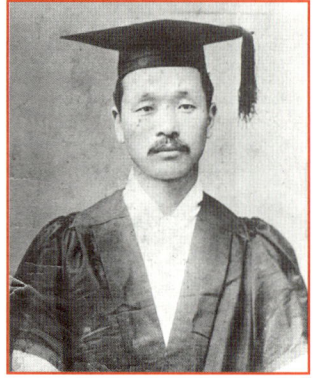

세브란스 병원(제중원) 의학교에서 처음으로 학년이 부여된 학생들의 명단(1901년)과
당시 4학년이던 서광호(오른쪽) ⓒ동은 의학 박물관

하고, 학생들의 안정적인 교육을 위해 그동안 생활비를 지급하기로 했다. 그리고 학년을 부여했는데 가장 높은 학년이 5학년이었다. 또 안식년 이전에 시작했던 한국어로 쓰인 교과서 편찬 작업을 위해 의학생들과 함께 의학 교과서 번역을 시작했다.

강의는 초기의 어려움을 극복하면서 점차 틀이 갖추어져 1903~1904년에 이르러서는 정규적으로 해부학, 화학, 생리학 강의가 진행되었고, 학생들도 강의에 더 많은 관심을 나타냈다. 그러나 병원으로서 구리개 제중원의 한계와 남대문 밖 복숭아골의 병원 신축으로 에비슨은 학생 교육에 전념하기가 어려웠다.

세브란스 병원의 개원과 허스트의 합류

1904년 9월 새로 지은 제중원인 세브란스 병원이 개원하고 허스트가 합류하면서 의학 교육은 큰 전기를 맞았다. 우선 학교 이름이 제중원 의학교 혹은 세브란스 병원 의학교로 불리게 되었고, 학생들은 새로 지은 현대식 병원에서 충분한 임상 실습을 했다.

그 결과 학생들은 모든 종류의 작은 수술은 물론, 외국인 선생의 감독 하에 독자적으로 절단술 같은 일부 큰 수술을 할 수 있는 정도의 실력을 갖추게 되었다. 또한 거의 전 과목의 한국어 의학 교과서가 편찬되어 학생들의 학습에 큰 도움이 되었다.

하지만 1907년이 되자 학생들은 언제 졸업해 의사가 되는가를 궁금해 하기 시작했고, 일부는 에비슨이 졸업 기한을 확실히 말해 주지 않으면 중도에 포기할 뜻을 비치기도 했다. 이에 에비슨은 열심히 하는 학생들은 1년 안에 졸업시키기로 하고, 제대로 된 의사를 배출하기 위해 각 과목에서 반드시 알아야 될 기본적인 것들을 충분히 가르치기로 했다.

전문의 수준의 졸업 시험

약속대로 1908년이 되자 에비슨은 졸업 시험을 보았다. 에비슨은 크게 내과, 외과, 산과에 대해 꼭 알아야 할 문제를 각 100개씩 만든 후 문제를 풀지 못하면 개업이나 의사 자격이 없는 것으로 간주하기로 했다.

7명의 학생들은 졸업 시험에 모두 합격했는

의학생 박서양의 왕진 기사가 실린《대한매일신보》
(1907년 10월 23일) ⓒ동은 의학 박물관

11 | 대의大醫의 길을 택한 최초의 면허의들

데, 몇몇 외부 의사들의 검증을 거친 이 시험은 결코 허식적인 것이 아니었다. 학생들에게 주어진 문제들은 당시 한국 선교 의학회 모임에서 다루어졌던 것이며, 미국이나 캐나다에서도 수준이 높은 그런 문제들이었다. 이들이 받은 졸업 시험의 평균 성적은 92, 87.5, 87.5, 85.5, 82, 74.5, 72점이었으며, 전체 평균은 83점이었다. 필기나 구두 시험과 함께 치른 실기 시험은 점수가 훨씬 더 좋았다.

첫 졸업생의 배출

알렌이 의학 교육을 시작한 지 22년, 에비슨이 의학 교육을 시작한 지 10여 년 만인 1908년 6월 3일 오후 4시 첫 졸업생이 배출되었는데, 김필순, 김희영, 박서양, 신창희, 주현측, 홍석후, 홍종은 등 7명이 그들이다.

이들 대부분은 직접 간접으로 한국에서 활동하던 선교사들과 접촉이 있었다. 김필순과 홍종은은 한국 최초의 교회 소래 교회가 세워진 황해도 장연 출신이며, 김필순, 김희영, 홍석후는 배재학당을 다녔다. 홍석후는 부친이 언더우드에게 한국어를 가르쳤다. 박서

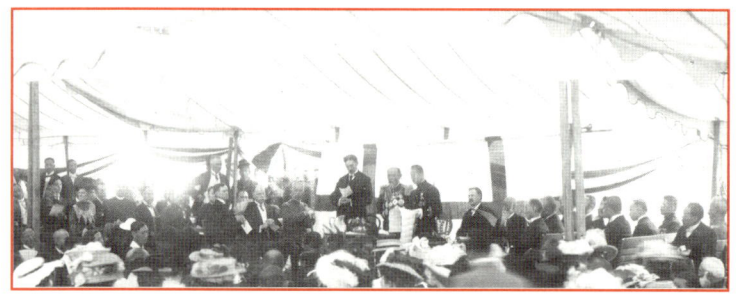

세브란스 병원 의학교 제1회 졸업식 광경(1908년) ⓒ동은 의학 박물관

양은 부친 박성춘을 통해 에비슨과 알게 되었고, 주현측은 선천에서 선교 의사 셔록스$^{A.M.Sharrocks}$에게 의학 교육을 받은 후 세브란스에 입학했다.

졸업식장에 4개국의 국기가 내걸린 사연

졸업식을 위해 잔디밭과 테니스장에 통감부에서 빌려 준 육군용 대형 천막이 세워졌고 700명 정도를 수용할 수 있는 의자들이 놓였다. 주요 하객들의 국적을 알리려 태극기와 일장기가 병원 구내로 들어가는 입구 위에 장식되었고, 병원 주체의 국적을 알리기 위해서 성조기가 병원 위에 걸렸다.

태극기는 한쪽의 높은 장대에, 에비슨의 국적을 나타내는 영국 국기인 유니온 잭은 다른 장대에 걸려 있었으며, 천막 위에 수많은 태극기와 성조기가 걸려 있었다. 단상 뒤에는 2개의 대형 적십자기가 천막 벽에 걸려 있었다.

단상에는 100명의 주요 인사들을 위한 자리가 마련되었다. 단상 전면 앞자리에는 졸업생들이 앉았고 이토 히로부미는 가운데 귀빈석에, 옆에 중추원 의장 김윤식, 사회자인 게일, 교장인 에비슨, 허스트가 앉았다. 이외에 정부의 고위 관리, 통감의 측근 등 일본의 고위 관리, 서울 거주 외국인들 대부분, 그리고 서울과 근방의 교회에서 온 많은 한국인 부부 등 거의 1000명이 참석함으로써 대성황을 이루었다. 그야말로 서울의 일대 사건이었다.

한국 면허 의사의 시초

졸업식 다음 날인 1908년 6월 4일 졸업생에게는 내부 위생국으로부터 한국 최초의 의사 면허인 의술 개업 인허장이 수여되었다.

에비슨에 의해 이루어진 의학 교육은 크게 세 측면에서 그 의미를 부여할 수 있다. 우선 에비슨의 의학 교육은 한국 서양 의학의 토착화 과정 그 자체였다. 김필순, 홍석후, 홍종은 등은 에비슨의 지도로 거의 전 과목에 걸쳐 한국어로 된 의학 교과서를 편찬했다.

그리고 알렌, 헤론 시대와 달리 정규 졸업생을 배출함으로써 이들이 우리나라 최초의 의사 면허인 의술 개업 인허장을 취득하게 했다. 즉 의학 교육이 교육 자체로서의 의미를 넘어서 사회적 공인 과정을 밟는 단계에 이르게 되었던 것이다.

첫 졸업생들의 활동

더 나아가 이들은 모교에 남아 후학을 양성함으로써 서양 의학이 한국에 뿌리를 내려 자생할 수 있는 토대를 쌓았다. 7명의 졸업생 중 주현측을 제외한 6명은 의학교에 남아 후배 교육은 물론 간호원 양성소에서도 강의를 담당했다. 이들 중 김희영과 신창희는 1년 동안 간호원 양성소 교수로 있다가 개업했다.

김필순은 에비슨의 후계자로 1910년 의학교의 책임자인 학감에 임명되었고, 졸업 직후 병동과 외과의 부의사로 임명된 후 1911년에는 병원의 외래 책임자가 되었다. 박서양은 화학, 이어 외과 교수로 활동했다. 홍난파의 형인 홍석후는 제1회 졸업생 중 가장 오래 학교에 남아 안·이비인후과 교수로 활동했으며, 세브란스 동창회를 조직하고 학감 등을 역임했다. 이들은 모교 이외에 보구녀관의 감리회 간호원 양성 학교에서도 강의를 담당했고 이들이 세브란스 병원에서 실습하는 것을 도와주는 등 큰 역할을 했다.

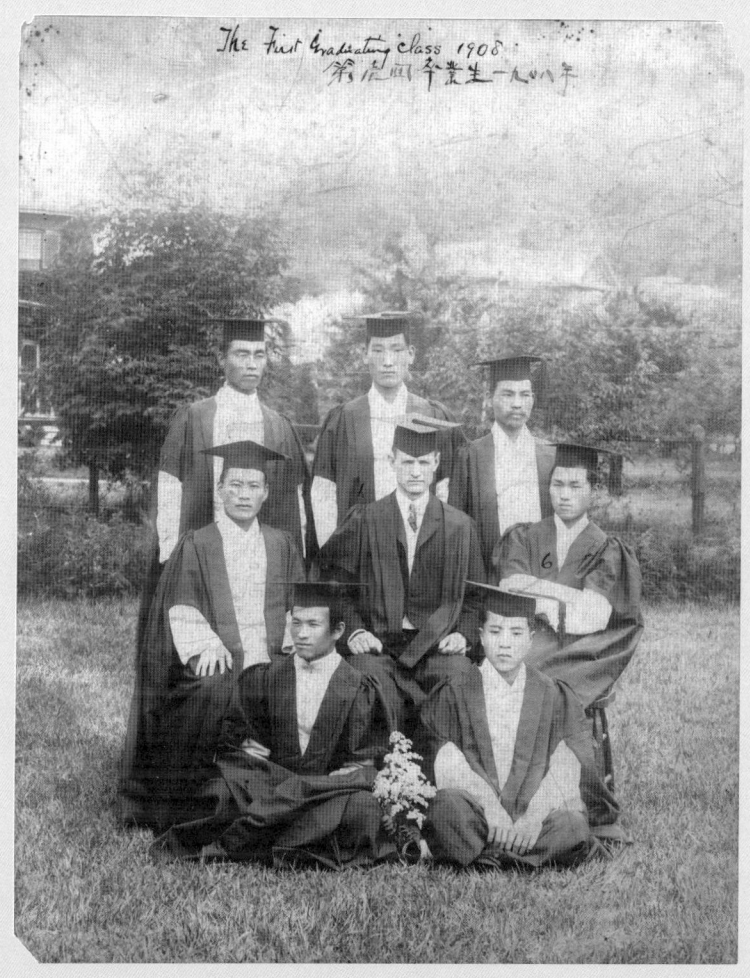

허스트와 7명의 첫 졸업생. 뒷줄 왼쪽이 김필순, 가운데가 홍석후, 오른쪽이 신창희이며, 가운데 줄 왼쪽이 주현측, 오른쪽이 박서양이다. 아랫줄 왼쪽은 김희영, 오른쪽은 홍종은이다 ⓒ동은 의학 박물관

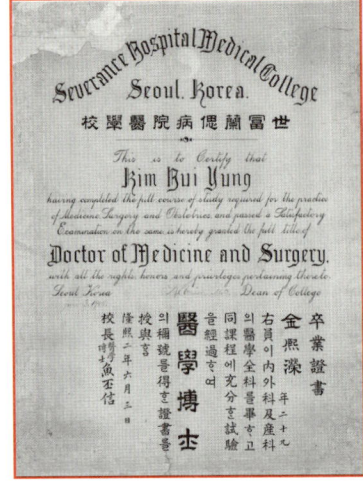 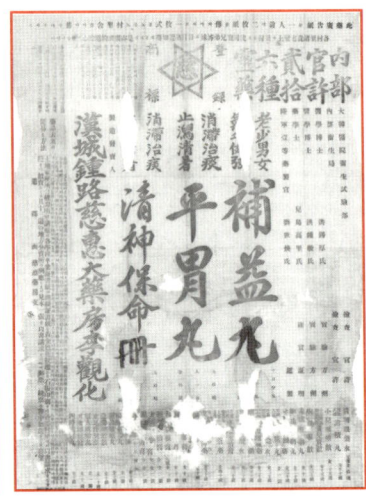

세브란스 의학교 제1회 졸업장(김희영)과 홍석후와 홍종은을 의학 박사로 표시한 광고지(1909년경)
ⓒ 동은의학박물관

첫 면허 의사들의 독립 운동

1910년 일제에 국권을 빼앗기자 이들은 홀연히 나서 독립 운동에 헌신했다.

김필순은 1911년 말 중국으로 망명해 독립 운동을 펼쳤으며, 그의 일대기는 2008년 8월 문화 방송의 광복절 기념 특집 다큐멘터리 「광야의 의사들」에 소개된 바 있다. 박서양은 1917년경 학교를 사임하고 연변으로 망명해 병원을 열고 학교 및 교회를 세워 독립 운동을 전개했다. 박서양은 의학 역사 드라마 「제중원」 2010년 1월 SBS 방송의 주인공이기도 하다. 이들 7명의 졸업생 중 김필순, 주현측, 신창희, 박서양이 정부로부터 훈장을 받았다.

이들에게 큰 영향을 미친 사람은 바로 도산 안창호였다. 안창호는 김필순과 의형제를 맺은 사이였으며, 김필순은 안창호가 1902년

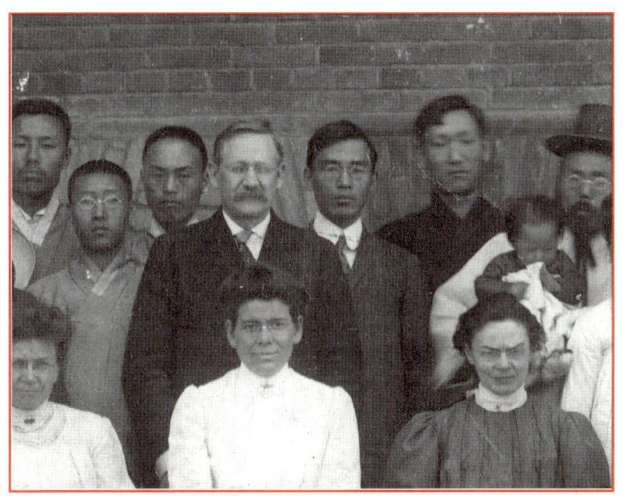

에비슨, 김필순, 홍석후(1910년경). 에비슨의 왼쪽에 김필순과 홍석후가 있다.
ⓒ동은의학박물관

9월 3일 구리개 제중원 구내의 교회에서 이혜련과 결혼할 때 초청되었다. 안창호는 1907년 2월 미국에서 귀국한 이후 세브란스 병원 내에 있는 김필순의 집에서 머물면서 우국지사들과 모임이 잦았다.

또 한 사람 간접적으로나마 의학생들에게 영향을 준 사람은 신창희의 손아래 동서인 백범 김구였다. 그는 신창희가 나중에 중국에서 독립 운동을 하는 데 큰 힘이 되었다.

이와 같이 한국 최초의 면허 의사들 대부분은 소의小醫나 중의中醫를 넘어 나라를 구하는 '대의大醫'의 길을 택했다.

私立世富蘭偲聯合醫學校長 To the President of Severance Union Medical College	科第 2 學年 Class	大正 6年 Year	6月 Month	1日 Day Friday	曜日 Day of Week	日報 Daily Report			級長 金允根 Monitor	
	第一時 1st hour	第二時 2nd hour	第三時 3rd hour	第四時 4th hour	第五時 5th hour	第六時 6th hour	第七時 7th hour	第八時 8th hour	第九時 9th hour
始業時 Beginning at	8:45	9:45	10:45	11:45	2:00	3:00	4:00		
受持教授 Teachers	先生 Mills	先生 Mills	先生 VanBuskirk	先生 VanBuskirk	先生 Schofield	先生 Schofield	先生	先生	先生
授業概況 Subject and Character of Instruction	病理學	病理學	衛生	衛生	細菌	細菌	外		
				問	學	學	科		
終業時 Closing at	9:45	10:45	11:45	12:45	3:00	4:00	5:00		
備考 Remarks									

12 | 의사 면허의 뒷이야기들

의사란?

한국의 의사 면허 제도는 1900년 1월 2일자로 반포된 '의사 규칙醫士規則'에서 그 기원을 찾을 수 있다.

이 규칙은 제1조에서 "의사醫士는 의술을 관숙慣熟해 천지운기天地運氣와 맥후진찰脈候診察과 내외경內外景과 대소방大小方과 약품온량藥品溫涼과 침구보사鍼灸補瀉를 통달해 대증투제對證投劑하는 자"로 규정함으로써 한국 역사상 처음으로 의사에 대한 법률적 정의를 내리고 있다. 내용을 보면 한의사에 대한 정의이다.

한편 1899년 7월의 의학교 규칙에는 졸업 시험을 통과한 사람에게 졸업장과 동시에 내부대신 명의로 의술 개업 인허장을 수여하도록 규정한 바 있지만, 실제 인허장은 수여되지 않았다.

한국 최초의 의술 개업 인허장

한국 최초의 의사 면허인 의술 개업 인허장은 1908년 6월 4일 세브란스 병원 의학교 제1회 졸업생들에게 주어졌는데 그 번호가

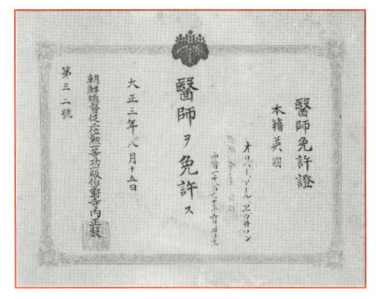
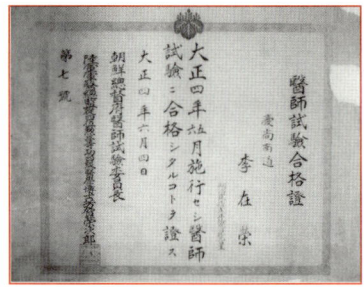

조선 총독 명의의 의사 면허증(32번 에비슨, 1914년)과 의사 시험 합격증
(7호 이재영, 1915년) ⓒ동은 의학 박물관

1~7번이었다. 내용은 "○○○는 세브란스 병원 의학교에서 의학 수업의 전 과정을 이수하고 동 기관에서 충분한 시험을 통과한 사실로 보아 의료를 행할 권리를 부여한다."라는 것으로 추정된다.

그러면 누가 1번이었는가? 홍석후가 3번, 주현측이 6번이었다는 자료는 있지만, 나머지 사람들의 번호는 알려져 있지 않다. 하지만 학적부 등 관련 기록들을 면밀히 검토해 보면 1번 홍종은, 2번 김필순, 3번 홍석후, 4번 박서양, 5번 김희영, 6번 주현측, 7번 신창희의 순서로 추정할 수 있다.

이후 1909년 말부터 대한의원 부속 의학교 졸업생을 시작으로 의학교 졸업생들에게도 소급해서 인허장이 주어졌고, 경술국치 후에는 세브란스 병원 의학교나 조선 총독부 의원 부속 의학 강습소 졸업생뿐만 아니라 평양 야소교 제중원 부속 의학교 졸업생, 평양의 동인의원 부속 의학교 졸업생들에게도 주어졌다. 이렇게 발급되기 시작한 의술 개업 인허장은 1913년 새로 마련된 의사 규칙에 의해 '의사 면허'란 명칭으로 새 번호가 부여될 때까지 144명에게 발급되었다.

조선 총독부의 의사 면허

1910년 설치된 조선 총독부는 조선의 의료인들을 통제할 필요성을 느끼고 의사 규칙에 관한 법령을 검토하다가 1913년 11월 15일 조선 총독부령 제100호로 의사 규칙을 반포했다.

의사 면허 제도란 기본적으로 국가에 의해 의료의 독점권을 보장받는 대신 의료에 대한 국가의 개입을 인정함을 표현하는 양면성을 띠고 있다. 따라서 의사들은 국가에 의해 그들의 영역을 보장받는 대신 의료와 자신들의 자격 규정에 대한 국가의 통제를 받아들여야만 하는 상황에 처하게 되었다.

새로운 의사 규칙에 이러한 성격, 즉 국가의 통제에 관한 부분이 상세하게 반영되어 있다. 1900년에 발표된 의사 규칙은 총 7개의 조항으로 이루어진 지극히 개괄적이고 소략한 규칙이었고, 의사에 대한 규정 및 인허 신청과 관련된 몇 가지 행정적 사항들만 규정되어 있었다. 반면 1913년에 발표된 의사 규칙은 의사에 대한 규정과 함께 면허의 신청, 발급, 폐업 등에 관련된 구체적인 규정과 의사의 준수 사항, 금지 사항 등을 총 22개 조문과 부칙에 걸쳐 상세하게 규정하고 있다.

이 규칙에서 '의술 개업 인허'가 '의사 면허'로 대치되었는데, 일반적으로 의사를 지칭하는 말로 '醫士^{의사}'라는 말을 사용하는 대신 서양 의학을 시술하는 의료인에게는 '醫師^{의사}'라는 명칭을, 전

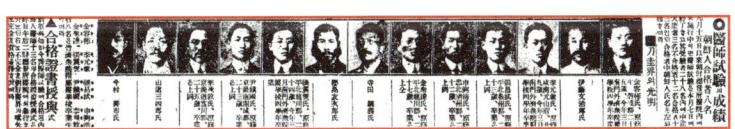

의사 시험 합격자 관련 《매일신보》 기사(1914년) ⓒ동은 의학 박물관

통 의학을 시술하는 의료인에게는 '醫生의생'이라는 명칭을 공식적으로 사용했다.

관립과 사립 의학 교육의 차별

의사 양성은 경술국치 이전까지 사립·관립의 차별 없이 독립적으로 이루어졌지만 의사 면허 제도의 도입으로 큰 변화가 나타났다.

이 새로운 규칙에서는 조선 총독이 지정한 의학교를 졸업한 자 혹은 조선 총독이 정한 의사 시험에 합격한 자에 대해서만 의사 면허를 부여하며, 또 외국의 의학교를 졸업한 자나 외국인에 대해서도 그에 상응하는 능력과 경력이 인정되면 면허를 부여하도록 규정했다. 따라서 조선 총독이 지정하지 않은 의학교의 졸업생들은 바로 의사로서 인정받지 못하고 의사 시험을 봐야 함으로써 큰 차별을 받을 수밖에 없었다.

조선 총독부 의원 부속 의학 강습소는 일제 강점기 의학 체계에서 부실하게 운영되었지만 이들 졸업생에게 자동적으로 의사 면허

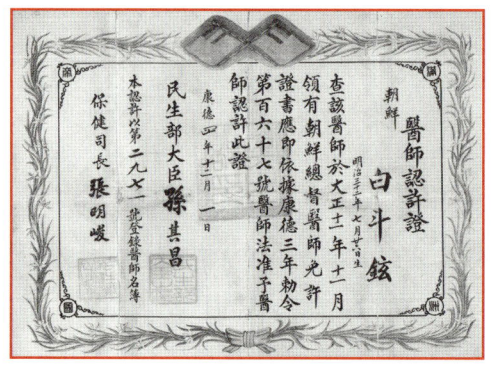

만주 제국 의사 면허증(2971번 백두현, 1937년) ⓒ동은 의학 박물관

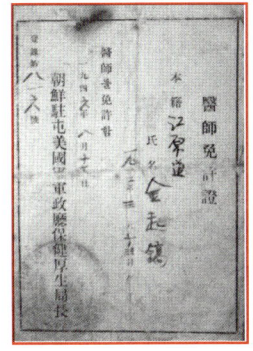
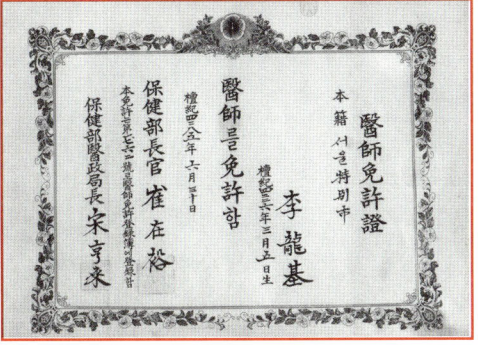

군정청 의사 면허(제816호 김기호, 1946년)과 대한민국 의사 면허(1762호 이용기, 1952년)
ⓒ 동은 의학 박물관

를 부여하는 시점부터 사립 의학 교육 기관에 비해 우위에 서게 되었다.

　더구나 의사 규칙이 반포된 다음 해인 1914년 7월에 제정된 의사 시험에 관한 규정에서는 의학교를 졸업한 사람뿐만 아니라 정식으로 의학 교육을 받지 않은 사람에게도 5년 이상의 경험이 있으면 응시 자격을 부여했다. 이와 같이 의학교를 졸업하지 않은 사람에 대해 응시 자격을 부여한 것은 당시 일본을 비롯해 의사 면허 시험을 실시하던 다른 나라에서는 찾아보기 어려운 느슨한 규정이었을 뿐만 아니라 사립인 세브란스도 이들과 동일하게 취급함으로써 차별 대우를 한 것이었다.

　정식으로 의학 교육을 받지 않은 사람에게 의사 시험 자격을 부여한 것은 일제 강점기적 상황에서 특수하게 일어난 것으로 의학 교육에 소요되는 많은 비용을 총독부가 부담하지 않고 손쉽게 의사를 양성하는 방안으로 채택된 것이었다.

　조선 총독부는 새로운 의사 면허를 발급하면서 기존의 의술 개

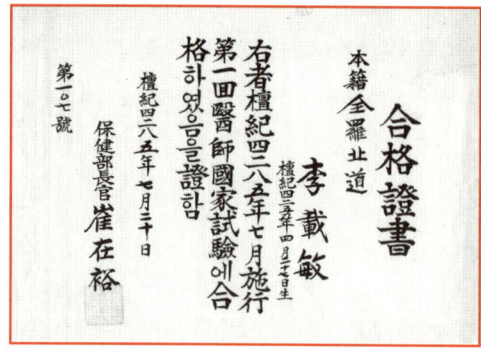
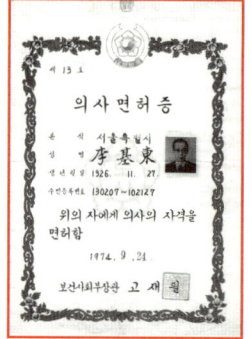

제1회 의사 시험 합격증(107호 이재민, 1952년)과 현재의 의사 면허(제13호 이기동, 1974년)
ⓒ동은의학박물관

업 인허장은 그대로 인정해 새로운 면허는 수여하지 않았다. 다만 기존의 인허장을 분실하거나 주소 변경 등으로 다시 발급받아야 할 경우에는 새 번호의 의사 면허를 주었다.

'지정'의 굴레, 계속되는 사립 의학 교육의 차별

총독부나 일본 정부는 자신들이 요구하는 기준에 맞는 의학 교육 기관을 '지정'했는데, 일단 지정이 되면 그에 상응하는 혜택을 받았다. 당연하게도 관에서 운영하는 기관들은 모두 지정을 받았다. 지정을 받기 위한 기준은 교수나 시설에 대한 규정과 같이 일부 긍정적인 측면도 있었지만, 더욱 근본적으로 자신들의 지배에 순응토록 하는 것이었다.

세브란스 연합 의학 전문 학교는 졸업생들이 불이익을 받지 않도록 우선 총독부 지정을 받아야 했다. 이를 위해 어쩔 수 없이 일본인 교수를 고용하고 시설을 확충한 결과, 1923년 2월 24일 의사 규칙 제1조 제1항 제2호에 의해 조선 총독부로부터 지정받았다.

이것은 일본 제국 내에서 사립 학교로서는 유일하게 지정된 경우였다. 이로서 1923년 이후의 졸업생들은 조선에서 무시험으로 의사 면허를 받아 개업할 수 있게 되었다.

하지만 산 너머 산이었다. 이번에는 일본 문부성의 지정이 기다리고 있었다.

세브란스는 결국 1934년 4월 10일 의사법 제1조에 의해 지정받음으로써 1934년 3월 이후 졸업생들은 일본 내무성의 의사 면허를 무시험으로 받았다. 이 면허가 있으면 일본은 물론 식민지인 대만, 남양군도, 만주국, 그리고 브라질과 영국에서도 개업할 수 있었다.

이처럼 조선 총독부나 문부성에 의해 지정되지 못한 의학교 졸업생이나 검정 시험을 보는 사람들은 의사 시험에 합격해야 의사 면허가 부여되었다.

대한민국의 의사 면허

한국은 1945년 8월 15일 일제로부터 해방이 되었지만 곧 남한과 북한으로 분단되었다.

남한에는 미 군정청이 설치되었고 군정청 명의의 새로운 의사 면허가 부여되었다. 이후 1948년 8월 15일 대한민국이 수립되면서 대한민국 명의의 새로운 면허가 부여되었는데, 1948년도 졸업생들이 앞쪽 번호를 부여받았다. 이후 1952년 1월 15일 대통령령 제588호에 의해 의사 국가 고시가 새롭게 실시되었다. 이 면허는 1974년 갱신되어 1번부터 새롭게 부여되었는데 2009년 초 면허 번호 100000번이 배출되었다.

Embryologia.

S. U. Medical College.

C. H. Rye.

April 5. 1932.

13 | 의학교 들여다보기, 1945년까지

의학 교육을 위해 연합한 선교사들

1910년 8월 일본의 식민지로 전락할 당시 한국에 있었던 대표적인 의학 교육 기관은 세브란스^{제중원} 병원 의학교와 대한의원 부속 의학교였다. 일제는 고등 교육과 관련된 여러 규칙들을 시행했는데, 제도의 발전이라는 측면도 있었겠지만 결국 일제에 의한 의사 양성의 통제로 귀결될 수밖에 없었다. 여기서는 일제 강점기에 의학 교육 기관이 어떻게 변천되었는가 알아보기로 한다.

세브란스 병원 의학교는 1908년 6월 제1회 졸업생을 배출한 이후 법률적 지위를 얻었다. 이전까지는 학교 운영을 위한 별도의 등록 절차가 없었지만 1908년 8월 26일 통감부가 반포한 사립 학교령에 의해 모든 사립 학교는 통감부의 인가를 받아야 했다. 이는 통감부가 항일 애국 사상의 온상인 사립 학교를 감시하고 통제하기 위한 조치였다. 세브란스 병원 의학교도 이에 따라 1909년 7월 세브란스 병원 의학교로 학부에 등록했다.

제1회 졸업생이 배출된 후 많은 학생들이 입학하자 교수진이 모

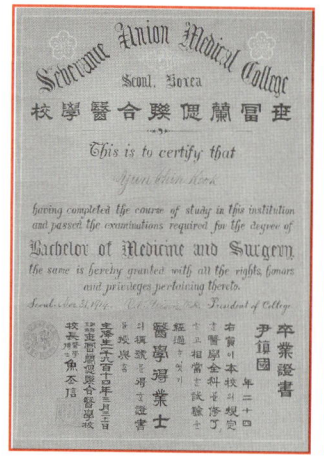 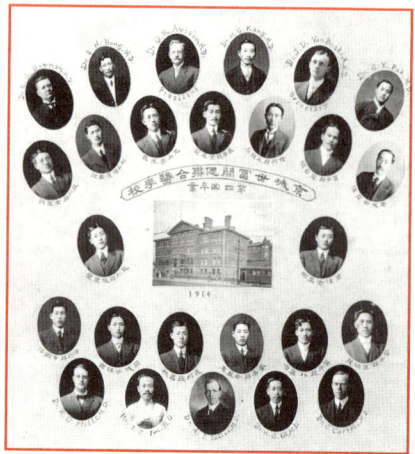

세브란스 연합 의학교 졸업장(윤진국, 1914년)과 졸업 앨범(1914년) ⓒ동은 의학 박물관

자라기 시작했다. 또 각 지역별로 소규모로 이루어지던 의학 교육이 비효율적임을 인식하게 된 선교사들은 의료 선교 활동과 의학 교육의 중추 기관으로서 세브란스 병원을 연합 기관으로 만들고자 했다.

세브란스 병원 의학교가 명실 공히 여러 선교부가 공동으로 운영하는 연합 의학교로 출발한 시기는 1913년이었다. 기존의 미국 북장로회 이외에 남장로회, 남감리회, 감리회는 전임 교원을, 오스트레일리아 장로회는 단기적으로 교원을 파견했고 캐나다 장로회도 합류했다.

이를 계기로 세브란스 병원 의학교는 세브란스 연합 의학교라는 명칭을 사용하기 시작했다. 이로서 종래 소수의 북장로회 소속 선교 의사들에 의해 진행되던 의학 교육의 범위가 대폭 확대되었다.

조선 총독부 의원 부속 의학 강습소

일제는 한국을 식민지로 만든 1910년, 일본의 선진성을 상징하는 서양 의학 의료 기관을 설치하고, 그곳에서 이루어지는 진료를 통해 일본 식민 정책의 시혜성을 부각하고자 했다. 그 첫 조치로 통감부 시기에 설립된 대한의원을 조선 총독부 의원으로 이름을 바꾸었다. 동시에 부속 의학교는 조선 총독부 의원 부속 의학 강습소로 지위가 격하되었다.

일제는 한국인들의 민도가 낮아 전문 교육을 하기에 적당하지 않다고 생각했다. 또 일제는 한국인 의사가 많이 배출되면 환자들이 일본인 의사에게는 가지 않을 것이라고 걱정했다. 물론 재정도 부족했다.

의학 강습소의 교수 사항 중 중요한 것은 다음 세 가지였다. '첫째 일본어에 중점을 둘 것, 둘째 보통학 교양에 힘을 기울일 것, 셋째 환자 진료를 실지로 견습하게 할 것.'

일본어를 완전히 해독하지 못하면 의학 같이 면밀한 학문을 이해하기 어렵다는 이유를 들어 강의는 모두 일본어로 진행했다. 동시에 대한의원 시절 사용하던 번역 교재는 일체 소각했다. 일본어를 배운 의학 강습소 졸업생들은 자혜의원 등 관립 병원에서 조수로 채용되어, 치료와 함께 통역을 겸하는 이중의 역할을 수행했다

의학 전문 학교 제도의 도입

1910년 국권 침탈 이후 일본은 조선 교육령, 사립 학교 규칙, 전문학교 규칙 등을 반포했다. 외형적으로는 교육 제도의 발전이라는 측면이 전혀 없다고 할 수는 없지만, 민족 자본이 형성돼 있지 않

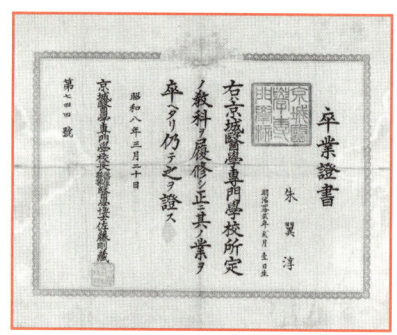
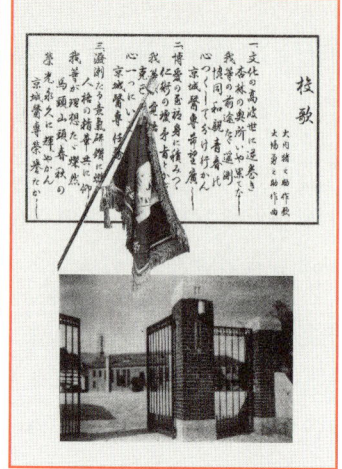

경성 의학 전문 학교 졸업장(주익순, 1933년)
과 졸업 앨범(1939년) ⓒ동은 의학 박물관

은 상황에서 일제에 의존하지 않는 사립 기관이 기준을 맞추기가 매우 힘들었기 때문에 사립 학교를 통제하는 것이나 다름없었다.

기존의 시설, 특히 인력 면에서 유리한 입지에 있던 조선 총독부 의원 부속 의학 강습소는 1916년 4월 1일 경성 의학 전문 학교로 승격되었으며, 조선 총독부 학무국이 소관 부서로 바뀌었다.

경성 의학 전문 학교는 의학 강습소의 설비와 인원을 그대로 계승했고 수업 연한이나 교과목에 차이가 없었다. 다만 기초 의학의 강화를 위해 전문 교원을 초빙했고, 임상 의학 분야는 총독부 의원의 의관과 의원 전부를 모두 교수 또는 조교수로 겸임시켰다.

의학 강습소가 경성 의학 전문 학교로 승격되면서 일어난 변화 중 하나는 일본인 학생들이 입학하기 시작했다는 점이다. 입학 정원 중 일본인을 3분의 1, 조선인을 3분의 2로 정하는 내규가 정해졌다. 한국에서 일본인 의사들을 육성해 부족한 의사 공급 문제를 해결하고자 한 일제의 의도였다.

세브란스 연합 의학교도 교수진을 강화하는 한편 재단을 구성하고 일본식의 교실을 창설하는 등 학교의 제도와 운영을 일본식 의학 체계에 맞추어 나가기 시작했다. 그리하여 1917년 5월 조선 총독부로부터 사립 세브란스 연합 의학 전문 학교로 인가받았다. 이후 1942년 강제로 아사히旭 의학 전문 학교로 개칭되었다.

조선에 제국 대학의 시대가 열리다

1919년 3.1운동이 일어난 후 한국인들 사이에 민립 대학을 설치하자는 움직임이 있자 일제는 이에 동참하는 인사들을 탄압하고 기금 갹출을 방해하는 등 다각도로 저지했다. 동시에 조선 교육령을 공포하면서 대학 설립을 추진해 1924년 5월 6년제의 경성 제국 대학을 설립하고 학생을 모집했고, 1926년 의학부의 첫 교육이 시작되었다. 조선에 제국 대학 시대가 열린 것이다.

지방의 의학 교육

평양, 대구 등 주요 지방 도시에서도 선교사와 일본인에 의해 약간의 의사가 배출되었다.

우선 평양의 경우, 1898년 북장로회의 선교 의사 웰스J. H. Wells에 의해 의학 교육이 시작되어 10명이 의술 개업 인허장을 받았다. 하지만 의학 교육은 더 이상 지속되지 못했다.

반면 식민지 확장을 위해 의료 사업에 나섰던 동인회가 파견한 나카무라 도미조中村富藏는 1905년 4월 평양 의학교를 시작했다. 이것이 모체가 되어 평양 동인의원 부속 의학교가 만들어졌고 8명이 의술 개업 인허장을 받았다. 경술국치 후 동인의원이 폐쇄되면서 의학 교육은 자혜의원의 의무과에서 이루어지다가 1911년 4월 조선 총독부의 의학 교육 통합 방침에 따라 폐쇄되었다.

대구의 경우, 1900년대 제중원^{동산 기독 병원}에서 의학 교육이 이루어졌으나 결실을 맺지 못했다. 또 평양에서와 같이 1907년 2월 대구 동인의원 부속 의학교가 만들어져 의학 교육이 이루어졌으나 의술 개업 인허장을 받은 사람은 없었고 학생들은 1910년 9월 대구 자혜의원의 의무과로 이관되었다.

평양 및 대구 의학 전문 학교의 탄생

1920년대에 들어 모자라는 의사들을 충원하기 위해 평양과 대구에 사립 의학 강습회가 설치되었고, 이것이 모체가 되어 의학 전문 학교가 설립되었다.

우선 평양의 경우, 1923년 1월 의사 시험 준비자를 대상으로 의학 교육을 하기 위해 평양 자혜의원 내에 야간의 사립 의학 강습회가 설치되었다. 이 강습회는 1923년 4월 지방비로 운영되는 2년제 도립 평양 의학 강습소로 승격되었고, 의관과 의원을 강사로 촉탁해 의학 교육을 진행했다.

그 후 만들어진 평양 의전 기성회는 1929년 교명은 유지하되 규정을 개정해 입학 자격, 수업 연한 및 내부 시설은 일반 의학 전문 학교에 준하도록 했다. 이후 기성회와 학생들을 중심으로 진행된 의학 전문 학교 승격 운동의 결과, 마침내 1933년 3월 8일 의학 강습소가 폐지되고 평양 의학 전문 학교가 탄생했다. 평양 의학 전문 학교는 1933년 제1회 졸업생을 배출한 이후 1945년 8월까지 13회의 졸업생을 배출했다.

대구에서는 1923년 7월 경상북도립 대구 자혜의원에 사설 의학 강습소가 만들어졌다. 1924년 4월 의학 강습소가 도비로 운영되면서 경상북도립 대구 의학 강습소로 이름을 바꾸었으며, 1926년 4월 경상북도 의학 강습소로, 이어 1929년 5월 경상북도립 대구 의학 강습소로 이름을 바꾸었다.

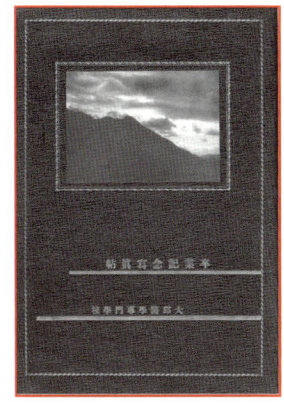

대구 의학 전문 학교 졸업 앨범(1935년)
ⓒ동은의학박물관

1933년 3월 의학 강습소가 폐지되고 대구 의학 전문 학교가 탄생했다. 대구 의학 전문 학교는 모두 841명의 졸업생을 배출했는데 일본인이 564명, 조선인이 274명, 대만인이 3명이었다.

평양과 대구 의학 전문 학교는 전문 학교 승격과 함께 총독부로부터 지정을 받아 졸업생들이 무시험으로 의사 면허를 받게 되었다.

의학 교육에 도입된 남녀 평등

평소 여성 의료인 양성에 관심이 많았던 로제타 홀의 제안으로 1928년 5월 여자 의학교 설립을 위한 기성회가 조직되었고, 우선 강습소 형태로 교육을 시작하기로 했다. 이에 따라 1928년 9월 경성 여자 의학 강습소가 개교했다. 강습소는 1937년 김종익의 거액 기부에 힘입어 1938년 5월 경성 여자 의학 전문 학교로 성장했으며, 1941년 9월 부속 병원이 개원했고 1945년 4월 총독부로부터 지정받았다.

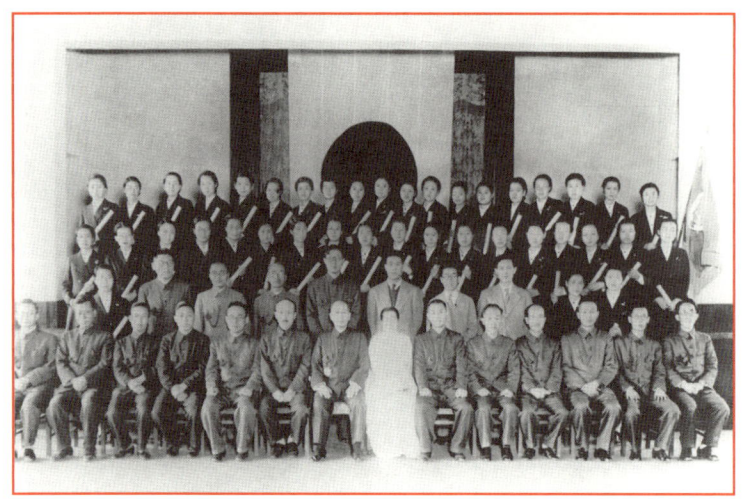
경성 여자 의학 전문 학교 졸업생 일동(1943년) ⓒ 이준상

군의관을 공급하라

한편 일제 말기인 1944년 3월에는 전쟁으로 부족한 군의관 양성을 위해 광주와 함흥에 의학 전문 학교가 설립되었지만 졸업생을 내지 못하고 일제는 쫓겨 나갔다.

이상과 같이 일제하에서는 8개의 의학 교육 기관이 있었다. 이 중 6개교가 졸업생을 배출했다. 또 사립이 2개, 관립이 6개였으며, 지역적으로는 서울이 4개, 지방이 4개였다.

14 | 의학교 들여다보기, 1945년부터

의사가 되려면 6년을 배워야

1945년 8월 15일 광복과 함께 남북이 각각 미국과 소련의 영향 하에 놓이고, 독자적인 정권 수립에 들어감에 따라 각기 상이한 의료체제가 형성됐다. 이 과정에서 남한은 미국식 의료 체제를 받아들이기 시작했다. 그리고 의학 교육이 6년제로 개편되면서 의학 전문 학교가 의과 대학으로 개편되었다.

일제가 패망해 일본인들이 쫓겨가면서 특히 관립 의학 교육 기관은 교수진의 부족이 심각했는데, 다행히도 한국인이 교장을 맡던 세브란스 의학 전문 학교에서 활동하던 윤일선, 심호섭 등 유능한 한국인 교수들이 의학 교육의 공백을 메우는 데 크게 기여했다.

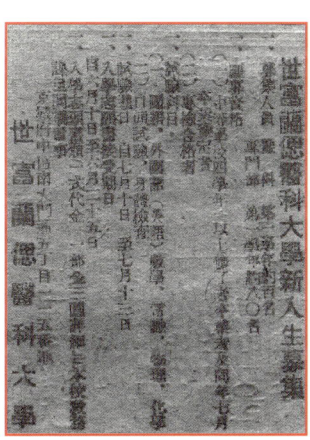

세브란스 의과 대학의 예과 모집 광고(1946년)
ⓒ동은 의학 박물관

6·25 전쟁 이전의 의학 교육

일제에 의해 강제로 아사히 의학 전문 학교로 개칭되었던 세브란스는 세브란스 의학 전문 학교로 원래의 이름을 되찾았다. 동시에 6년제로 개편되면서 1946년 처음으로 예과 학생을 모집했고 1947년 세브란스 의과 대학으로 승격되었다.

일제가 만든 관립 의학 교육 기관은 모두 폐지되고 대한민국 정부가 설립 주체가 된 새로운 의학 교육 기관이 서울, 대구, 광주에 세워졌다. 우선 서울의 경우, 경성 제국 대학 의학부와 경성 의학 전문 학교가 폐지되고, 1946년 8월 국립 서울 대학교 의과 대학이 설립되었다. 대구 의학 전문 학교는 1945년 9월 대구 의과 대학으로, 광주 의학 전문 학교는 1946년 9월 광주 의과 대학으로 재탄생했다.

국립 서울 대학교 설치 관련 《관보》(102호, 1946년) ⓒ동은 의학 박물관

경성 여자 의학 전문 학교는 1948년 5월 서울 여자 의과 대학으로 승격되었다. 이와 함께 이화 여자 전문 학교가 이화 여자 대학교로 승격됨에 따라 의과 대학이 설립되었는데, 1945년 10월 행림원을 두고 그 안에 의학부와 약학부를 두었다.

이와 같이 해방 후 남한에는 6개의 의과 대학이 있었다.

6·25 전쟁으로 인한 혼란

곧 이어 닥친 6·25 전쟁은 큰 시련을 가져왔다. 이것은 선진 의술, 특히 새로운 뇌신경외과 분야가 도입되는 계기가 되었다. 또한 스웨덴, 노르웨이, 덴마크 등의 스칸디나비아 3국은 전쟁이 끝나면서 국가 중앙 병원인 국립 의료원의 설립에 큰 도움을 주었다.

하지만 대다수 학교와 병원 건물이 심하게 파괴되고 많은 사람들이 피난을 떠났다. 이런 상황에서 부산, 대구, 광주에는 전시 연합 대학이 운영되어 의학 교육이 계속 이루어졌다. 또 전쟁의 와중에서 참전한 학생들 중에는 졸업이 몇 년 늦어진 경우도 있었고 전시 연합 대학에서 배우다 서울로 환도하는 과정에서 다른 학교를 졸업한 경우도 있었다.

이와 함께 북한 체제에서 의학 대학을 졸업해 피난 온 의사들은 자격을 인정받지 못하고 차별을 받았고 의사 국가 시험을 다시 치러야 했다.

의과 대학의 변동

전쟁 중이던 1952년 4월 대구와 광주에 경북 대학교와 전남 대학교가 만들어지면서 대구 의과 대학은 경북 대학교 의과 대학으로,

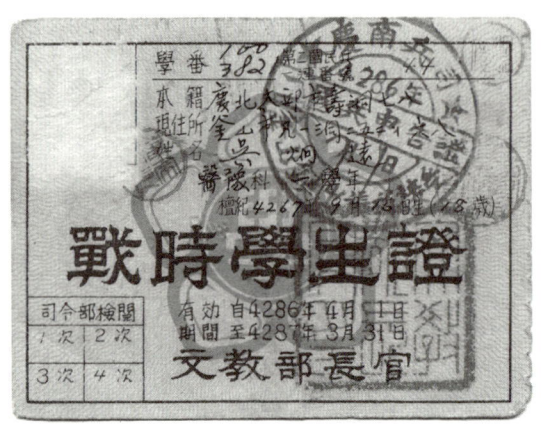

전시 학생증(의예과 1학년, 1953년) ⓒ동은의학박물관

광주 의과 대학은 전남 대학교 의과 대학으로 발전했다. 세브란스 의과 대학은 연희 대학교와 합쳐 1957년 1월 연세 대학교 의과 대학으로 이름을 바꾸었다.

이화 여자 대학교 행림원은 1951년 3월 학제가 변경되어 의약 대학으로 개편되었고 의학과, 간호학과, 약학과를 두었다가, 12월 교육령 시행에 따라 의약 대학에 의학 예과와 본과를 두었다. 1954년 4월에는 의약 대학이 의과 대학과 약학 대학으로 분리되었다.

한편 서울 여자 의과 대학은 1957년 남녀 공학으로 개편되면서 수도 의과 대학으로 개칭되었다. 이후 우석 대학교가 개교하면서 1967년 3월 우석 대학교 의과 대학이 되었다가, 소유권이 바뀌면서 1976년 고려 대학교 의과 대학으로 이름을 바꾸었다.

서울에 집중된 의과 대학

6·25 전쟁이 끝난 후 가톨릭 의과 대학과 부산 대학교 의과 대학

이 신설되었다.

　1936년 5월 서울에 성모 병원을 개원 운영하고 있던 가톨릭은 1954년 4월 성신 대학 의학부의 설립 인가를 받았다. 성신 대학 의학부는 1959년 2월 가톨릭 대학 의학부로, 1992년 4월 가톨릭 대학교 의학부로 이름을 바꾸었다가, 1993년 3월 가톨릭 대학교 의과 대학으로 승격되었다.

　한편 6·25 전쟁 이후 제2도시로 규모가 커진 부산에서 1953년 9월 국립 학교 설치령에 따라 6개의 단과 대학으로 이루어진 부산 대학교가 만들어지면서 의과 대학도 만들어졌다.

　이후 1960년대 중반부터 1970년대 초반까지 6개의 의과 대학이 신설되었는데, 1965년에 경희 대학교 의과 대학, 1966년 조선 대학교 의과 대학, 1968년에 충남 대학교 의과 대학, 한양 대학교 의과

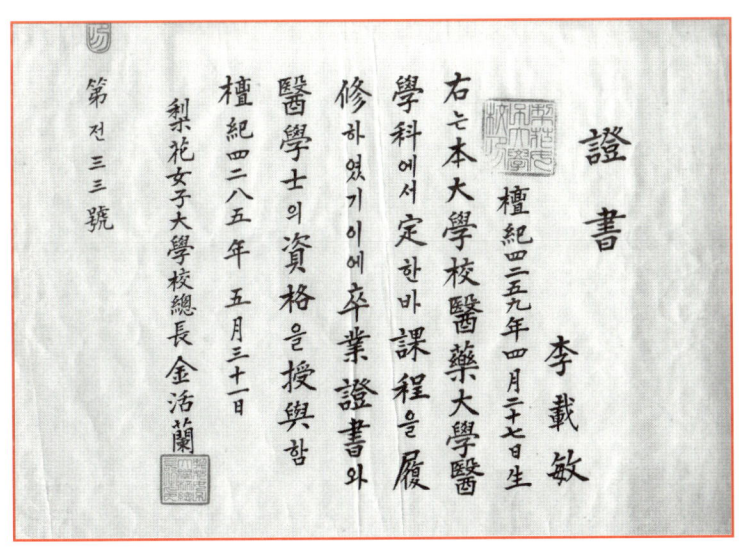

이화 여자 대학교 의약 대학 졸업장 (이재민, 1952년) ⓒ동은 의학 박물관

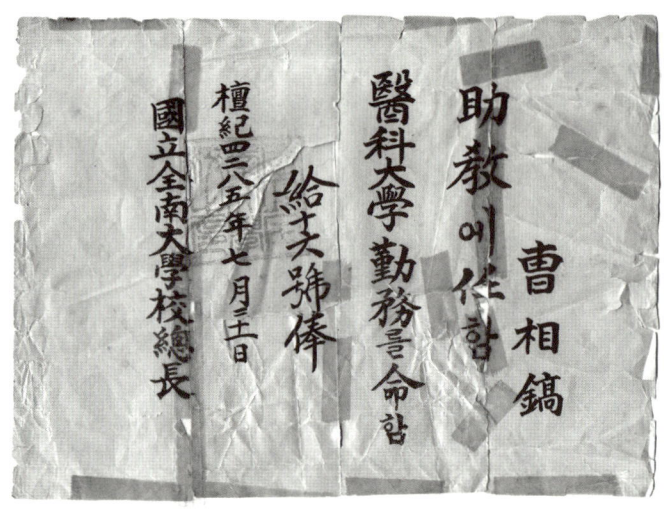

전남 대학교 의과 대학 조교 임명장(조상호, 1952년) ⓒ동은 의학 박물관

대학, 1970년에 전북 대학교 의과 대학, 1971년에 중앙 대학교 의과 대학이 설립되었다.

1971년 당시 남한에는 14개의 의과 대학이 있었는데, 지역별 분포를 보면 서울이 8개 연세, 우석, 이화, 서울, 가톨릭, 경희, 한양, 중앙로 단연 많았고, 지방에는 부산, 경북, 전남, 조선, 전북, 충남 등 6개였다.

인구 등을 고려할 때 1970년까지 각 도에 의학 대학을 설치한 북한에 비해서는 아직도 의과 대학이 적은 상태였다.

의과 대학 증설 열풍

그래서인지 1970년대 말부터 서울이 아닌 지방 도시에도 의과 대학 3곳이 설립되는 등 우후죽순 격으로 의과 대학이 설립되었다.

우선 1970년대 말에 5개의 의과 대학이 신설되었는데, 1977년 연세 대학교 원주 의과 대학^{원주}, 1978년 순천향 대학교 의과 대학^{천안}, 1979년 계명 대학교 의과 대학^{대구}, 영남 대학교 의과 대학^{대구}, 인제 대학교 의과 대학^{부산}이 개교했다.

1980년대에는 더욱 많아져 12개의 의과 대학이 만들어졌는데 1981년 경상 대학교 의과 대학^{진주}, 고신 대학교 의과 대학^{부산}, 원광 대학교 의과 대학^{익산}, 1982년에 한림 대학교 의과 대학^{춘천}, 1985년에 동아 대학교 의과 대학^{부산}, 인하 대학교 의과 대학^{인천}, 1986년 건국 대학교 의과 대학^{충주}, 동국 대학교 의과 대학^{경주}, 1987년 충북 대학교 의과 대학^{청주}, 1988년 단국 대학교 의과 대학^{천안}, 아주 대학교 의과 대학^{수원}, 울산 대학교 의과 대학^{울산} 등이 개교했다.

1990년대에는 10개의 의과 대학이 만들어졌는데 1991년 대구 가톨릭 대학교 의과 대학^{대구}, 1995년 건양 대학교 의과 대학^{논산}, 관동 대학교 의과 대학^{강릉}, 서남 대학교 의과 대학^{남원}, 1997년 가천 의과 대학교^{인천}, 강원 대학교 의과 대학^{춘천}, 성균관 대학교 의과 대학^{수원}, 을지 대학교 의과 대학^{대전}, 포천 중문 의과 대학교^{포천}, 그리고 1998년 제주 대학교 의과 대학^{제주}이 개교했다.

무엇을 위한 의과 대학 증설인가?

이로써 남한에는 모두 41개의 의과 대학에서 매년 약 3000여 명의 의사를 배출하고 있다. 이러한 의과 대학의 무분별한 신설은 무의촌을 없애고 의사들 사이의 경쟁을 통해 국민들이 값싼 진료를 받을 수 있게 하겠다는 정부의 의도가 강하게 작용한 것이었지만, 그 과정에서 의사들의 의견은 철저하게 무시당했다.

또 의과 대학의 설립 허가를 두고 잡음이 끊이지 않았다. 의학 교육의 양적 팽창은 질적 수준 저하로 이어질 수밖에 없다는 우려도 있었다. 일부 의과 대학은 아직도 교수 인원과 시설이 미비해 파행적인 의학 교육이 이루어지고 있다. 이들 신설 학교들은 의사 국가 시험의 합격률을 높이는 데 주력해 부실한 의학 교육에 대한 당장의 비난을 모면하고 있지만, 머지않아 질적 수준 저하에 따른 부작용이 심각하게 나타나지 않을까 우려하는 학자들이 많다.

최근에는 정부의 강력한 추진으로 기존의 6년제 의과 대학을 8년제 의학 전문 대학원으로 전환시키는 학제 개편 작업이 진행 중이다. 이에 따라 적지 않은 의과 대학이 전부 혹은 부분적으로 의학 전문 대학원으로 전환되어 있는 상태이다.

15 | 보건 일꾼이 되는 법

보건 일꾼이란?

북한에서는 의료인을 '보건 일꾼'이라고 부른다. 보건 일꾼에는 의사 이외에도 구강 의사, 고려 치료 의사, 위생 의사, 약사, 준의사, 간호원, 방법사^{의료 보조원 및 의료 기사} 등의 다양한 직종이 포함된다.

실제로 북한에서는 '의사'라는 용어를 상당히 포괄적으로 사용한다. 우선 남한의 치과 의사를 구강 의사로 부른다. 한의사는 고려 치료 의사로 부른다. 한의학을 애초 동의학이라 불렀다가 최근에 고려 의학이라고 부르는 것을 반영한 것이다.

위생의사는 위생학부를 졸업한 자로 산업 보건이나 방역 관계의 업무를 보며 환자 진료에는 참여하지 않는다. 남한으로 치면 예방 의학 분야의 전공자에 해당한다.

준의사는 명칭에 의사가 들어가기 때문에 남한에서와 같은 의사로 착각하기 쉽다. 그러나 준의사는 4년 과정의 의학 전문 학교 혹은 의학 고등 전문 학교를 졸업한 자로서 의사와 간호사의 중간 단계에 해당하며, 남한의 보건학과나 보건 전문 학교 졸업생에 해당한다.

이외에 의사와 준의사의 중간 정도인 4~5년 과정의 의학 단과 대학을 끝내면 좁은 의미로 외과 영역의 진료만을 할 수 있는 '외과 의사'가 된다.

해방 직후 북한의 의료 상태

1945년 11월 19일 북한 최초의 행정 기구인 5도 행정국이 설치될 때, 10국 중의 하나로 보건국이 설치되었다. 1946년 2월 8일에는 5도 행정국과 지방 인민 위원회를 통합한 북조선 임시 인민 위원회가 구성되었다. 이 북조선 임시 인민 위원회는 1946년 11월 선거를 거쳐 1947년 2월 북조선 인민 위원회로 발전했다. 1948년 9월 수립된 조선 민주주의 인민 공화국의 보건상에는 남로당 출신의 이병남이 선출되었다.

해방 직후 북한의 의료는 설비나 인력 면에서 열악한 상태였다. 설비 면에서 보면 병원은 42개로 그 수가 절대적으로 모자랐고 그나마 대부분 개인 소유로 1946년 현재 개인 병원과 국가 병원의 비율은 16대 1이었다.

북한 정권은 1946년 3월 20일 발표한 20개 정강에서 "(20) 국가 병원 수를 확대하고 전염병을 근절하며 빈민들을 무료로 치료할 것"을 명시하고, 개인 개업의 제도에 기초한 일제 강점기 보건의 잔재 청산과 인민의 건강을 국가가 책임지는 국가적인 보건 사업 체계 정립을 중요한 과업으로 삼았다.

하지만 사립 의료 기관을 없애고 국유화를 달성하려던 북한 당국의 노력은 안팎 정세의 급격한 변동과 의사들의 비협조 등으로 난관에 부딪혔다. 이에 1947년 4월 8일 북조선 노동당 중앙 위원회 상무 위원회는 제30차 회의에서 '평양 특별시 제1 인민 병원 당 단체 사업 정형에 관해'란 결정을 채택하고 일부 의사, 간호원 속에 남아 있는 낡은 사상 잔재를 청산하고 애국주의 사상과 사회 발전 법칙에 대한 교양을 강화할 것을 결정했다.

이에 따라 많은 개업의들이 반강제적으로 국가에 의료 시설과 설비를 기증했고, 이 시설과 설비를 이용해 인민 병원을 설립했다. 동시에 치료비 규정을 제정해 개업의들의 활동을 제한했는데, 치료비를 일률적으로 정하고 누진적 세금 제도를 실시했으며 개업의들은 국가에서 지정하는 일정 지역에서만 개업 활동을 하도록 제한했다. 이에 반해 국가가 운영하는 병원의 의료 수가는 대폭 낮추었다. 그리하여 개인 병원이 대폭 감소해 1949년 상반기에는 국가 병원과 개인 병원의 비율이 100 대 17로 되었다.

북한 의학 교육의 양대 산맥, 평양과 함흥

북한은 1947년 8월 29일 제정된 규정에 의해 의학 대학을 졸업하고 보건부에 등록하면 의사의 자격을 얻을 수 있게 했고 새로운 면허증을 교부했다. 또 의학 대학은 남한과 달리 5년제로 정하고 의사 국가 시험 대신 졸업 시험으

평양 의학 대학 학장 정두현의 자필 이력서(1947년)
ⓒ동은의학박물관

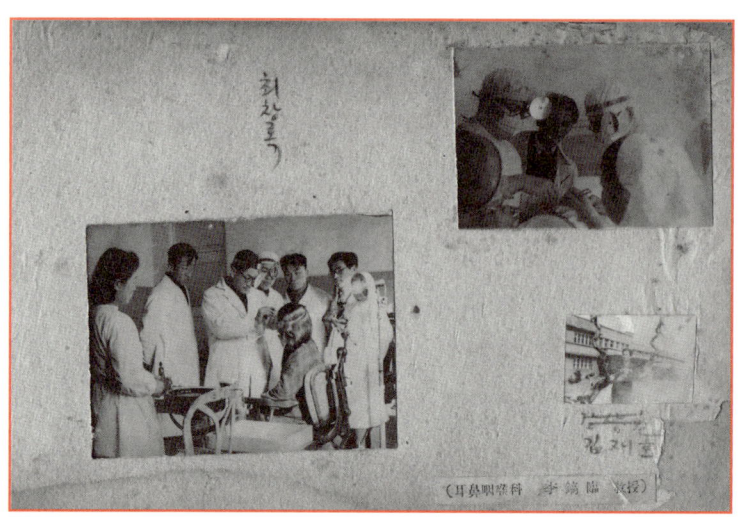

평양 의학 대학 제1회 졸업 앨범(1949년) ⓒ동은 의학 박물관

로 대신했는데, 평양 의학 대학의 경우 1949년의 첫 졸업생부터 졸업장과 졸업 성적표로 면허증을 대신했다.

  1946년 7월 8일 북조선 임시 인민 위원회는 '북조선에 대학을 설치하는 결의'를 담은 법령 제40호를 발표하고 북한의 최고 학부로서 김일성 종합 대학의 창설을 결정했다. 이 법령의 제2조에 따라 평양 의학 전문 학교는 대학으로 승격되어 1946년 9월 1일 창설된 김일성 종합 대학의 의학부로 편입되었다.

  또 제4조에 따라 의학 전문 학교의 3학년 학생은 의학부의 제1학년생이 될 자격을 부여받았다. 김일성 대학 의학부는 의학과, 약학과 및 구강학과로 구성되었고, 의학부장으로는 정두현이 임명되었다.

  그런데 북조선 인민 위원회는 1948년 7월 7일 제69차 회의에서 결정 157호 '북조선 고등 교육 사업 개선에 관한 결정'을 통과시켜,

9월 1일부터 의학부를 의학과, 약학과, 위생학과를 갖는 평양 의학 대학으로 독립시켰다. 의학 대학의 학장에는 다시 정두현이 임명되었다. 1948년 평양 의학 대학은 150명의 신입생을 모집했고, 1949년 현재 639명의 학생이 있었다.

현재 평양 의학 대학은 6개의 학부와 1개의 학과로 이루어져 있다. 6개의 학부는 기초 의학부, 임상 의학부, 동의학부, 구강학부, 약학부, 위생학부이며, 1개 학과는 기초학과이다. 기초 의학부는 1970년대 중반 기초 의학자를 양성하기 위한 목적으로 설립되었지만 모든 강의 및 실습 내용이 임상 의학부와 동일하며, 졸업 후에도 임상 의사가 될 수 있다. 기초학과는 외국어, 수학, 물리, 화학 등의 기초 학문을 담당한다.

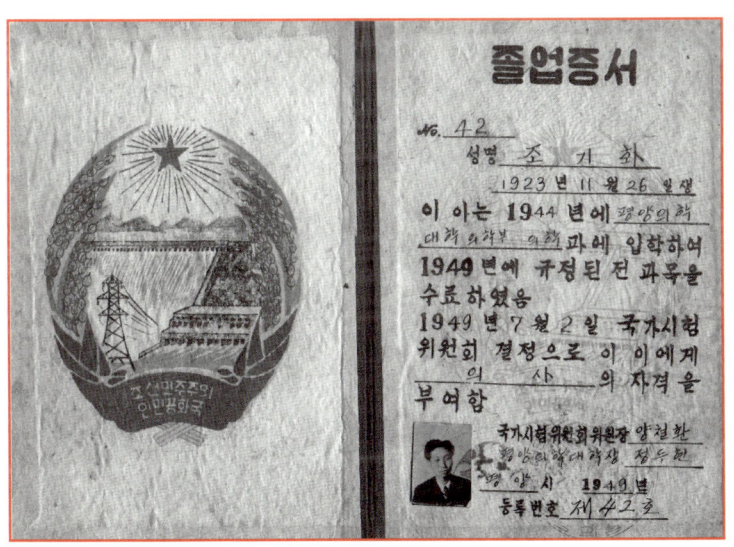

평양 의학 대학 졸업장(조기화, 1949년) ⓒ동은 의학 박물관

해방 직전인 1944년에 개교한 함흥 의학 전문 학교는 졸업생을 내지 못하고 해방을 맞았다. 1946년 9월 1일 함흥 의학 전문 학교의 건물과 시설을 이어받은 함흥 의학 대학이 의학과만으로 개교했고, 최명학이 학장에 임명되었다. 함흥 의학 대학은 1948년 150명의 학생을 뽑았고, 1949년에는 630명의 학생이 있었다. 이후 여러 과가 설치된 함흥 의학 대학에는 의학과, 동의학과, 위생학과 및 약학과가 있는 것으로 알려져 있다.

각 도에 설치된 의학 대학

한편 1948년 2월 6일에 김일성은 한 연설에서 청진에 의학 대학을 설립할 것을 제안해 그해 9월 1일에 의학과만을 갖는 청진 의학 대학이 개교했으며 학장은 양진홍이 맡았다. 청진 의학 대학은 1948년에 90명의 신입생을 뽑았고, 1949년에는 145명의 학생이 있었다.

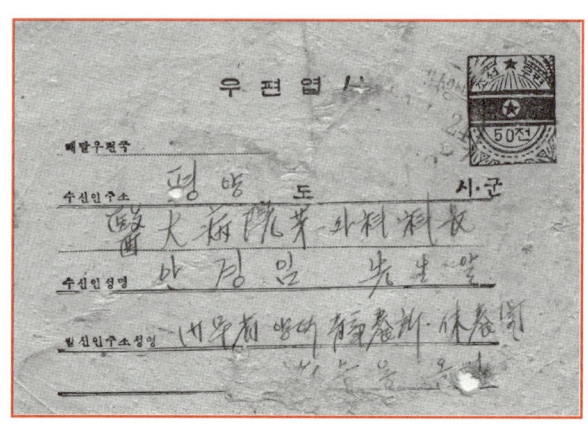

평양 의학 대학 외과 교수 안경림이 받은 엽서 ⓒ동은 의학 박물관

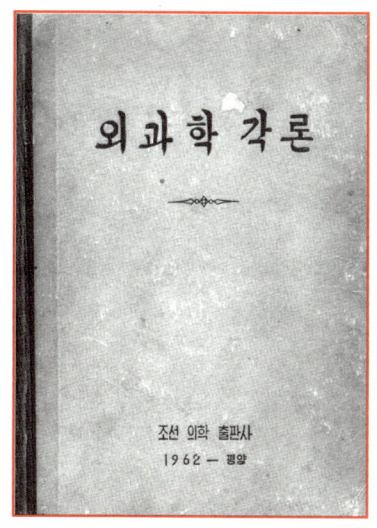
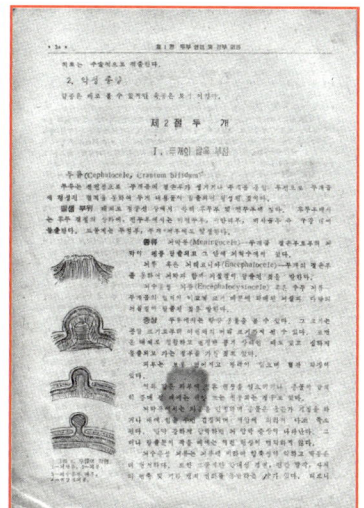

북한의 의학 서적(1960년대) ⓒ동은 의학 박물관

6·25 전쟁이 끝난 6년 후인 1959년에는 네 번째 의학 대학인 해주 의학 대학이 신설되었다. 이후 1968년에는 신의주 의학 대학과 강계 의학 대학이 설치되었고, 1969년에는 원산 의학 대학, 사리원 의학 대학, 남포에 위치한 평남 의학 대학 등이, 1970년에는 혜산 의학 대학 및 개성 의학 대학이 창립되어 각 도에 의학 대학 1개씩 모두 11개가 설치되었다.

현재 이들 의학 대학은 의학과, 약학과, 동의학과가 공통적으로 설치되어 있고, 학교에 따라 위생학과나 임상학과가 설치되어 있는 것으로 알려져 있다. 1970년대 중반에는 평성 의학 대학이 설립되었다.

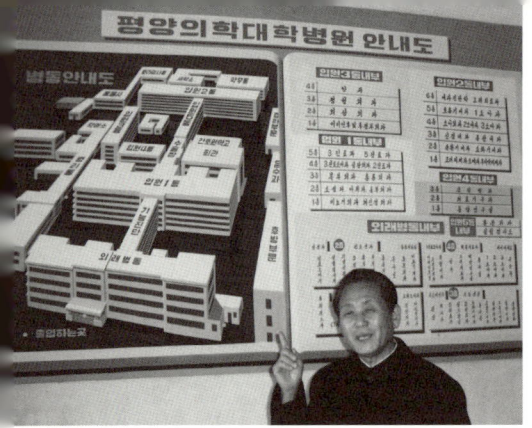
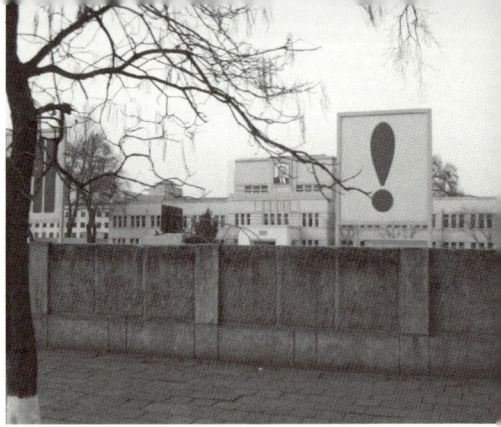

현재의 평양 의학 대학의 배치도(왼쪽)와 현재 구강학부가 사용하고 있는 일제 강점기의 평양 의학 전문 학교 교사
ⓒ 동은 의학 박물관

의학 대학의 이름을 바꾸다

1990년에는 평양 의학 대학을 제외한 대부분의 의학 대학들의 이름이 바뀌었는데, 평성 의학 대학은 봉화 의학 대학, 신의주 의학 대학은 광제 의학 대학, 강계 의학 대학은 인풍 의학 대학, 해주 의학 대학은 장수산 의학 대학, 사리원 의학 대학은 강건 의학 대학, 원산 의학 대학은 송도원 의학 대학, 함흥 의학 대학은 정성 의학 대학, 청진 의학 대학은 경성 의학 대학, 혜산 의학 대학은 가림천 의학 대학으로 이름을 바꾸었다.

현재 이들 의학 대학의 학생 수는 평양 의학 대학이 2480명, 함흥 의학 대학이 1040명, 청진 의학 대학이 720명, 해주 의학 대학이 720명이다. 또한 신의주, 강계, 원산, 사리원 및 평남 의학 대학이 400명, 혜산 및 개성 의학 대학이 320명인 것으로 알려져 있다.

전쟁 중 설립된 과학원

북한은 1952년 12월 과학원을 개원했다. 과학원 산하에 설치된 의학 연구소에는 실험 의학 연구실, 임상 의학 연구실, 위생학 연구실, 생약학 연구실, 제약학 연구실, 군진 내과 의학 연구실, 군진 외과 의학 연구실 등의 연구실이 있었다. 의학 연구소는 1958년 의학 과학 연구원으로 확대되었고, 1963년 11월 조선 의학 과학원으로 개편되었다.

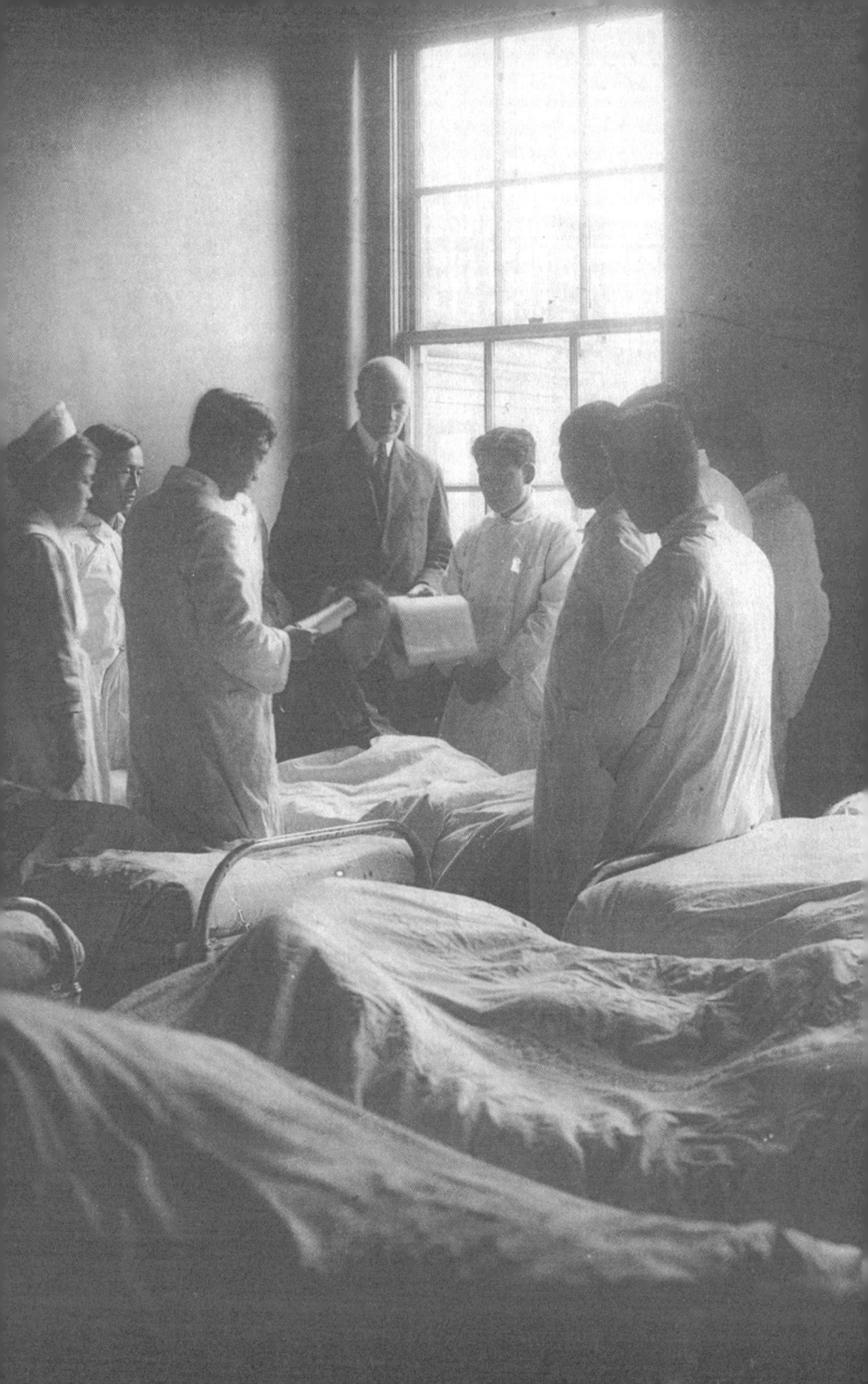

3

사람을 구하는 일, 진료

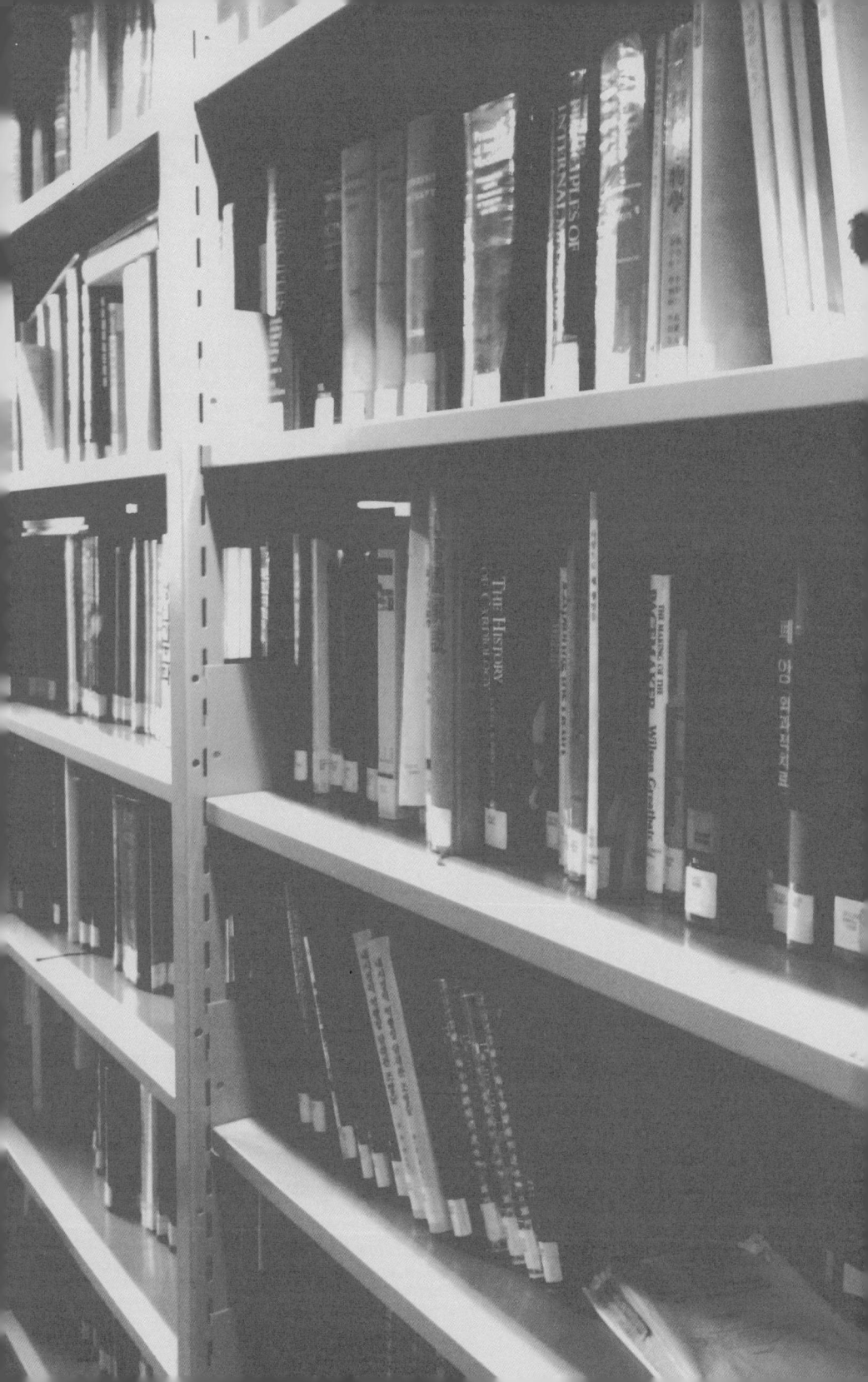

16 | 제중원 의사 활약상

한국인에 깊은 인상을 남긴 외과술

1885년 4월 개원한 제중원에서의 진료는 어떤 특징이 있었을까? 제중원에서 이루어진 진료의 특징은 한마디로 외과술이다. 당시 조선의 외과술 도입은 '서양 기술의 수용'에 해당하는 것이었고, 제중원의 개원에 즈음한 외아문의 고시도 외과술에 특별히 뛰어나다는 점을 강조하고 있었다.

첫 1년 동안 제중원에 입원한 265명 중 절반 정도인 130여 명이 외과 수술을 위해 입원한 환자였으며, 이중에는 괴사병 환자의 대퇴골 절제 수술, 척추골 수술, 백내장 수술처럼 당시로는 규모가 크고 고도의 기술을 필요로 하는 예도 있었다.

때로 특별한 처치를 하지 않거나 경과를 관찰하기 위해 입원하는 내과 계열의 환자에 비해 외과 계열의 환자는 치료 효과가 '경이적인' 경우가 많았다. 따라서 제중원은 개원한 지 얼마 되지 않아 외과 환자가 입원실의 대부분을 차지하게 되었다. 1년 동안 진료를 받은 1만여 명의 외래 환자 가운데 400여 명은 입원을 하지 않고 외과 처치실에서 간단한 수술을 포함한 외과적인 처치를 받았다.

진료실에서 시작된 만민 평등

제중원은 개원 후 하루에 60~100명에 이르는 외래 환자를 진료했다. 이렇게 몰려드는 환자를 진료하기 위해 알렌은 5월 초에 내한한 미국 감리회의 스크랜턴William Benton Scranton의 도움을 1개월 정도 받았다. 또 전도 선교사로 내한한 언더우드가 약의 조제를 도왔다. 하지만 알렌의 숨통을 결정적으로 터 준 것은 6월 21일 도착한 헤론이었다.

그러면 제중원에서는 어떤 사람들이 진료를 받았을까?

이들 중에는 정부의 고위 관리를 포함한 양반 계층뿐만 아니라 걸인이나 나병 환자 등 예전부터 천대받던 계층의 사람들이 포함되어 있었다.

1886년 7월 엘러스의 합류로 부녀과가 신설되면서 여성만을 위한 진료도 이루어졌다. 알렌은 때로 상류 사회 부인들을 치료하기도 했는데, 그리 썩 내키는 일이 아니었다. 왜냐하면 이들이 제중원에 오게 되면 마당의 사람을 모두 내보내고 통행을 금지시키는 데 상당한 시간이 걸렸고, 아무도 보는 사람이 없는 상태에서 진찰해야 했기 때문이었다.

자기 몸을 알렌과 같은 백인 남성 의사에게 내어 보이느니 차라리 죽어 버리겠다고 완강히 진찰을 거부하는 경우도 많았다. 이 문제를 해결하기 위해 남성이나 여성 모두와 자유로이 어울릴 수 있는 여러 명의 기녀를 뽑았다. 이 기녀들은 총명하고 유능했지만 이들을 계속 데리고 있는 것이 적절하지 않음을 알고 내보냈다.

이렇게 지위 고하, 신분, 남녀 노소를 막론하고, 전국의 모든 병든 사람들이 진료를 받았기 때문에 선교사들은 제중원에서의 진료가 아주 민주적이었다고 평했다. 제중원은 특권 계층만을 위한 병원이 아니었던 것이다.

제중원 의사들의 활동

알렌을 포함한 의사들은 제중원에서의 진료 이외에도 고종의 어의, 각국 공사관의 공의, 인천 해관의 의사를 맡아 왕실과 당시 한국에 거주하던 외국인을 진료했다. 또한 제중원 의학교에서 한국 최초의 의학 교육도 실시했다.

제중원 의사들은 전염병의 구료 사업에도 관여했다. 1885년 콜레라 유행의 기미가 보일 때 알렌은 여러 방역 조치를 내놓았으며, 1886년 콜레라가 창궐했을 때에는 다른 선교사들과 함께 열성적으로 방역 활동을 펼치기도 했다.

외과술에 얽힌 에피소드

당시 한국인들이 외과술에 어느 정도 관심을 나타냈는가를 알 수 있는 일화가 있다.

알렌이 몇 명의 백내장 환자에 대한 수술을 성공적으로 끝내고 난 직후의 일이다. 어느 날 한 쪽 눈밖에 없는 할머니가 제중원을 찾아와서는 알렌에게 한 눈을 다시 볼 수 있게 해달라고 청했다. 할머니를 진찰한 알렌은 한 눈을 다시 볼 수 있게 하는 것이 불가능하다고 판단하고 이를 설명해 주었다. 하지만 할머니는 한 눈이 다시 볼 수 있어야 한다며 떼를 쓰기 시작했다. 더 나아가 알렌을 심하게 꾸짖기 시작했다. 이에 난감해진 알렌은 할 수 없이 포졸에게 할머니를 병원 밖으로 모셔 나가게 할 수밖에 없었다. 이와 유사하게 어떤 노인은 고장난 시계를 가지고 와서 고쳐 달라고 부탁하기도 했다.

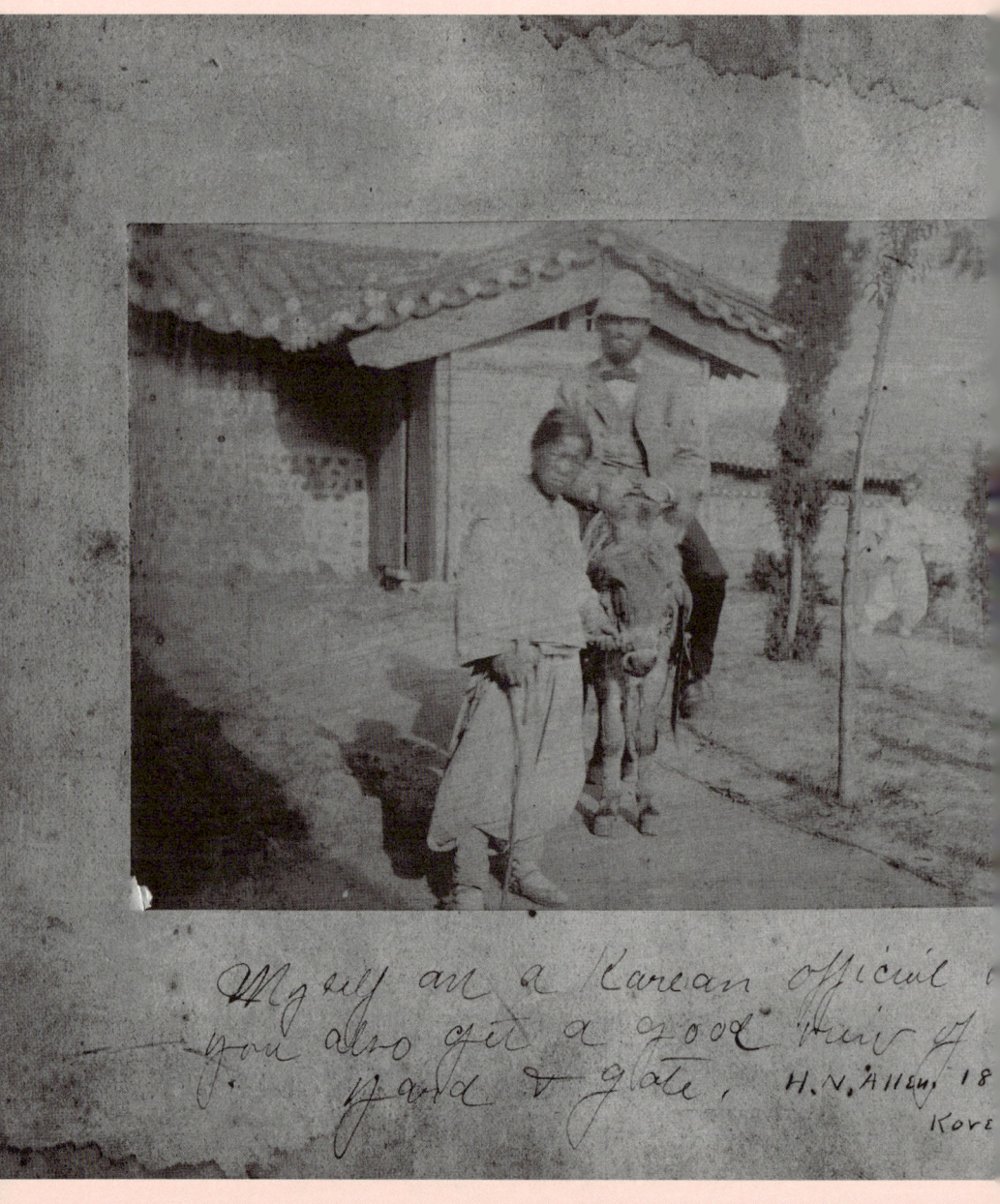

고종이 하사한 나귀를 타고 왕진을 나가는 알렌과 한국인 요리사(1885년) ⓒ동은 의학 박물관

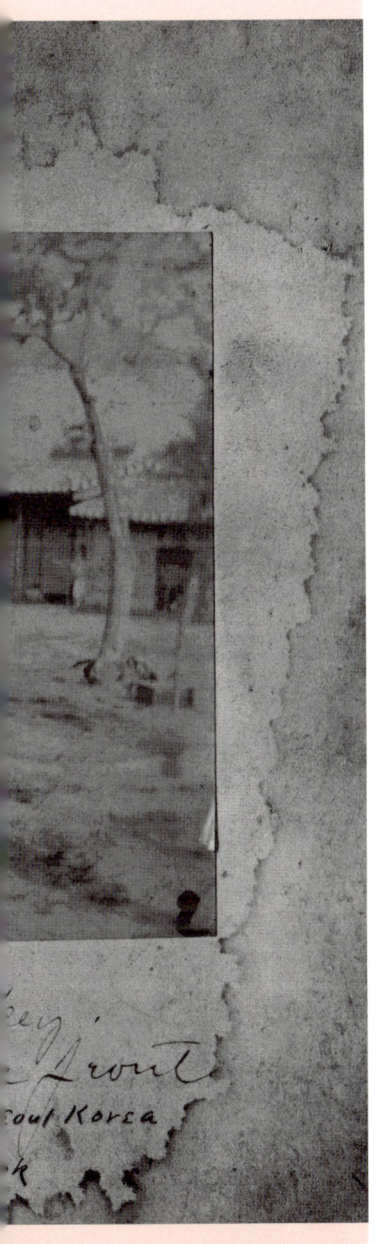

특히 종두와 관련해 중요한 역할을 수행해 제중원의 개원 이후 많은 한국인들에게 우두 접종을 실시했다. 이는 우두법을 전국적으로 확대 보급하려는 조선 정부의 당시 정책과도 일맥상통하는 것이었다. 이러한 활동은 1886년 초 조선 정부가 알렌의 건의로 서울 곳곳에 '제중원에 와서 우두를 맞으라.'는 게시를 했던 것으로 어느 정도 짐작할 수 있다. 이러한 게시 결과 많은 한국인들이 우두 접종을 위해 제중원에 내원했고, 이어서 독립된 예방 접종실을 새로 만들게 되었다.

이러한 제중원 의사의 활동에 대해 조선 정부는 알렌과 헤론에게 종2품에 해당하는 가선대부를, 엘러스에게 정경부인의 직을 내렸고, 선교사들 외에 제중원에 근무하던 한국인 관리들도 승급 등의 포상을 받았다.

제중원 1차년도 보고서

그러면 지금으로부터 120여 년 전 한국 사람들은 주로 어떤 질병을 앓았을까? 아쉽게도 이를 알려 주는 한국의 자료는 거의 없다. 다만 제중원에서 활동했던 알레과 헤론, 그리고 다른 선교부 의사들이 작성한 기록을 통해 알 수 있을 뿐이다. 그중에서도 알렌과 헤론이 작성한 제중원 1차년도 보고서는 제중원에서 행한 1년 동안의 진료 실적과 의학 교육에 관한 사항을 정리해 미국 북장로회 선교부로 보낸 한국 최초의 체계적인 의학 보고서로서 가치가 크다. 이 보고서를 통해 당시 한국인들이 앓고 있던 질병들의 종류와 특징을 알 수 있다.

알렌은 제중원 1차년도 보고서를 작성하기에 앞서 1885년 9월 30일까지의 약 6개월 동안의 진료 내용을 중국의 선교 잡지에 보고한 바 있었다. 제중원 1차년도 보고서를 조선 정부가 아닌 미국 북장로회 선교부에 제출한 것은 제중원의 이중적인 성격을 단적으로 나타내는 예라 할 수 있다.

19세기 말 한국인들에게 흔했던 병

1885~1886년 알렌과 헤론이 제중원에서 치료했던 주된 질병을 살펴보면 말라리아가 가장 흔했으며, 그중에서도 사일열이 많았다. 다음으로 매독이 많았는데, 증상이 매우 다양했다. 그리고 쌀을 주식으로 하는 나라들처럼 소화 불량이 많았다. 나병도 흔했으며, 갖은 종류의 피부병에 연주창도 매우 흔했다. 이처럼 흔히 알려져 있는 모든 종류의 질환을 다양하게 변형된 상태로 볼 수 있었으며, 각기병, 흑색증 등 흔하지 않은 병도 있었고, 디스토마와 사상충증도 있었다.

이외에도 천연두의 피해가 커서 2세 이전에 앓은 어린이 100명 중에서 20명, 2~4세 사이의 아이 20명이 모두 천연두로 사망할 것으로 예측되었다. 각혈, 간질, 각종 마비, 안검내번증, 각막 혼탁, 농

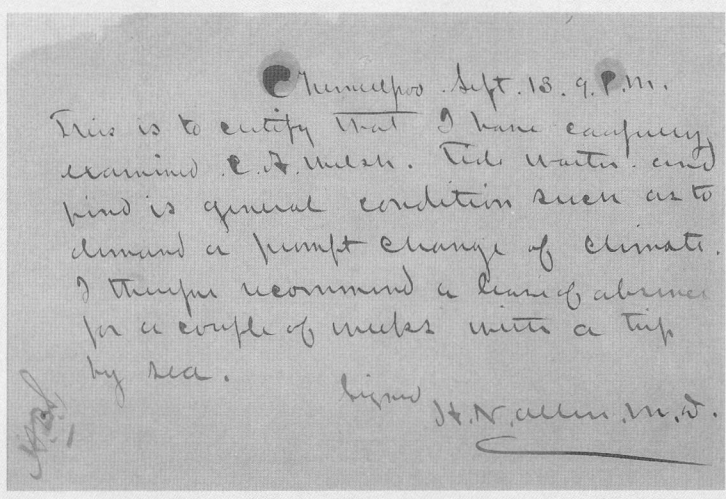

알렌이 작성한 한국 최고(最古)의 서양 의학 진단서(1885년 9월 13일, 제물포) ⓒ 동은 의학 박물관

Dr. H. N. ALLEN'S REPORT ON THE HEALTH OF SEOUL (COREA).

SEOUL, the capital of Corea, is a walled city of some 150,000 inhabitants, with upwards of the same number living just outside the walls, in the extensive suburbs. The city is located in latitude 37° 31′ N., longitude 124° 30′ E. (Paris). It is about 30 miles from the sea by road, and 80 miles by the Han or Seoul River, near which it is situated and with which it is connected by some 3 miles of suburbs.

The river is navigable by schooners up to the Seoul landing-mapoo. The tide is felt up to this place, and the water there is a little brackish at the highest tides.

The city is built in a well-drained basin formed by a high mountain on the north and one on the south, these being connected by high ridges, along the top of which the city wall is built. The city gates are located in breaks in this ridge, where the wall comes down to the basin level. The city side of the south mountain is covered with pines and is a refreshing resort for a hot day, while its green shows well through the winter snows. The break in the ridge of hills on the south-west side of the city allows full sweep to the prevailing winds, and as the majority of the foreigners live near the wall on this side, they are constantly supplied with pure country air. So far the foreigners live in native houses altered to suit their tastes, and in fact they make very pretty homes, with their large sodded compounds and abundance of trees, bushes and flowery terraces. The Japanese Legation building, which was burned last winter during the *émeute*, would have shown very well in a foreign city; it was a fine modern building in every detail. A similar building on a much smaller scale is now being erected for the use of the Japanese representatives at their new site on the south mountain.

1885년 9월 30일에 끝나는 제중원 보고서(알렌, 1885년) ⓒ 동은 의학 박물관

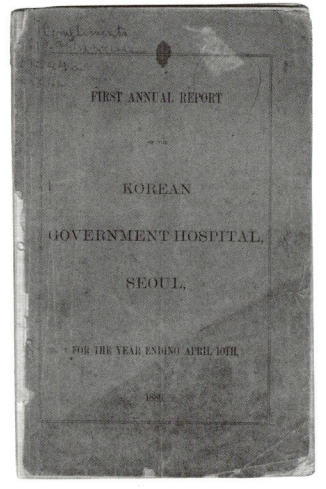 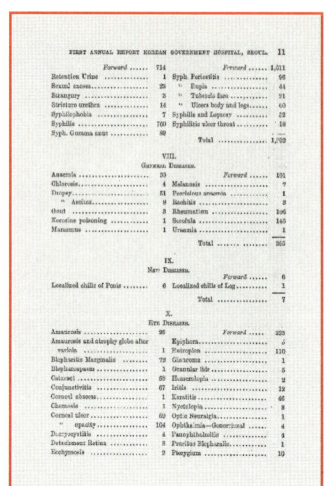

제중원 1차년도 보고서(1886년)와 환자 통계표 ⓒ연세 대학교 학술 정보원

양, 이, 옴 등도 많았다.

알렌과 헤론보다 약 10년 후인 1890년대 중반 에비슨이 주로 진료했던 주요 질병은 천연두, 말라리아, 장티푸스, 재귀열, 이질, 매독, 옴 및 피부병, 눈 질환, 기생충, 디프테리아, 궤양성 후두염, 나병, 결핵, 공수병 등이었다.

17 | 제생의원의 변신

제중원과 제생의원

인터넷을 뒤지다 보면 한국 최초의 서양식 병원으로 제생의원^{濟生醫院}을 거론하는 글을 접할 수 있다. 이미 언급한 대로, 한국 최초의 서양식 병원은 1885년에 설립된 '제중원'인데, 무슨 소리일까? 내용인즉슨 제생의원이 1877년에 설립되었으니 한국 최초의 서양식 병원이라는 것이다. 시기상으로 보면 제중원보다 8년가량을 앞선다. 정말 제생의원은 한국 최초의 서양식 병원일까?

한국의 문호 개방

1876년 맺은 조일 수교 조규^{강화도조약}는 한국을 '근대'라는 새로운 세계 속으로 밀어 넣었다. 그리고 그 근대는 자신의 고향이라고 할 수 있을 서양이 아닌 '서양화된 동양', 즉 일본을 통해 한국에 다가왔다. 부산, 인천, 원산 등 개항장에 근대를 미리 맛본 일본인들이 거주하기 시작했다.

사람들이 정착하면서 그들을 위한 편의 시설이 만들어지기 시

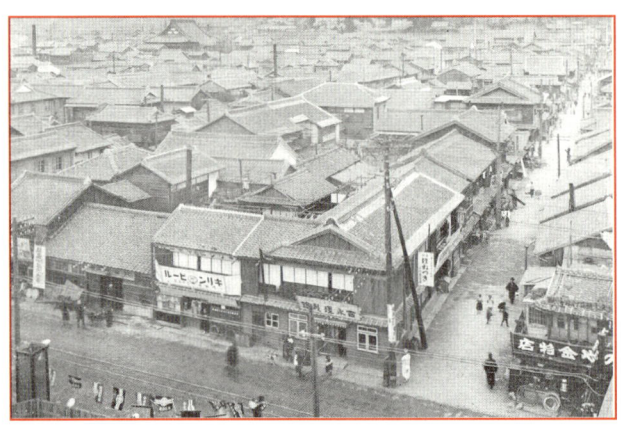
부산의 일본인 거류지 ⓒ동은 의학 박물관

작했다. 그중에서도 다치거나 병에 걸린 일본인을 치료할 병원은 빠질 수 없는 시설이었다. 더욱이 영사 재판권을 장악한 일본의 입장에서 볼 때 사상자의 검시나 진단을 담당할 의사는 반드시 필요했다.

일본인들에게 한국은 낯선, 일종의 '개척지'였다. 개척지는 언제나 위험했다. 질병, 그중에서도 일본에 없는 풍토병이 유행할 것은 분명해 보였다. 위생 면에서 특히 위험했다. 일본인들이 보기에 한국에는 위생 시설이 제대로 갖추어지지 않았고, 한국인들의 위생 사상은 '유치'했다. 일본인들은 한국인들과 섞여 생활할 경우 언제 전염병에 걸릴지 모른다고 염려했다. 한국은 일본 거류민들에게 불안한 환경이었다. 일본 정부는 그 염려를 없애 줄 필요가 있었다.

일본 관립 병원의 설치

일본 정부는 한국이 개항장을 열 때마다 그곳에 관립 병원을 설치하기 시작했다. 1876년 수신사와 동행해 부산에 체재 중이던 일본 군의軍醫는 병원이 설립될 필요성이 있다는 의견을 일본 정부에 전했다.

부산에 제생의원이 설립된 시기는 1877년 2월 11일음력 1876년 12월 29일이었다. 1880년 개항한 원산에도 영사관의 설치와 함께 일본인의 질병 치료를 위해 병원이 설치되었다. 이름은 생생의원生生醫院이었다. 의료진으로는 육·해군의 군의가 교대로 임명되었다.

인천에는 1883년 군의가 외무성 고용 의사의 형식으로 파견되면서 영사관 부속 의원이 개원했다. 이미 1880년 서울에 공사관이 개설되면서 부속 의사로서 군의가 부임해 있었지만 정식으로 공사관 부속 병원이 개원한 것은 1883년이었다.

앞서 이야기했듯이 의사로는 군의들이 파견되었다. 당시 개항장은 일반 개업의들이 활동하기에는 적합하지 않았다. 일본인 거류민들이 지나치게 적었기 때문이다. 진료 수익을 바랄 수 없는 상황

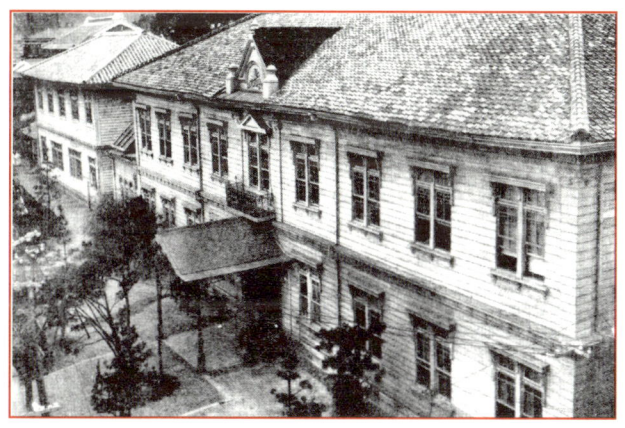

제생의원의 후신인 부산 부립 병원 ⓒ 김한근

에서 개업의들에게 내한은 무모한 모험일 수밖에 없었다. 그 공백을 군의들이 메웠다.

군의들은 진료비에 연연하지 않는다는 점에서 개항장 병원에 파견하기에 적격이었다. 하지만 군의가 파견된 이유가 거류민 수의 부족에만 있지는 않았다. 일본은 군의를 파견하면서 한국인에 대한 무료 혹은 저가 진료를 염두에 두고 있었다.

한국인의 마음을 잡아라

일본 병원에서는 한국인에 대한 치료를 병행했다. 한국인에게 우호적인 감정을 심어주기 위해서였다. 당시 한국이 일본에 대해 가진 인식은 좋지 않았다. 거류지를 한발만 벗어나도 일본인을 의심하고 모멸하는 공기가 가득하다는 평가가 있을 정도였다. 거류지 바깥으로 여행하던 일본인이 살해되는 사건도 일어났다.

의술은 이런 반일 감정을 누그러뜨리는 데 큰 역할을 할 수 있었다. 따라서 개항장에 설립된 일본 병원에서는 한국인 치료를 병행했다. 생생의원의 경우 개원 첫 해에 일본인보다 조선인을 더 많이 치료했을 정도였다.

더욱이 일본 병원에서 시술되는 의술은 그동안 한국인들이 경험하지 못했던 새로운 것, 즉 서양 의학이었다. 일본은 한국과 달리 개항 이전부터 서양 의학을 수용, 발전시키고 있었다.

난학蘭學으로 통칭되는 서양 학문의 주류는 서양 의학이었다. 18세기 후반에는 서양 해부학 서적을 독자적으로 번역할 정도였다. 서양 의학 수용의 속도는 1868년 메이지 유신을 거치면서 가속화되었다. 군의들은 그 수용의 가장 선두에 서 있었다.

군의의 육성과 부국강병

일본이 군의 육성에 관심을 가진 이유는 당시 동아시아 국가가 공통적으로 추구하고 있었던 부국강병이라는 국가적 과제를 실현하는 데 있었다. 서양 의학이 외과술에서 장점을 보이고 있었던 만큼 부상병 치료에도 뛰어났다. 따라서 서양 의학을 내용으로 한 군진의학軍陣醫學은 '강병强兵'의 과제를 해결하는 데 필수적인 분야였다.

일본 육군의 경우 군의 양성을 위해 내부에 별도의 군의 학교를 부설하기도 했다. 초창기에 5년제였던 군의 학교는 이후 의사 면허를 취득한 사람들을 대상으로 군진 의학을 교육하는 기관으로 변모했다. 군의들은 일본의 부국강병, 외국의 입장에서 볼 때는 대외 침략을 앞장서서 이끌고 있었다. 그 군의들이 한국인들을 치료하기 시작한 것이었다.

군의들에 대한 한국인들의 평가는 후했다. 종래 치료받지 못하던 질환을 치료받을 수 있었기 때문이다. 제생의원의 한 군의는 부스럼 때문에 얼굴뿐만 아니라 목까지 종양이 퍼져 여러 날 동안 음식을 먹지 못하던 환자를 절개 수술을 통해 치료했다. 소문이 사방으로 퍼져 나가는 데는 오래 걸리지 않았다.

부산 제생의원에 파견된 고이케 마사나오小池正直는 당시 일본에서도 보기 힘들었던 도쿄 대학 의학부 출신이었다. 그는 나중에 일본 육군의 군의총감으로까지 승진했다. 그는 1883년 4월에서 1885년 3월까지 진료한 환자에 대한 간단한 통계를 『계림의사鷄林醫事』라는 책 속에 포함시켜 1887년 발행했다.

서울 공사관 부속 의원에서 근무하던 군의는 내, 외과 모두에 기량이 우수했을 뿐만 아니라 환자를 대하는 태도도 친절하고 따뜻

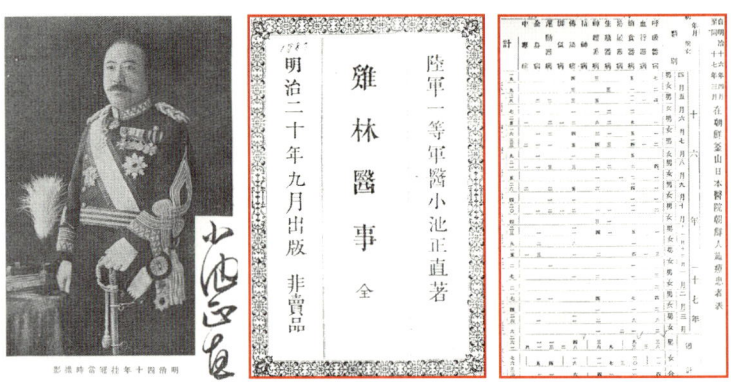

고이케 마사나오와 『계림의사』(1887년) ⓒ동은 의학 박물관

했다. 더구나 머리까지 희끗희끗해 연장자를 우대하는 한국인들의 존경을 받았다.

인류애로 포장된 제국주의

군의는 한일 우호에 큰 공적을 세우고 있었다. 한국인들이 자신을 치료해준 일본인 의사를 싫어할 이유는 없었다. 일본 군의들도 그 사실을 알고 있었다. 자신들의 진료를 통해 한국인들의 신용을 얻게 되면 자연히 서로 우의도 두터워질 것으로 생각하고 있었다.

하지만 그 우호는 순수한 인류애에서만 나온 것은 아니었다. 일본 군의들의 진료에는 정치색이 섞여 있었다. 군의들은 자신의 활동을 국가의 영광과 연결시켜 생각했다. 한국인들이 자신을 존경하게 된다면 그것은 "자신의 영예일 뿐만 아니라 황국皇國인 일본의 영광"이기도 했다.

군의의 파견을 적극적으로 주장한 일본인 관리는 좀 더 노골적이었다. "한국인을 회유해 일본을 존경하고 의뢰하며 우러러보는 마음을 불러일으켜 개화의 단서를 만드는 데 의학은 첩경"이 될 수 있었다. 일본 의사들의 진료를 통해 한국인들은 일본의 선진성을 깨닫게 되고, 나아가 일본이 지도하는 근대화를 수용할 수 있다는 것이었다.

수용에서 침략까지는 그리 멀지 않았다. 일본 병원에서 이루어지는 진료는 이후 진행되는 한국 침략의 길을 닦는 일이었다.

제생의원은 한국 병원인가?

처음의 질문으로 돌아가자. 제생의원은 한국 병원일까? 한국 병원이 되려면 적어도 두 가지 조건은 만족시켜야 할 것이다. 주체가 한국이거나 객체가 한국이어야 한다. 바꾸어 말하면, 한국인이 설립했거나, 한국인을 위해 설립한 병원이어야 한다.

하지만 제생의원은 일본 정부가 일본인 치료를 위해 세운 병원이다. 한국인을 치료하기도 했지만, 설립 목적은 아니었다. 일본이 일본을 위해 세운 병원을 한국 병원이라고 주장하는 것은 아무리 생각해도 지나친 '국제화'이다. 더구나 정치적 목적이 뚜렷한 병원이었음에랴.

> **제생의원의 변천**
>
> 1877년 설립된 제생의원은 부산의 일본 거류민이 증가하면서 1885년 9월 관제가 폐지되고 일본의 부산 거류민단이 운영하는 부산 공립 병원(釜山共立病院)으로 인계되었다. 이 병원은 1893년경 공립(公立)으로 개칭되었다.
>
> 을사늑약이 체결된 후 1905년 통감부령에 의해 거류 민단법이 발포되어 부산 거류민단이 설립되자 부산 공립 병원(釜山公立病院)은 1906년 부산 거류민단립 병원(釜山居留民立病院)으로 개칭되었다. 한국이 일본의 식민지로 된 후 1914년 4월 부산 거류민단이 폐지되면서 병원도 부산 부립 병원(釜山府立病院)으로 개칭되었다.

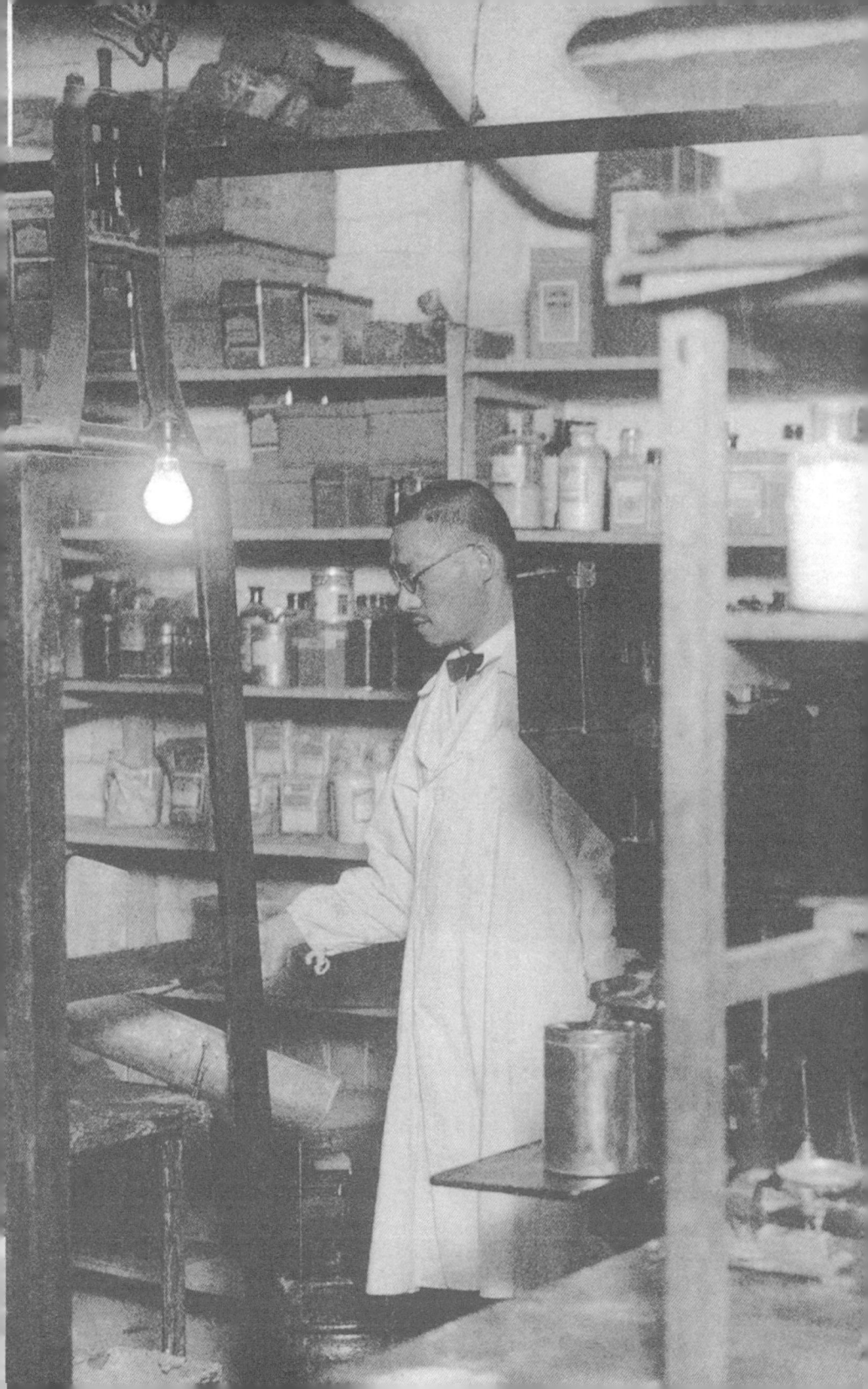

18 │ 활명수, 100년 전설의 기원

약의 나라, 한국

"한국인은 중국인과 마찬가지로 약을 먹는 데 익숙하다. 한약방은 매우 많다. 한의학 처방들은 모두 활용되고 있다. 인삼은 치료약 중 왕이다."

1884년 한국을 방문한 서양 의사 우즈 George W. Woods의 관찰이다. 약방에서는 한의학에서 이야기되는 모든 처방들이 조제되었고, 한국인들은 즐겨 그 약을 먹었다. 인삼은 만병통치약과 같았다. 이 방인의 눈에 비친 한국은 약의 나라였다.

조선 후기 한국의 의학은 급성장하고 있었다. 특히 민간 의료의 성장은 눈부셨다. 위급한 병이 났을 때 필요한 각종 구급방이 편찬되고 있었다. 허준이 여성들을 위해 편찬한 『언해구급방』諺解救急方은 침구나 단방약單方藥을 처방해 경제성을 높였다.

약의 구입과 보관을 위해 약계를 만드는 사람들도 늘어났다. 양반층이 중심이 되기는 했지만, 지방에서 약이 널리 유통되고 있다는 증거였다. 소비 대상도 평민층으로 넓어져 갔다. 약계는 일정한

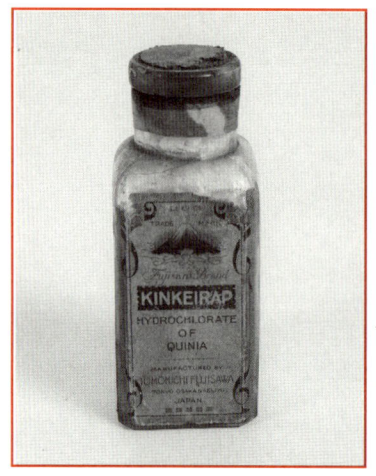 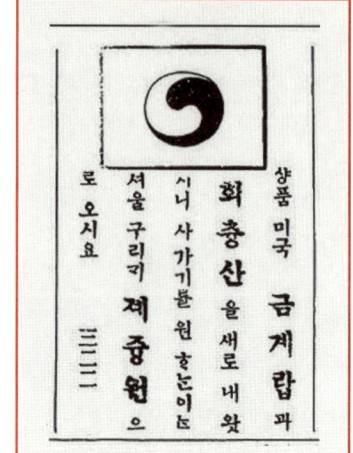

금계랍과《독립신문》에 실린 광고 ⓒ동은 의학 박물관

장소를 가지면서, 약방으로 성장해 갔다. 한국은 약의 나라로 변해 가고 있었다.

한국에 소개된 퀴닌, 금계랍

개항은 한국 사회를 근대로 끌어갔고, 약도 예외는 아니었다. 약은 그동안 접하지 못했던 새로운 상대를 만났다. 서양 의학이었다. 서양 의학을 배운 의사들이 소수였기에 한국인들은 서양 의학을 '약'을 통해 먼저 만났다. 가장 인상적인 약은 말라리아를 치료하는 '퀴닌', 즉 금계랍金鷄蠟이었다. 말라리아 치료 외에 퀴닌은 진통제나 해열제로도 쓰였다.

한국 최초의 서양식 병원인 제중원에서 가장 인기 높은 약도 퀴닌이었다. 처음에 약값을 받던 제중원은 시료 기관의 성격을 살리기 위해 약값을 받지 않았다. 빈민 환자의 경우 아주 적은 약값마저 지불할 수 없었기 때문이다.

하지만 퀴닌은 예외였다. 퀴닌의 경우 10알에 500푼을 받고 팔았다. 처음 제중원이 모든 조제약에 대해 매긴 100푼의 5배였다. "사람들은 퀴닌의 가치를 알기 시작했으며, 이것을 사고 싶어 하는 사람들로부터 신청이 많이 들어왔다."라고 알렌은 회고했다. 제중원을 찾은 외래 환자 중 말라리아에 걸린 사람들이 가장 많았던 이유도 치료제인 퀴닌의 소문 때문이었을 것이다.

1883년 독일의 마이어 상사가 제물포에 설립한 세창양행도 퀴닌을 수입했는데, 1896년 11월 7일 《독립신문》에 실린 광고는 한국에서 약품 광고의 효시를 이루었다.

일본인 매약상을 통한 소개된 양약

양약은 개항장을 중심으로 활동하던 일본인도 한국에 들여왔다. 처음에는 치약, 비누 등을 가지고 한국인에게 접근했던 일본인 매약상들은 취급 품목을 약으로 넓혔다. 그들은 한국에 아직 약품을 대량으로 조제할 만한 시설이 없음을 이용해 서양 약품과 자국에서 제조한 약품을 판매했다.

대표적인 약품은 '인단'이었다. 이외 용각산 龍角散, 건위고장환 健胃固腸丸, 오타위산 太田胃散, 중

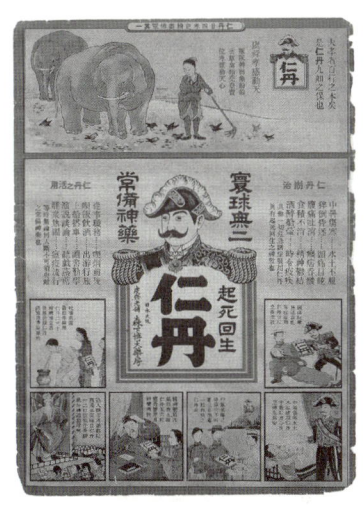

인단 광고지 ⓒ 한독 의약 박물관

장탕中將湯, 건뇌환健腦丸, 대학목약大學目藥, 로오도목약 등이 줄이어 한국에 상륙했다. 1890년대에 이르면 이미 전국 각지에 가지 않는 곳이 없다는 평가를 받을 정도로 일본인 매약상들은 적극적인 활동을 벌였다. 한국인들은 약을 통해 서양 의학을 맛보기 시작했다.

활명수의 등장

서양 의학은 서서히 영역을 넓히면서 자연스럽게 전통 한약에 영향을 주어 서양 의학을 수용한 새로운 약이 발명되었다. 1897년부터 지금까지 소화제로 통용되고 있는 '활명수'가 대표적인 예이다.

동화 약품의 창업자 민병호는 한약 지식에 능통했다. 그는 20대 초반에 무과에 합격해 선전관宣傳官이 되었다. 임금을 가까이에서 모시는 직위인 만큼 선교 의사이자 어의였던 알렌에 대해서도, 그리고 그가 근무하던 제중원에 대해서도 관심을 가지게 되었다.

그 관심은 서양 의학에까지 미쳤고, 동서 의학을 절충한 새로운 약의 개발에 나섰다. 몇 가지 한약재를 추출하고 여기에 알코올, 클로로포름 등 서양 의학 지식을 첨가했다. 소화 신약 '활명수'의 탄생이었다.

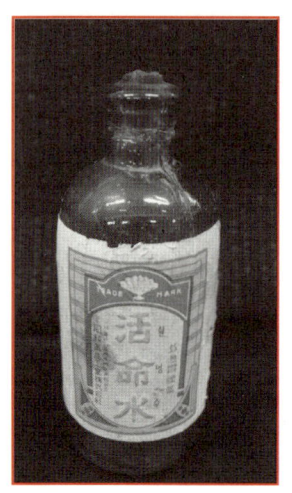

활명수 ⓒ동은 의학 박물관

약과 관련된 제도의 성립

서양 의학은 약 자체뿐만 아니라 제도

로서도 한국에게 다가왔다. 서양에서 성립된 의료 제도가 한국에 수용되기 시작했다. 약이라고 예외가 될 수 없었다. 1900년 1월 약종상 규칙이 반포되었다. 약종상은 '약품을 판매하는 자'라는 정의가 내려졌고, 지방 관청의 허가를 받은 후에 판매업에 종사할 수 있었다.

대한 제국은 약제사를 모아 시험을 치르게 했다. 시험에 합격한 자에게는 준허장^{準許狀}이 수여되었다. 정부가 본격적으로 약을 관리하기 시작한 것이다. 전통의 한의학은 외국에서 밀려오는 약뿐만 아니라 새로운 제도에도 적응해야 했다.

서양 의학이 위력적으로 한국에 들어오기 시작했지만, 한약은 쉽게 변하지 않았다. 한국인들이 가진 한의학에 대한 신뢰가 높았기 때문이다. 설령 서양 의학을 수용을 한다고 해도 방법을 쉽게 찾을 수 없었다. 배울 곳이 마땅하지 않았기 때문이다. 결국 한약은 자신의 전통 지식에 서양 의학을 가미하는 식으로 변화해 갔다. 가장 주목되는 변화는 약 자체보다 유통이었다.

대형 약방의 출현

특정 약품들을 판매하는 대형 약방들이 생겨나 점차 전국적인 유통망을 만들어 나갔다. 소화제로 유명한 청심보명단의 제생당 약방$^{1899년\ 창립}$, 부인병 치료제인 태양조경환으로 유명한 화평당 약방$^{1904년\ 창립}$ 등이었다.

조고약의 천일 약방도 있었다. 약간 나이 든 어른이라면 누구나 기억하는 종기약인 '조고약'은 원래 조 씨 집안에서 내려오는 비약^{秘藥}이었다. 천일 약방$^{1913년\ 창립}$을 세운 조근창이 이를 상품화해 대

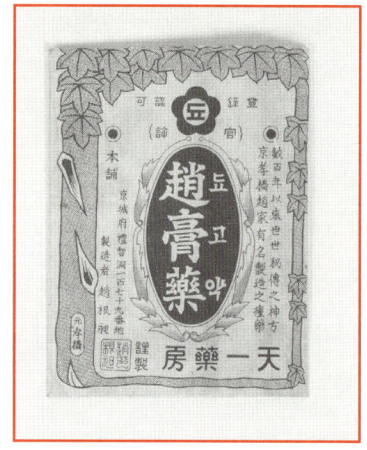 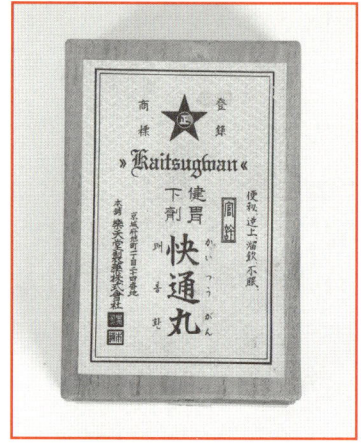

조고약(천일 약방)과 쾌통환(낙천당 제약 주식 회사) ⓒ동은 의학 박물관

량 생산, 대량 판매가 이어졌다. 현대 한국 제약 회사의 원조들이었다.

대형 약방들이 생겨나면서 경쟁도 치열해졌다. 누가 먼저냐는 원조 싸움이 벌어지기도 했고, 정부의 허가를 받기 위한 노력도 이어졌다. 판매를 위한 광고 경쟁은 뜨거웠다. 신문과 잡지에서 약 광고가 차지하는 비율은 절대적이었다. 공정함을 가장하고 간접적으로 광고를 하는 경우도 있었다. "화평당에서 제조한 태양조경환을 여러 해 동안 아이를 갖지 못한 부인이 복용하고 수태해 지금은 5달이 지났으니 그 신효함이 놀랍다." 광고가 아닌 신문 기사 내용이다. 지금이라면 실리기 힘들었을 것이다.

제약업의 태동

일제 강점기에 접어들면서 한국인이 만든 양약이 시장에 나오기 시작했다. 유일한의 유한양행 1926년 창립, 전용순의 금강제약 1929년 창립 은 그 흐름을 주도했다.

유한양행은 1930년대 중반 설파제인 프론토질을 실시간으로 수입해 'GU사이드'라는 이름으로 판매함으로써 도약을 하게 된다. 프론토질은 페니실린이 발명되기 이전까지만 해도 항생제의 대표와 같은 역할을 하던 약이었다. 금강제약은 1929년 마약 성분을 함유한 '네오페지날'이라는 약품을 판매해 기반을 확보했다. 1938년 에는 한국 최초의 합성약인 '젠바르산'을 판매하기 시작했다. 젠바르산은 매독 치료제로 잘 알려진 살바르산을 이른다. 1910년 독일에서 발명된 살바르산은 19세기 말 이래 발전하고 있었던 세균학의 미래를 밝히는 횃불과 같았다. 한 세대 가까이를 지나 한국이 살바르산을 합성하기에 이른 것이었다.

유한양행, 금강제약 등 양약을 제조하는 제약 회사들이 성장하

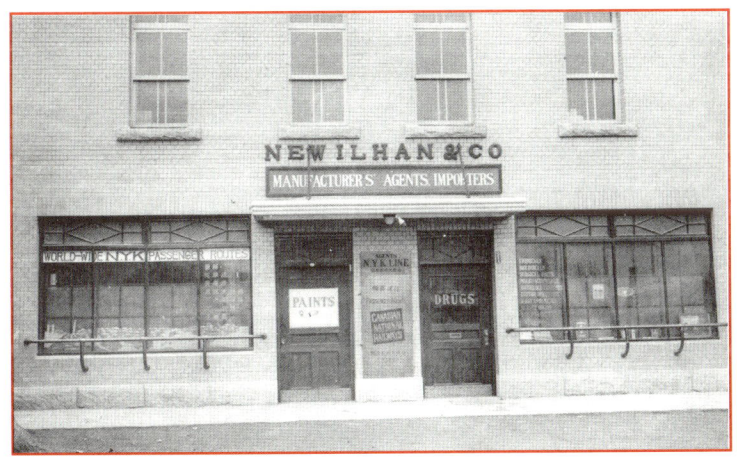

유한양행(1930년대 초) ⓒ동은의학박물관

면서 단丹, 산散, 제劑, 탕湯, 환丸자 돌림의 한약의 전성 시대는 저물어 가고 있었다. 한국인들은 글자만으로는 뜻을 짐작하기 어려운 서양 약품명에 익숙해져야 했다. 일종의 세계화였다. 세계화는 피할 수 없었다. 하지만 그 대가는 비쌌다. 1930년대 중반 살바르산 가격은 20원에 가까웠다. 당시 새로운 직업인 여점원의 월급이 25원이던 때였다.

19 | 의료 선교의 허와 실

복음 전도와 의료

1876년 이후 구미 여러 나라와 교섭을 하는 가운데 다양한 서양 문물이 한국에 소개되었다. 그중 외래 종교인 기독교가 있었다.

기독교의 각 교파는 한국에 선교사를 파견했는데, 1884년 9월 미국 북장로회, 1885년 4월 미국 북감리회에 이어 1890년대까지 오스트레일리아 장로회 1889년, 영국 성공회 1890년, 미국 남장로회 1892년, 미국 남감리회 1896년, 캐나다 장로회 1898년 등이 선교를 시작했다. 이들 교파의 대부분은 선교 수단으로 의료와 교육을 앞세웠다. 특히 의료는 한국인들과 용이하게 접촉할 수 있는 수단이었을 뿐만 아니라 이를 통해 외래 종교에 대한 반감도 희석시키는 이점이 있었다.

의료 선교의 시기적 구분

처음에 서울에만 국한되었던 의료 선교는 여러 교파가 참여하면서 점차 지방으로 확대되어 한국 의료의 큰 축을 이루었다. 선교

본부의 지원으로 현대화된 병원이 주요 거점에 건립되며 의료 선교가 크게 확장되었다. 하지만 1910년 경술국치 이후 일제와의 갈등을 겪다가 결국 1940년을 전후해 모든 외국인 선교사들이 추방되고 한국인에게 이양되었다.

역사학자 이만열은 1884년 9월 알렌의 입국부터 1945년 광복이 될 때까지의 의료 선교를 의료 사업의 목표, 국가 권력과의 관계 변화, 의료 주체의 변화, 그리고 의료 사업의 성과 등을 기준으로 6기로 나누어 살펴보고 있다.

개척기

의료 선교의 개척기는 1884년 알렌이 내한한 때부터 1889년까지이며, 미국 북장로회와 북감리회 등 2개의 교단이 서울에 진료소를 개설하고 선교의 토대를 구축한 시기였다. 미국 북장로회는 고

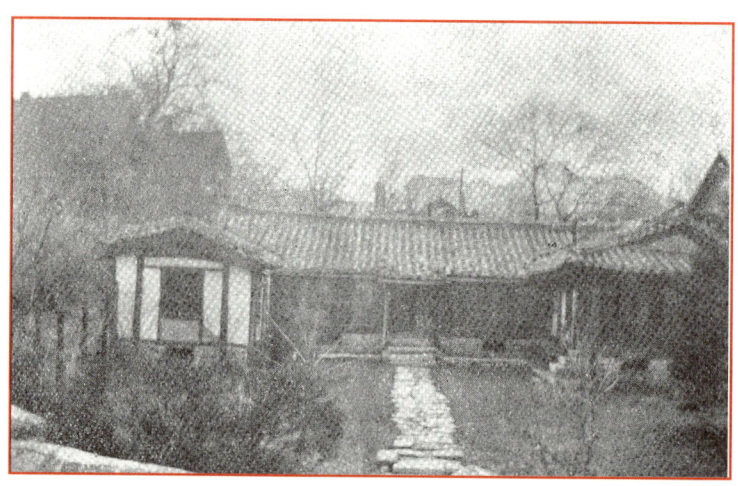

미국 북감리회의 시병원(서울) ⓒ동은 의학 박물관

종의 지원 아래 알렌이 운영하는 제중원을 근거로 활발한 의료 사업을 벌였다. 반면 미국 북감리회의 스크랜턴은 시병원을 개원해 의료 사업을 시작했다.

    이 시기의 병원 사업은 당시 조선 정부가 금했던 교육 및 전도 사업을 비공식적으로 수행할 수 있도록 하는 방패막이 역할을 했다. 특히 선교사인 의사들을 통해 의료 혜택을 본 사람들에게 기독교에 대한 호감을 갖게 했고 나아가 기독교에 대한 사회적 편견을 제거하는 역할을 했다.

기반 조성기

1890년 전도 활동의 자유와 함께 시작된 기반 조성기는 1890년부터 1903년까지이며 미국 북장로회, 미국 남감리회, 오스트레일리아 장로회, 캐나다 장로회, 영국 성공회 등 5개 교단이 의료 선교에 참여했다. 이 시기에 선교 의료 기관이 전국적으로 확산되었고 병원 전도가 개시되었다. 이 과정에서 설립된 지방 병원들은 복음 전도의 중요한 거점이었을 뿐만 아니라 서양 문화를 소개하고 엄격한 내외 폐습을 타파하는 데에도 기여했다.

    당시 지방의 진료소들은 교파에 상관없이 규모나 시설이 빈약해 초가집 한 채인 진료소에 의사 한 사람이 근무하는 소위 "1인 의사 병원one man-hospital"을 중심으로 순회 진료를 병행하는 형태를 취했다. 대개 1명의 의사가 운영했기 때문에 늘어나는 환자를 감당하기 힘들었으며, 급한 대로 한국인 조수들을 고용해 도움을 받았다. 이들은 한국어에 서투른 선교사를 도왔을 뿐만 아니라 실제 수술 등의 업무도 수행함으로써 진료에 큰 도움이 되었다. 그 결과

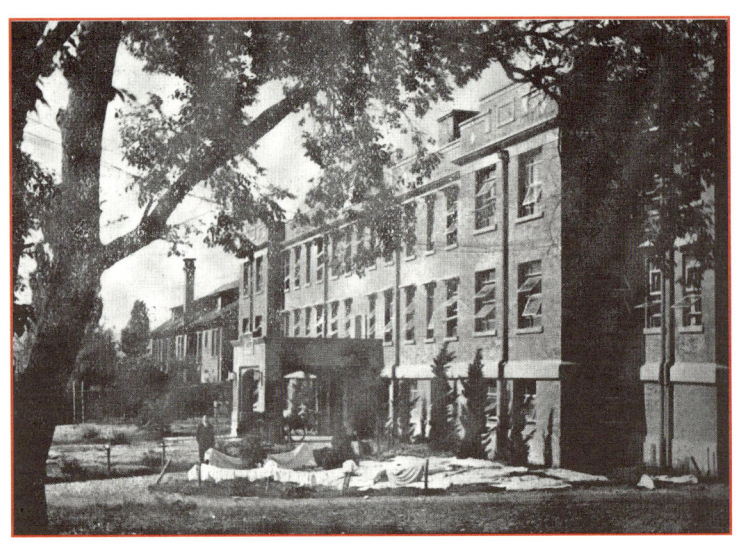
미국 북장로회의 대구 제중원(동산 병원) ⓒ동은 의학 박물관

대구처럼 의료 선교사가 병원을 돌보지 못하는 경우에 한국인 조수가 혼자 의료 사업을 감당하기도 했다.

이 시기에 미국 북장로회는 서울의 제중원뿐만 아니라 부산, 평양, 대구, 선천 등 지방으로 의료 사업을 확장했다. 미국 남장로회는 군산, 전주, 목포 등지에 선교 병원을 설립했다. 미국 북감리회도 서울뿐만 아니라 평양과 원산에서 의료 사업을 시작했다. 미국 남감리회는 개성, 원산에서, 오스트레일리아 장로회는 경남 일대, 캐나다 장로회는 원산, 성진 및 함흥 등 함경도 지역을 중심으로 의료 선교를 했다.

기반 완성기

기반 완성기는 1904년부터 1909년까지이며, 지방의 진료소 건립 활동이 계속되어 전국 26개 지역에 29개의 기독교 병원 또는 진료소가 설립되었다. 이 시기에는 세브란스 병원을 시작으로 입원실을 갖춘 현대식 병원 건물의 신축이 활발히 전개되어 한국 기독교 의료 사업의 설비가 완비되었다. 또한 세브란스를 통한 의학 교육의 체계화와 한국 의료 선교사 협회의 결성1907년, 한국 간호사회 결성1908년, 그리고 세브란스 병원 의학교 제1회 졸업생의 배출 등으로 1910년 이후의 연합 사업을 위한 발판이 마련되었다.

미국 북장로회는 재령, 청주, 강계 및 안동 등 4곳에 의료 사업을 개시해 한국 전역 9개 지역에서 의료 사업을 전개했다. 아울러 부산, 서울, 대구, 선천, 평양, 재령, 강계 및 청주 등 8곳에 현대식 병원을 신축했다. 미국 남장로회는 1903년까지는 의료 사업이 상당히 불안정했으며, 1904년 8월에 3명의 의사가 군산, 전주 및 목포에

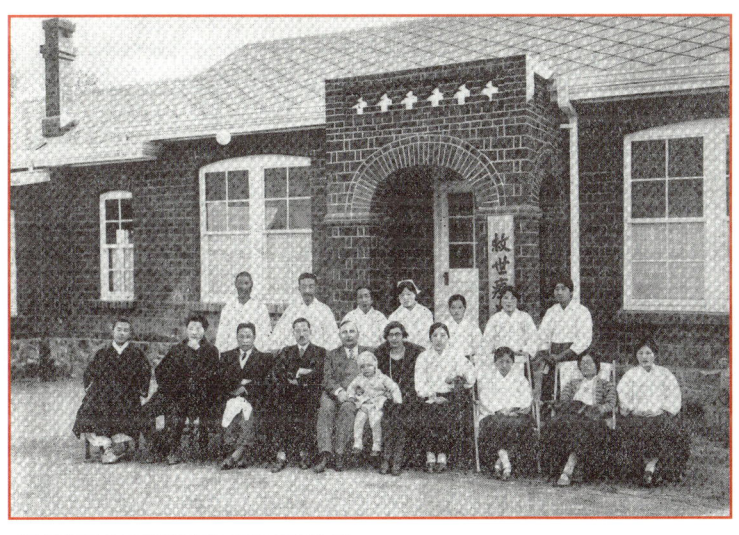

미국 남감리회의 구세의원(해주) ⓒ동은 의학 박물관

부임해 옴으로써 새로운 출발을 하게 되었다.

미국 북감리회는 의료 사업 없이도 전도 활동이 가능하게 되자 재정과 의사의 부족 등의 어려움이 있는 의료 사업에 큰 중점을 두지 않게 되었으며, 서울, 평양, 공주, 원주, 해주 등 5개 지역에서 의료 사업을 전개했다. 미국 남감리회는 선교 초기부터 전도 사업에 중점을 두고 활동했으며, 개성, 원산, 춘천에서 의료 사업을 개척했다. 오스트레일리아 장로회는 진주를 중심으로 활동했고, 캐나다 장로회는 1910년까지 원산, 성진 및 함흥의 세 선교지부를 중심으로 의료 선교를 벌여 나갔다.

억압 속의 발전기

억압 속의 발전기는 1910년부터 1924년까지이며, 일제의 식민 통치가 시작되어 기독교 의료 사업이 큰 탄압을 받은 시기였다. 조선총독부가 1913년 의사 규칙을 반포하자 이전에 졸업과 동시에 면허를 부여받던 세브란스 출신들이 의사 시험을 보아야 했고 의료

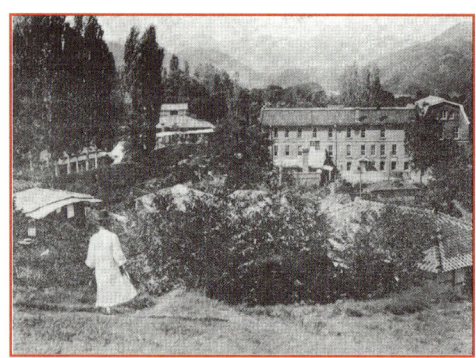 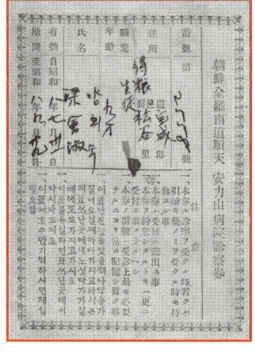

미국 남장로회의 안력산 병원(순천)과 진료권 ⓒ 동은 의학 박물관

선교사도 일본의 의사 자격 시험을 통과해야 병원의 책임자로 일할 수 있게 되었다.

또한 조선 총독부는 기독교 병원보다 의료진도 많고 설비도 좋은 도립 병원을 각지에 설립했다. 도립 병원의 설립은 선교 병원의 상대적 의의를 상실하도록 압박을 가하는 한편 지역에 따라서는 선교 병원으로 들어가는 길목에 도립 병원을 세우고 진료비에도 큰 혜택을 주는 등 새로운 경쟁 국면을 조성했다.

이때문에 의료 사업을 중단하는 것까지 심각하게 고려하는 한편 기독교 의료 사업의 참된 목적과 선교 병원의 사명에 대한 논쟁이 일어나기도 했다. 복음 선교사의 주장은 의료 사업이 더 이상 필요하지 않다는 것이었고, 의료 선교사들은 의료 선교를 지속해야 한다는 주장이었다. 이러한 가운데 에비슨은 '의료 사업을 별도로 재정 지원해 한국에서 활동하고 있는 다른 기관들과 연합해 운영할 수 있게 하자.'라고 제안했다. 결국 의료 사업을 계속 해야

1910년대 건립된 선교 병원

1910년(1개): 강계 케네디 병원(미국 북장로회)

1912년(4개): 동대문 릴리안 해리스 기념 병원(미 북감리회), 청주 덩컨 병원(미국 북장로회), 광주 그래함 병원(미국 남장로회), 전주 맥코원 기념 병원(미국 남장로회)

1913년(3개): 진주 배돈 병원(오스트레일리아 장로회), 함흥 제혜 병원(캐나다 장로회), 해주 구세 병원(미국 북감리회), 원주 서미감 병원(미국 북감리회)

1913년(1개): 세브란스 새병원(연합)

1914년(1개): 안동 성소 병원(미국 북장로회)

1916년(3개): 목포 프렌취 병원(미국 남장로회), 순천 알렉산더 병원(미국 남장로회), 원산 구세 병원(미국 남감리회)

1917년(1개): 성진 제동 병원(캐나다 장로회)

1918년(1개): 용정 제창 병원(캐나다 장로회)

하는 것으로 의견이 모아졌다.

그리하여 1913년 세브란스 병원 의학교가 세브란스 연합 의학교로 개칭한 것에서 알 수 있듯 여러 교파의 연합화가 구체화되었고, 또한 1917년 세브란스 연합 의학 전문 학교로 승격되어 의료의 전문화를 추진할 수 있는 토대가 만들어졌다. 동시에 각지에서 입원실을 갖춘 현대적인 병원이 계속 신축되었다.

억압 속의 성숙기

억압 속의 성숙기는 1924년부터 1940년까지이며, 의료 선교에 대한 일제의 직접적인 탄압과 도립 병원과의 경쟁 관계로 조성된 난관은 더 심각해졌다. 선교 병원은 20~30개의 수준을 유지했지만, 도립 병원은 1920년 27개에서 1940년 56개로 크게 확장되었다. 또한 환자들 역시 더욱 질 높은 의료 서비스를 찾으면서 외래 환자가 점점 줄기 시작했고, 선교 본부에서의 재정 지원도 감소했다. 이에 따라 세브란스에서의 무료 환자 진료도 1920년대의 45~50퍼센트에서 1940년대 초반에는 10퍼센트 정도로 급격히 감소했다.

이런 상황은 의료 사업의 주체를 선교회와 선교사에서 한국 교회와 한국인 의료진으로 전환하는 것을 촉진시켰다. 세브란스를 중심으로 배출된 많은 한국인 의료진들의 역할이 점차 증대되었다. 미국 남장로회의 경우 의료 선교사는 5명 내외로 변함이 없었지만 한국인 의사는 1910년대 말 4명에서 1940년대 초 10명으로 증가했고 평양 연합 기독 병원의 경우 1930년대 후반 14명의 의사 중 12명이 한국인이었다.

이와 같이 1920~1930년대에 선교 병원은 선교회의 재정 지원

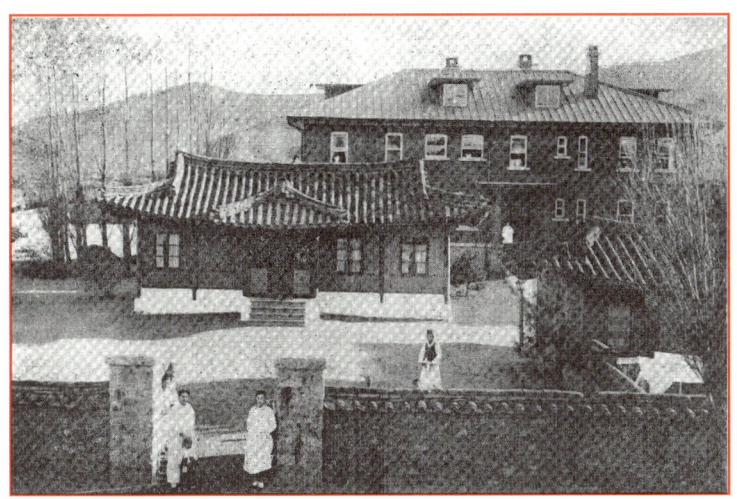

미국 북장로회의 선천 미동 병원 ⓒ동은 의학 박물관

축소에 따라 새로운 시설 확장도 많지 않고 진료 인원도 감소했음에도 이들 한국인 의사들이 새로운 주체로 성장했기 때문에 기독교 의료사에서는 이 시기를 성숙기라고 부르고 있다.

의료 선교사의 추방

의료 선교사의 추방기는 1940년부터 1945년까지이며, 의료 선교사가 추방되면서 선교 병원이 한국인에게 이전되는 시기였다. 이 시기에는 병원에 신사 설치를 의무화해 선교사와 기독교인 의사들이 신앙적 양심을 접어야 병원 사업을 할 수 있었다. 의료 선교

> **현재 남아 있는 주요 선교 병원**
> 세브란스 병원, 이화 여자 대학교 병원, 광주 기독 병원, 대구 동산 병원, 안동 성소 병원, 전주 예수 병원

사는 체포, 감금되고 나아가 강제 추방되었다. 1940년 11월 16일에 160명, 1942년 6월 1일에 89명의 선교사와 의료 선교사들이 추방되었다.

이후 각지의 선교 병원은 한국인과 한국인으로 구성된 이사회에 운영권을 이양했는데, 일제는 이들 병원을 계속 탄압했다. 특히 선교부가 소유권을 갖고 있는 병원은 '적산'이라 해 몰수되었다.

20 | 자혜라는 이름의 지배

황제의 은혜에 감사

"본인은 42세로서 1907년부터 치질이 발생해 6년간 약을 시험해 보았지만 효과가 없었다. 인자한 황제의 넓은 덕으로 이 지역에 자혜의원慈惠醫院이 설치됨에 따라 그 은혜를 입어 치료를 받았다. 22일 만에 모두 나았으니 치료를 통해 백성을 구하고자 하는 그 성스러운 덕에 감사하며 영원히 잊지 않을 것을 기약한다."

자혜의원에서 치료를 받은 환자가 쓴 감사의 편지이다. 여기서 그가 감사하고자 한 황제는 누구일까? 1897년 조선은 종래의 사

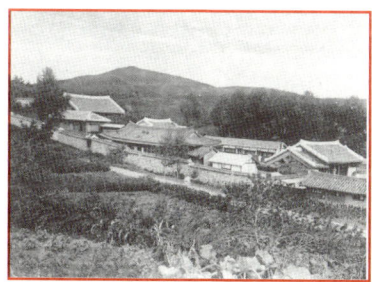 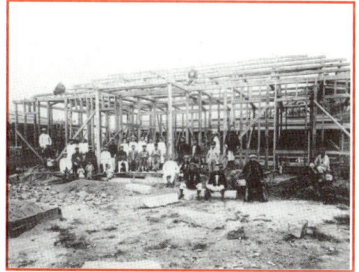

평북 자혜의원(의주)과 강원 자혜의원(춘천) ⓒ동은 의학 박물관

대 관계를 벗고 대한 제국이 되며 국왕도 황제가 되었다. 그렇다면 그가 감사하고자 한 황제는 고종인가? 고종의 뒤를 이은 순종인가? 모두 아니다. 그가 감사를 표시한 대상은 일본 덴노^{天皇, 일본의 왕을 지칭한다}이다. 왜 그는 감사의 편지를 보냈을까? 그가 치료를 받은 자혜의원이 대한 제국이 아닌 일제에 의해 설립되었기 때문이다.

자혜의원의 설치

자혜의원은 1909년 12월 전라북도 전주와 충청북도 청주, 1910년 1월 함경남도 함흥에 각각 설립되었다. 1910년 10곳이 증설되면서 모두 13곳, 즉 각 도마다 1개씩 설립되었다. 자혜의원이 설립되면서 지방민들은 중앙에서 건립한 의료 기관에서 치료를 받을 수 있게 되었다. 1920년대 중반 도립 의원으로 개편되어 1945년 해방이 될 무렵 그 숫자는 46개로 늘어났다. 각 도마다 3개꼴이었다.

자혜의원은 초창기에 환자를 무료로 진료했다. 설립 목적 자체가 가난한 사람들의 진료에 있었기 때문이다. 무료 진료 혜택은 한국인들이 더 폭넓게 이용했다. 일본인의 경우 부군청, 헌병대, 경찰서, 거류민단, 학교 조합의 증명서가 필요했지만 한국인의 경우 특별한 증명서 없이도 진료를 받을 수 있었다.

자혜의원은 진료의 혜택을 넓히기 위해 특별한 노력을 했다. 순회 진료였다. 의사와 조수가 소속 지역의 주요 소재지를 방문해 환자를 진료했다. 매년 1회 또는 2회 정도 방문했고, 한 곳에서 대개 1주일에서 3주일을 머물렀다. 자혜의원 소재지에서 먼 곳에 거주하는 주민을 위해 시행하던 출장 진료를 공식화한 것이었다.

자혜의원이 증설되고 순회 진료가 이루어지면서 각 지방의 거주민이 받는 의료 혜택의 범위는 넓어져갔다. 1910년에 입원 환자 1만 965명, 외래 환자 6만 2609명, 총 7만 3574명이 의료 혜택을 받았다면, 1918년에는 입원 환자 8135명, 외래 환자 33만 900명, 총 33만 9035명이 치료를 받았다. 8년 만에 총 환자 수가 거의 4.6배에 가까운 증가율을 보인 것이다. 진료 대상의 확대 추세는 계속적으로 이어졌다. 분명히 자혜의원은 한국인에게 혜택이었다.

그러나 문제는 있었다. 개원이 조급하게 이루어져 부대 시설을 완비하지 못한 경우가 많았다. 사용하지 않던 관청 건물을 응급으로 수리하고 원무를 개시하기도 했다. 심하게는 환자를 수용할 병실을 갖추지 못한 곳도 있었다. 의사들도 문제였다. 군의들이 대거 진료에 종사했기 때문이다.

자혜의원과 일본 군의

사실 자혜의원의 설립 자체가 일본 육군의 지원 덕분에 가능했다. 조선 주차군이 의료 기구와 약품 5만 원어치를 통감부에 기부함에 따라 자혜의원이 설립되었던 것이다. 설립 논의를 진행했던 것도 조선 주차군 군의부장으로 병합 후 총독부의원장이 된 후지타 쓰구아키藤田嗣章였다.

일본 군의들은 일본 정부가 특별히 양성한 의사인 만큼 일반 의사

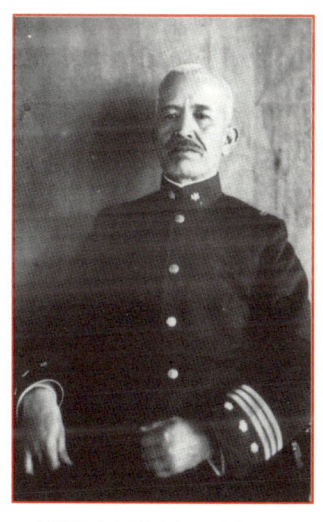

조선 총독부의원장 후지타 쓰구아키
ⓒ동은 의학 박물관

보다 우수하다는 평가를 받았다. 하지만 부상자 치료를 주로 맡은 그들은 외과 경험에 비해 내과 경험이 부족할 수밖에 없었다. 더구나 그들의 치료 대상은 군인인 성인 남성이었으니 부인과, 소아과 경험이 부족한 것은 사실이었다. 군의들이 일반인을 대상으로 한 진료에서 가지는 한계는 분명했다.

한국인에게는 또 다른 고통이 있었다. 말이 통하지 않아 통역이 있다고 해도 일본인 의사에게 자신의 고통을 충분히 이해시킬 수 없었다. 한국인 환자들은 "말과 정情이 잘 통하지 않는 의료 기관에서 진료받기를 싫어"한다는 평가가 나왔다. 언어와 문화가 다른 일본 의사들이 한국인에게 친숙한 상대가 될 수는 없었다.

자혜의원의 운영 예산

나아가 자혜의원의 설립 목적이었던 무료 진료 혜택도 점차 줄어들었다. 1910년부터 1917년까지 60~80퍼센트 사이를 차지하던 무료 환자의 비율은 1920년대 중반을 지나면서 10퍼센트로 추락했다. 1940년대에 이르면 5퍼센트 이하로 접어들고 있었다. 모두 예산 때문이었다.

자혜의원이 설립될 당시부터 운영 예산에 대해서는 말이 많았다. 계속 "국고에서 부담해야 할지 적당한 시기에 지방 예산으로 옮길지"에 대해 의견이 분분했다. 결론은 독립 운영이었다. 자체적으로 운영비를 충당하라는 요

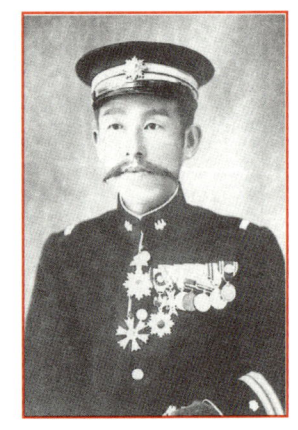

공주 자혜의원장 다나카 도쿠지로
ⓒ동은 의학 박물관

구였다.

  구체적으로는 진료비와 약값을 징수하고, 나아가 가격 인상을 통해 수입을 확대하는 방안이 검토되었다. 결국 자혜의원은 할인된 약값과 진료비를 도로 올렸다.

도립 의원으로의 전환

자혜의원의 운명은 1920년대 초반을 거치면서 결정되었다. 우선 일본 본국에서 재정 긴축이 이루어졌다. 1923년 간토 대지진은 긴축의 정도를 강화시켰다. 일본 본국 자금으로 재정 부족을 보충해 나갔던 총독부는 일본 본국에서 시작된 재정 긴축의 여파를 그대로 안을 수밖에 없었다. 총독부는 자신의 부담을 최소화하려 했다. 결국 운영 주체를 도道로 이관해 자혜의원은 1925년 도립 의원 道立醫院이 되었다.

  도립 의원은 수익 위주의 운영을 시작했다. 1925년 이후 설립된 도립 의원에 대해서는 기존 자혜의원이 누리던 기금의 지원마저 없었다. 자체 수익으로 병원을 운영해야 했다. 운영비 조달을 위해 다양한 방식이 동원되었다. 의료진에게는 환자를 열심히 진료하고 친절하게 대우하라는 독려가 이루어졌다. 조기에 퇴원할 수 있는 환자를 장기간 입원시키는 편법이 자행되기도 했다.

  개업의들은 경쟁 상대로 변해 버린 도립 의원을 비판했다. 도립 의원의 전신은 자혜의원이며, 자혜의원은 본래 가난한 환자, 의지할 곳 없는 환자를 구제하기 위해 설립되었다며 목소리를 높였다. 하지만 비판은 통하지 않았다. 1930년대에 접어들면서 일본은 전쟁을 확대시켜 나갔다. 전쟁 비용은 복지에 투입될 예산을 깎아먹

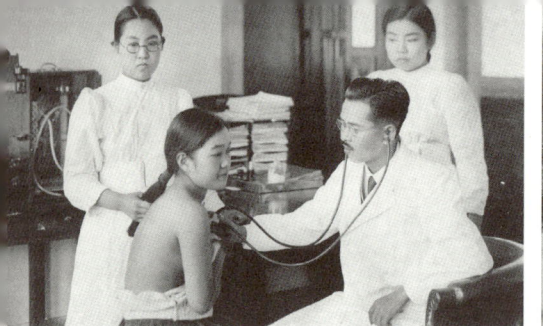
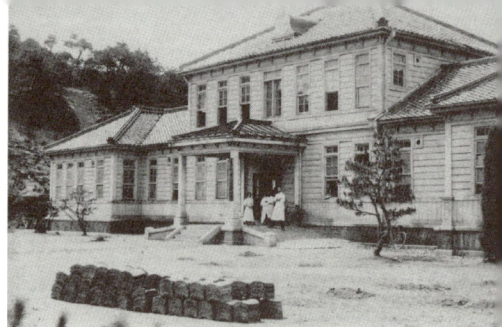

청주 도립 의원의 진료 광경(왼쪽)과 원산 부립 의원 ⓒ동은 의학 박물관

었다. 한국인들은 자신이 받는 진료에 대해 적절한 가격을 지불해야 했다. 더 이상의 '자혜'는 없었다.

'자혜' 뒤에 숨은 뜻은?

처음에 언급한 감사의 편지로 돌아가자. 치질의 고통은 겪어 본 사람만이 안다고 한다. 화장실에 가야겠다는 생각만 해도 고통스럽다는 이야기가 있다. 6년 동안 겪은 고통을 한 달도 되지 않는 시간 동안에 치료를 해주었다니 감사하는 마음이 안 생길 수 없다.

하지만 이 편지가 실린 『조선 총독부 구제기관』1913년을 읽어보면 일본인 환자의 감사 편지를 찾을 수 없다. 절대적인 수로는 한국인보다 적었지만, 상대적인 비율로는 높았던 일본인 환자의 편지가 없는 것은 왜일까? 그것은 한국인 환자의 감사가 자발적이지만은 않았다는 증거가 아닐까?

일제는 '자혜'라는 이름 아래 지방민에 대한 진료를 넓혀 나가고 있었다. 하지만 혜택은 공짜가 아니었다. 한국인들은 진료의 주체인 의사, 총독 나아가 일본 천황에게 감사를 표시해야 했다. 더구나 식민 지배가 확고해지면서 처음에 한국인이 받았던 혜택은 줄어들었다. 의료는 이제 돈 없이는 살 수 없는 대상이 되어 갔다.

일제 강점기의 도립 의원 현황(1925년 이전은 자혜의원)

1909년 12월	전북 전주, 충북 청주
1910년 1월	함남 함흥
1910년 9월	경기 수원, 충남 공주, 전남 광주, 경북 대구, 경남 진주, 황해 해주, 강원 춘천, 평남 평양, 평북 의주, 함북 경성(1920년 나남으로 이전)
1912년 8월	강원 강릉
1912년 10월	전남 제주, 경북 안동, 평북 초산, 함북 회령
1916년 2월	전남 소록도 자혜의원
1918년	함북 회령의원 출장원 진료소 중국 간도 용정(龍井)
1922년 2월	전북 군산, 전북 남원, 전남 순천
1922년 9월	경남 마산
1922년 12월	평북 강계
1923년 1월	경북 금천
1923년 8월	함북 성진
1923년 11월	함남 혜산진
1925년 4월	경기 개성
1926년 8월	평남 진남포
1926년 12월	평남 신의주
1930년 6월	충남 대전
1930년 7월	황해 사리원
1931년 4월	강원 철원
1931년 6월	함북 회령의원 출장원 진료소 중국 간도 연길(延吉)
1932년 5월	경기 인천(인천 부립 병원에서 이관)
1933년 7월	함남 원산(원산 부립 병원에서 이관)
1933년 10월	경기 이천
1936년 3월	경기 안성
1936년 12월	충남 홍성, 함남 북청
1937년 5월	충북 청주의원 충주 분원
1938년 3월	평남 안주
1938년 12월	강원 장전
1938년 12월	용정, 연길 진료소, 만주국 이양
1939년 10월	강원 삼척
1940년 11월	평북 삭주
1941년 7월	경북 포항
1942년 1월	강원 원주
1943년 5월	황해 남천

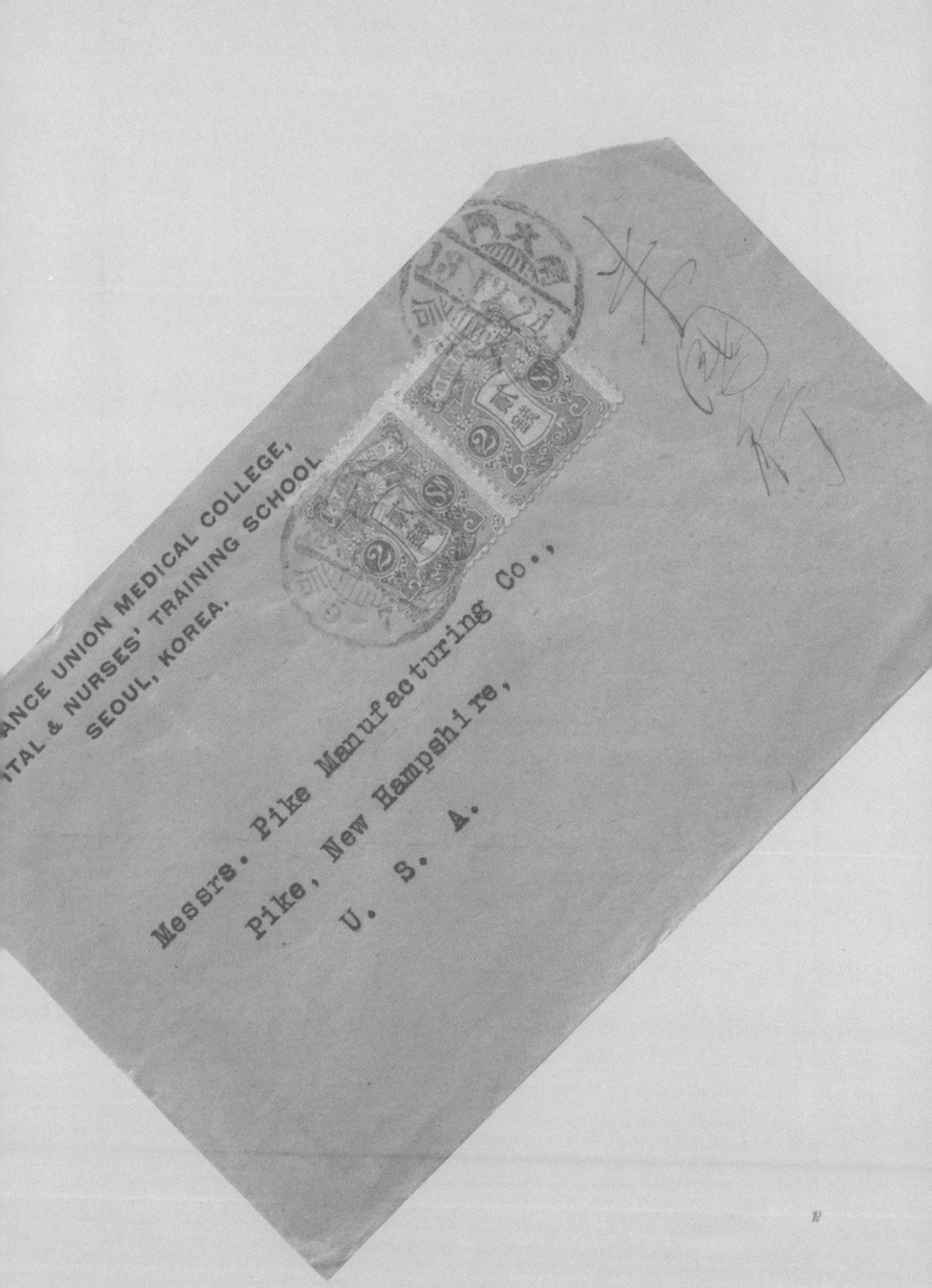

21 | 대장금에서 나이팅게일로

간호, 간호원, 간호사

간호란 사람들의 건강을 유지, 증진시키고 회복을 돕는 일을 말한다. 간호의 대상은 병들거나 다친 사람, 수술 전후의 환자, 산모, 신생아, 노인 뿐만 아니라 정신박약자, 정신 장애자 등이며 최근 들어서는 예방, 복지 차원의 활동으로 범위가 넓어지고 있다.

원래 한국어에는 '간호看護'란 말이 없었다. 서양 의학이 도입된 이후 한국에서 활동하던 선교 간호사들은 한문을 이용해 용어를 새롭게 만들었다. 즉 '책임이 있는, 돌보는' 간看, '돕는, 보호하는' 호護를 조합해 '간호看護'라 부른 것이다. 여기에 '사람'의 의미를 갖는 원員을 조합해 간호원看護員이라 불렀고, 일제 강점기에는 간호부看護婦라 불리기도 하다 1987년 간호사看護師로 명칭이 바뀌었다.

나이팅게일과 근대 간호

기원 전 437년 실론에 설립된 병원에서는 신선한 과일과 채소를 공급하고 환자의 몸을 깨끗하게 씻어 주었다는 기록이 있다. 또한

197

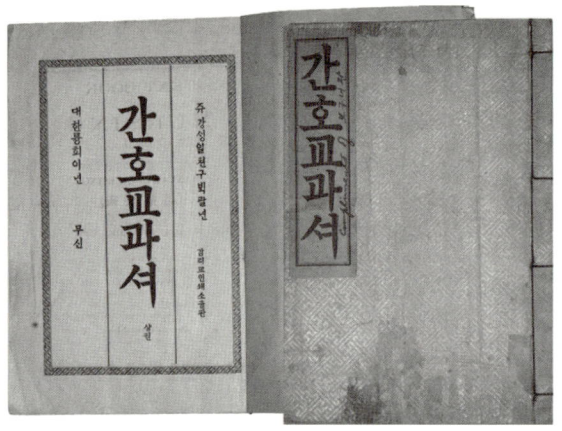

한국 최초의 『간호학 교과서』(1908년) ⓒ동은 의학 박물관

기독교가 성립된 후, 100년경 로마의 여집사 간호사들이 방문 간호를 시작한 것으로 알려져 있다. 하지만 현재와 같은 형태의 병원이 만들어지기 이전, 간호는 거의 대부분 가정에서 이루어졌다.

근대적 의미의 간호는 크림 전쟁1854~1856년이 일어났을 때 간호단을 조직하고 간호 요원을 훈련시키는 등 체계적이고 조직적으로 활동했던 나이팅게일로부터 시작된다. 그녀의 활동으로 환자 개개인의 위생이 개선되었음은 물론 사망률이 크게 감소했다. 전쟁이 끝난 후 그녀는 1860년 런던의 성토머스 병원에 처음으로 정규 간호 교육 과정을 만들었으며, 이는 간호가 하나의 전문 직업으로 정착되는 계기를 이루었다.

듀낭Henri Dunant의 제안으로 1864년 16개국 대표 협의회에서 결성된 적십자는 간호 개념의 전파에 큰 영향을 미쳤다. 1893년 미국 하퍼 병원에서는 나이팅게일 서약문이 만들어졌다.

의녀

한국의 경우에는, 조선 시대에 있었던 의녀醫女가 간호의 효시라 할 수 있다. 유교 사상이 지배하던 조선에서 사회적으로 낮은 계급의 여성이 의녀가 되었다. 세종부터 세조에 이르는 조선 초에 의녀들은 천자문, 효경 등을 읽어 문자를 해독할 수 있게 된 후, 의서를 배워 부인들의 질환을 담당하는 등 의료의 한 부분을 맡았다. 하지만 성종 말기 이들이 기녀와 함께 연회에 나오게 된 이후부터 '약방 기생'이라는 이름으로 불리게 될 정도로 조선 후기에는 본래의 역할이 퇴색되었다.

조선 정부는 제중원 개원 직후 총명하고 영오穎悟한 기녀 5명을 제중원에 배속시켰는데, 알렌은 이들을 여자 의학생이라 부르며 정숙한 생활과 의술 학습을 시켜 여성 환자들을 남성 의사가 치료할 때의 번거로움을 돕는 간호사로 만들려고 계획했다. 하지만 결국 이 계획은 실패하고 말았다.

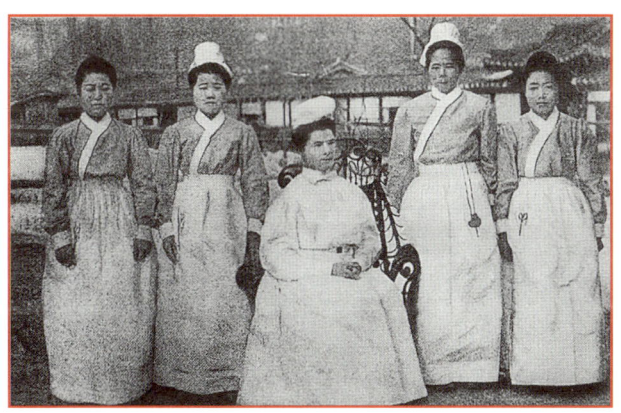

에드먼즈와 보구녀관 간호 학생 ⓒ동은 의학 박물관

제중원과 간호

제중원에서의 진료는 한국인 주사의 통역을 통해 이루어졌고 수술시 마취를 하거나 지시에 따라 약을 준비할 수 있는 잘 훈련된 한국인 조수가 있었다. 하지만 전문적인 간호의 모습은 보이지 않았다. 심지어 왕비를 진찰할 때에도 환관이 칸막이를 통해 천으로 감싼 왕비의 팔을 내미는 것을 도왔을 뿐이었다.

그러나 1886년 6월 무더위와 긴 장마 속에서 약 3개월 동안 전국에서 콜레라가 만연할 때 선교사들이 보인 기독교적인 사랑은 바로 간호의 한 단면을 보여 준 것이었다.

한국의 첫 간호사는 1891년 10월 내한한 영국 성공회의 헤드코트^{Headcoth}였다. 그녀는 1892년 의사 와일스$^{Julius\ Wiles}$의 도움으로 서울 정동의 조그마한 병원과 부인들을 위한 진료소에서 5년 정도 활동하다가 귀국했다.

한편 1894년 9월 말 제중원의 운영을 이관 받은 미국 북장로회는 에비슨의 요청으로 1895년 4월 간호사 제이콥슨을 파견했다. 1895년 7월 말 콜레라 환자를 위해 피병원이 설치되었는데, 이때 한국인 조수들은 어떻게 집을 정화시키고 소독하며, 응급 조치를 해야 하는지를 배워 간호 보조원으로서 역할을 했다. 조수 중 하

실즈와 에드먼즈

평소 실즈와 에드먼즈는 교파와 관계없이 절친했다. 그녀들은 서로 협동해 한 곳에서 간호사 교육을 하는 것이 더 능률적이며, 한국을 위해서도 더 좋은 일이라고 생각했다. 그리하여 둘은 강의, 수술실 및 임상 실습에서 협동해 교육하기로 했다. 하지만 교파가 달랐으므로 재정이나 학생 관리는 소속 교파의 간호 학교에서 하기로 했고, 에드먼즈가 먼저 간호 교육을 시작했다

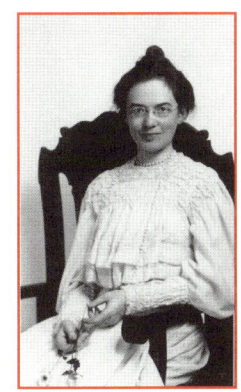 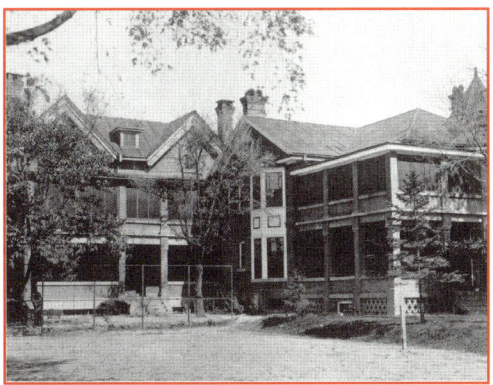

실즈와 세브란스 간호부 양성소 건물 ⓒ동은 의학 박물관

나는 불안해 하는 고종 곁에서 그를 지키기도 했다.

간호 교육의 시작

1860년 나이팅게일에 의해서 첫 정규 간호 교육 과정이 시작된 이후 1870년대 초에 미국에서도 첫 간호 학교가 설립되었다. 그리고 1885년에는 미국 간호사에 의해 일본에 처음으로 간호 학교가 설립되었다.

한국의 정규 간호 교육은 1903년 12월 미국 북감리회의 에드먼즈Margaret J. Edmunds에 의해 보구녀관 감리회 간호원 양성 학교에서 처음 시작되었으나, 1912년 보구녀관이 정동에서 동대문으로 이전한 후 중단되었다.

학생들은 2개월 동안의 예비 기간을 거쳤다. 학생들이 가장 먼저 배운 것은 '지시order는 하늘의 첫 번째 법칙이다.'라는 것이었다. 학생들이 배운 강의는 성경, 영어, 병원 윤리, 부인과 간호, 안·이비

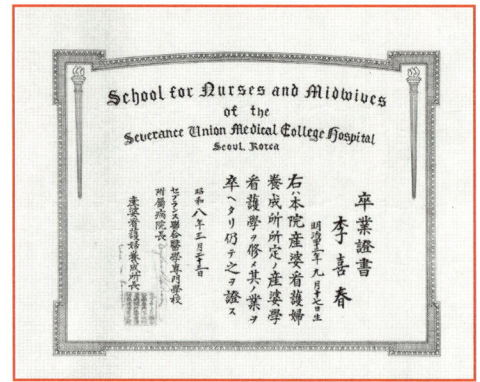

세브란스 산파 간호부 양성소 졸업 증서 ⓒ연세 대학교 간호 대학

인후과 치료, 의학 간호, 위생학, 해부학, 생리학, 검사물의 검사, 임상 실습, 식이 및 마사지 등이었다.

실습을 통해 붕대법, 침상 만들기, 다양한 종류의 목욕법, 작은 쟁반에 제공되는 약물의 투약, 달걀, 고깃국, 묽은 죽, 곡물 녹말 및 유제 같은 간단한 식이 준비, 체온, 맥박, 호흡 검사, 증상 기록, 특수 약물 투약, 관주법, 찜질, 외과 환자의 붕대 감기, 탈구 교정, 로션, 병원의 모든 붕대, 침대 리넨, 가운 및 스타킹 만들기, 마사지의 주 원리, 시신의 사후 처치 등을 배웠다. 1908년에는 한국 최초의

> **보구녀관 감리회 간호원 양성 학교의 첫 가관식 광경**
>
> 1906년 1월 30일 역사적인 광경을 보기위해 약 300명의 한국인과 외국인이 운집했다. 교회의 젊은 한국인, 세브란스 병원의 의학생들, 프라이 양, 하 여사(S. K. Hah)가 안내를 맡았다. 의식은 스크랜턴과 최 목사가 맡았고, 에비슨, 커틀러 및 의장이 축사를 했다.
>
> 모자 수여식은 감리회 여병원을 대표한 에드먼즈와 세브란스 병원을 대표한 실즈가 진행했다. 두 후보자는 상급생에 의해 인도되었고, 수간호사들에 둘러싸여 제단에서 무릎을 꿇은 그녀들의 머리에는 수련의 상징인 모자가 씌워졌다.

『간호학 교과서』가 감리회 인쇄소에서 출판되었다.

간호 교육을 시작한 지 5년 만인 1908년 11월 5일 처음으로 김마르다와 이은혜 2명이 졸업했다. 같은 해 6월 3일에는 세브란스 의학교에서 7명의 첫 의사를 배출하기도 했다. 이로써 1908년은 한국 의학사에서 크게 기념할 만한 해가 되었다.

간호 교육의 확대

세브란스에서는 1906년 9월 실즈에 의해 세브란스 병원 간호부 양성소가 개설되어 1907년 1월 2명의 학생을 대상으로 교육이 시작되었고, 1910년 첫 졸업생 김배세를 배출했다.

한편 통감부 설치 이후 일본인 의사들의 합류로 인해 서양식 병원으로 성격이 바뀐 광제원에 1906년 일본인 간호부 3명이 합류했다. 1905년 개원한 대한 제국 적십자 병원에는 간호졸감원이라는 직책이 있었는데 모두 간호 경력이 없는 남성이 임명되었다. 1907년

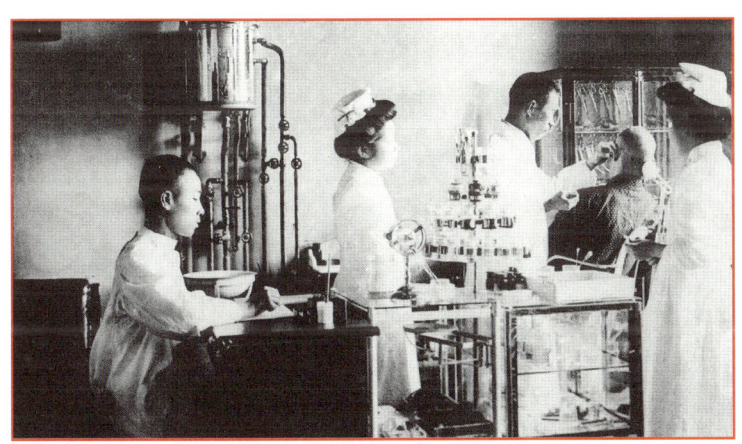

조선 총독부 의원 진찰실의 간호사 ⓒ동은 의학 박물관

설립된 대한의원은 간호부와 산파 양성 기능이 있었지만 졸업자는 없었다.

한국의 간호는 기독교 전래와 더불어 선교사들에 의해 도입, 정착되었다. 일제 강점기에는 각지의 관립 병원과 큰 병원들을 중심으로 간호 교육이 시작되어 한국 간호 교육의 한 축을 이루었다.

22 | 이 해 박는 집

동의보감과 치과

나이 든 독자들은 유치가 빠지고 영구치가 날 때 흔들거리는 치아에 신경을 썼던 상황을 경험했을 것이다. 호기심에 손으로 유치를 이리저리 흔들다가 재수가 좋으면 별 고통 없이 쑥 빠졌을 때의 기쁨이란! 그런데 이렇게 해도 치아가 빠지지 않으면 집에 있던 실을 이용했다. 실을 흔들리는 이의 뿌리 쪽에 감고 순간적으로 당겨 이를 뽑았다. 빠진 이는 어김없이 지붕 위로 던져졌다.

『동의보감』東醫寶鑑의 외형편의 구설口舌과 아치牙齒 항목은 현재의 치과 분야에 해당한다고 볼 수 있다. 질병의 원인에 대한 해석은 현재의 개념으로 이해하기 어렵지만, 병명은 어느 정도 이해가 된다.

반면 치료에 사용되는 방법이나 약제는 민간 요법으로 사용되던 것이었는데 비과학적인 면이 많았다. 또 전문 의원이나 약물 요법은 물론, 특수한 금관이나 의치 같은 이공학적인 요법도 없었다.

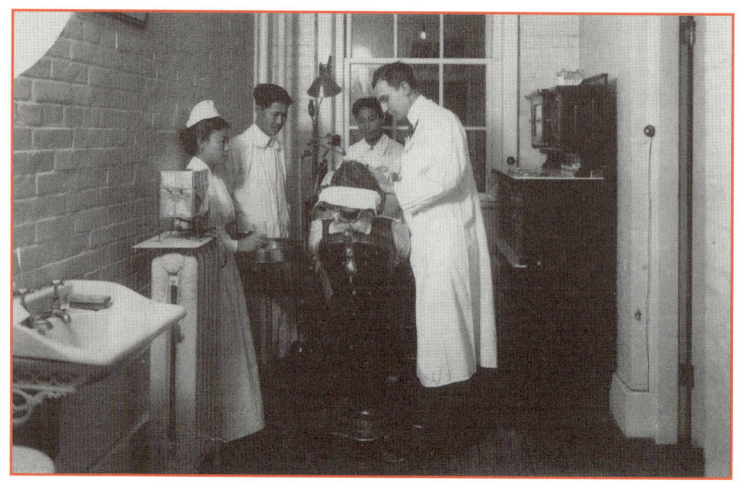

세브란스 연합 의학교의 셰플리(1915년) ⓒ동은 의학 박물관

서양 의학 도입 초기의 치과

알렌은 한국인이 아침에 일어나 소금을 손가락에 묻혀 이를 닦는다고 기록했다. 그리고 이를 뽑아 달라고 온 한국인이 있어 자신이 받았던 외과 수업을 기억해 뽑아 주었다.

알렌과 헤론의 제중원 1차년도 보고서에는 치과 분야의 다양한 진료 기록이 담겨 있는데, 1년 동안 충치 60건, 구내염 55건, 치통 15건, 구개 종양 1건, 타액선 종양 1건, 하악골 괴사 치료 6건, 구개 저부로부터 분리된 혀 1건, 구강 폐쇄 3건, 협부 농양 3건, 치아 농양 5건을 진료했고, 15건의 발치를 시행했다.

에비슨의 1901년 보고서에 의하면 274개의 치아를 학생 조수가 발치했고, 어려운 예는 자신이 직접 발치했다. 이들은 전문 치과 의사가 아니었으므로 치아 우식증이나 치주 질환이 말기에 이르렀을 때 발치를 하거나, 질병이 더 진행된 상태에서 외과적으로 수술하는 정도에 그쳤다.

입치 영업자의 등장

개항과 함께 일본인들이 대거 몰려들면서 치과술도 소개되었다. 일본인 노다 등에 의해 소개되었으며, 1902년 고로리가 충무로에서 입치사로 개업을 했고, 1904년 미나미치는 목포에서 개업했다.

이들 일본인으로부터 기공 기술을 배운 입치 영업자들이 등장하기 시작했다. 1907년 최승용이 종로에서 처음으로 치과를 개설한 이후, 안중수[1907년], 김한표[1908년], 김경집[1908년], 신정휴[1908년] 등이 개설했다. 하지만 당시 한국인들은 치과에 대한 이해가 부족해 1910년경까지 한국인 정규 치과 의사는 한 명도 없었다.

선교 치과 의사의 내한

1906년 감리회의 선교 치과 의사로 한국에 왔던 한[Hahn]은 1500만 명의 인구를 가진 한국에 치과 의사가 전혀 없는 점에 놀라 청년들에게 개인 지도를 하는 한편 치과 의학교의 설립 계획을 발표한 적이 있었다. 하지만 곧 선교사 직을 사임하고 남대문 근처의 집에서 치과 진료소를 열고 일부 학생에게 교육을 시켰지만 이 교육은 정규 치과 의학교로는 발전하지 못했다.

이외에도 1910년대 초 박교상이 사동 민제 병원에서 치의사라

초기 치과 의원의 명칭

1900년대 처음 나타나기 시작한 치과 의원은 흥미로운 명칭이 많았다. '치과'보다는 '이 해 박는 집', '잇방', '치방', '치술원' 등의 명칭이 사용되었다.

는 명칭으로 치과 치료와 입치를 시술하다가 독립해 치과 의원을 개설하고 치과의 모집을 했으나 특별한 성과는 얻지 못했다.

이 무렵에는 공·사립 치과 진료 기관의 조수 또는 보조원들이 5년 이상 틈틈이 기술을 연마하면 입치 영업 면허와 치과 의사 시험에 응시할 수 있는 자격을 인정해 주었다.

치과 의사 면허 1번 함석태

일제는 1913년 11월 15일 치과 의사 규칙을 반포하고 1914년부터 법령을 실시했는데, 1914년 2월 5일 함석태^{1889년~?}에게 치과 의사 면허 1번을 부여했다.

함석태는 평안북도 영변에서 태어나 1912년 일본 치과 의학 전문 학교를 졸업했다. 치과 의사 면허를 받은 후 6월 함석태는 삼각동 옛 제창국 자리^{청계천 수표교 부근}에 한성 치과 의원을 개원했다.

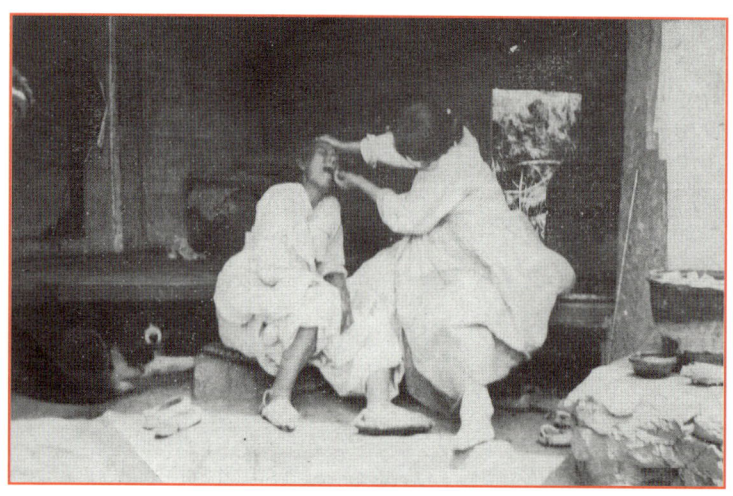

실로 이를 뽑고 있는 시골 아낙. 분쉬 촬영(1903년) ⓒ 동은 의학 박물관

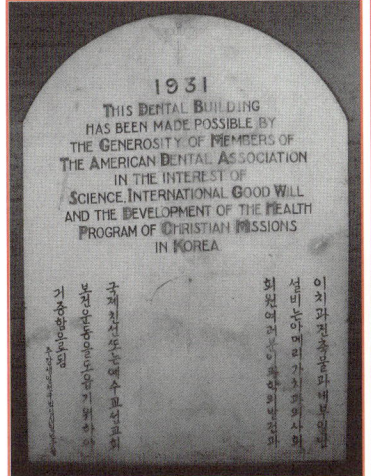 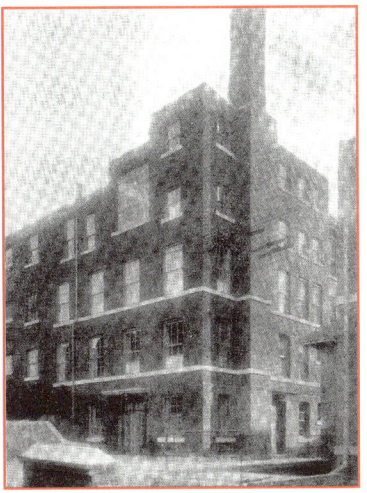

미국 치과 의사회의 후원으로 1931년 10월 낙성된 세브란스 의학 전문 학교의 치과학 교실
ⓒ동은 의학 박물관

1921년 10월 일본인 치과 의사들은 조선 치과 의사회를 만들었는데, 일부 한국인 치과 의사가 참여했을 뿐 한국인 치과 의사들은 여러 면에서 일본인 치과 의사들로부터 소외당하고 차별을 받았다. 1925년 경성 치과 의학교에서 첫 졸업생이 배출되자 함석태는 안종서, 김용진 등 한국인 치과 의사 7명을 규합해 한국 최초의 치과 의사 모임인 한성 치과 의사회를 조직했고 회장으로 추대되었다.

> **너무나 비쌌던 치과 치료비**
> 1930년대 세브란스 치과의 발치료는 일본돈 50전, 총의치는 80원, 사랑니 발치료는 10원 정도였다. 당시 물가는 대학 출신자 월봉 초급이 10~15원이었고, 냉면 한 그릇에 15전, 요릿집에서는 3~5원이면 하루 저녁을 아주 잘 먹었으니 엄청난 치료비였다.

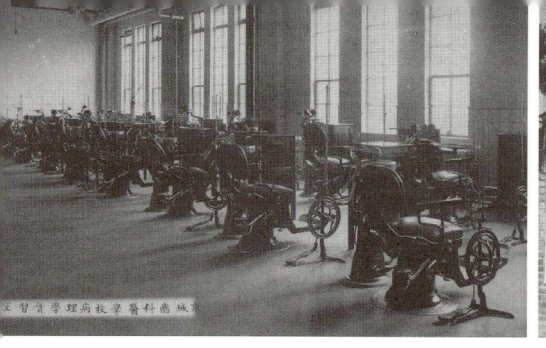 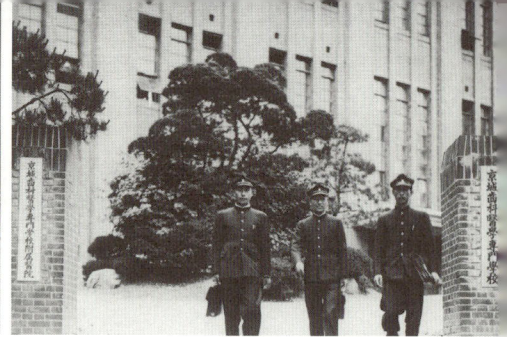

경성 치의학교 실습실(1920년대)과 경치전 정문(1940년대) ⓒ동은 의학 박물관

함석태에 이어 1917년 한동찬이 평양에, 1919년 김창규가 광화문에, 1921년 이희창이 무교동에 각각 개업했으며, 1922년에는 임택룡이 세브란스 병원 치과에서 근무하고 있었다.

치과학 교실의 탄생

1915년 내한한 미국 북장로회의 셰플리 W. J. Scheifley 는 세브란스 연합의학교에 한국 최초의 치과학 교실을 설치하고 진료와 함께 4학년 학생들에게 치과학을 가르치기 시작했다.

1917년 당시 치과학 교실에는 의사 2명이 조수로 근무했으며, 4학년에 주당 1시간 배정된 치과학 강의는 일반 의사를 위한 치과 병리, 주요 치과 질병, 발치 등을 가르치고 시범을 보여 주는 내용이었으며, 관심이 있는 일부 학생들에게 특별 과정을 개설해 가르쳐 주었다.

한편, 대한의원이 설립된 후 1909년 11월 진료 과목에 치과가 설치되었지만 담당 의사는 임명되지 않았다. 조선 총독부 의원에서는 1911년 외과의 한 분야로 치과가 포함되었다가 1916년 독립되어 초대 과장서리로 나기라 다쓰미가 임명되었다.

치과 의학교의 설립

1921년 에비슨은 치과 전문 학교의 설립을 추진했다. 그는 치전을 세브란스 의학 전문 학교, 연희 전문 학교와 통합해 종합 대학을 설립하려는 의도를 갖고 있었다. 조선 총독부는 이를 '일본인의 체면에 관한 일'로 규정해 묵살하고, 총독부 의원의 치과 과장인 니기라로 하여금 치과 의사 강습소 설립 청원서를 내게 한 후 이를 허가했다.

나기라가 1921년 12월 26일 제출한 경성 치과 의학교의 설립 인가 신청서는 1922년 4월 1일부로 인가되었고, 4월 15일 이미 모집된 60명의 신입생으로 개교식을 겸한 입학식을 거행했다. 이중에서 한국인 20명과 일본인 8명이 1925년 4월 첫 졸업생이 된다. 이후 8회까지 한국인 102명, 일본인 73명의 졸업생을 배출했다.

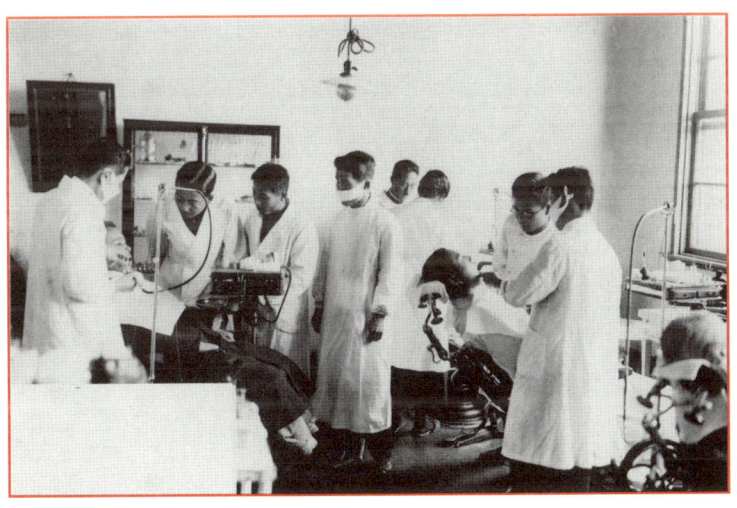

경성 의학 전문 학교의 치과 외래 실습 ⓒ동은 의학 박물관

11개의 치과 대학

경성 치과 의학교는 1931년 3월 일본 문부성 지정 전문 학교로 승격되었다. 이후 1945년까지 치과 의학 전문 학교에서는 한국인 452명, 일본인 1007명의 졸업생을 배출했다.

경성 치과 의학 전문 학교는 일제 강점기 치과 의사를 배출하던 유일한 교육 기관이었다. 따라서 이들은 세브란스 의학 전문 학교, 경성 의학 전문 학교, 경성 제국 대학 의학부 등에 설치된 치과에서 진료를 담당했다.

해방 후 국대안으로 국립 서울 대학교가 만들어지면서 치과 대학이 만들어졌다. 당시에는 4년제였지만, 1959년부터 6년제로서 치의예과가 설치되었다. 이후 한동안 한국에는 1개의 치과 대학만이 있었지만, 1960년대 말에 2개 치과 대학이 만들어졌고, 1970년대에 6개, 1980년에 1개, 그리고 1994년에 1개가 신설되어 현재 한국에는 11개의 치과 대학으로 괄호 속은 치의예과 신설 연도 서울 대학교 처음에는 4년제였다가 1959년 치의예과 신설, 경희대학교 1967년, 연세 대학교 1968년, 경북 대학교 1974년, 조선 대학교 1974년, 부산 대학교 1979년, 원광 대학교 1979년, 전남 대학교 1979년, 전북 대학교 1979년, 단국 대학교 1980년, 강릉 원주 대학교 1994년가 있다.

11개의 치과 대학은 41개의 의과 대학에 비해서는 수가 적지만, 수요에 비해 치과 의사가 너무 많이 배출되고 있다는 지적이 있다.

23 | "병 안 나으면 돈 못 줘"

한옥을 개조한 초기의 병원

서양 의학 도입 초기에 문을 연 병원들은 대개 한옥을 개조해 사용했다. 재동에 있었던 제중원의 경우 면적이 약 600평이었고 여러 채의 건물에 40명의 환자를 입원시킬 수 있는 규모였는데, 건물

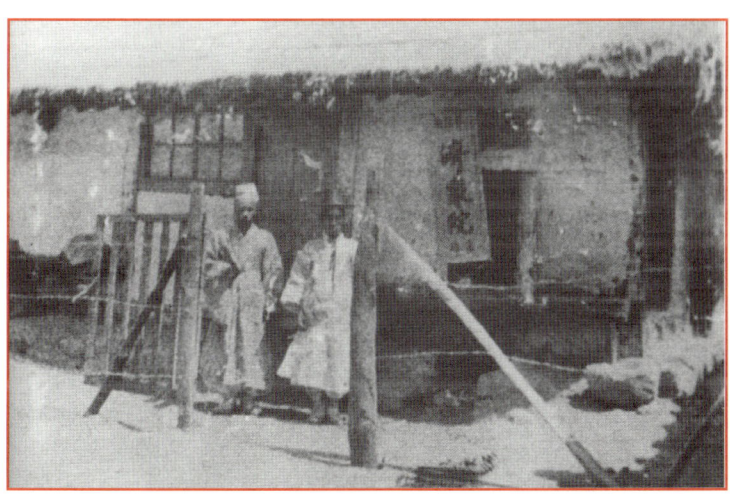

대구 제중원 ⓒ동은의학 박물관

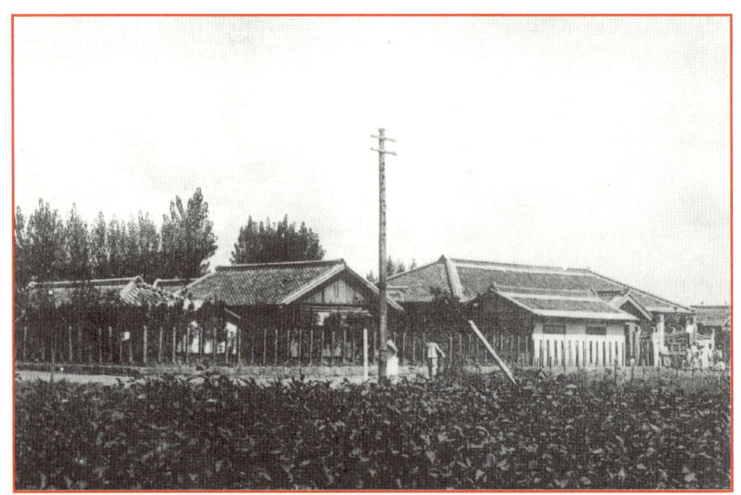

경북자혜의원(1911년) ⓒ동은 의학 박물관

들이 모여 있어 회진 등 병원 업무를 보는 데 큰 불편은 없었다. 이후 전국에 세워진 선교 병원들도 대개 한옥을 개조해서 병원으로 이용했다.

한옥의 방은 모두 온돌방이었고, 침대가 아닌 요를 깔았다. 한옥이라는 특성상 아궁이에 불을 때면 난방을 할 수 있었으므로 편리한 점도 있었다. 언제부터인지 확실하지는 않지만 1900년 구리개 제중원에 처음으로 침대가 설치되기 시작했다.

병원의 스프링 침대
아무도 스프링 침대를 떠나 마루로 내려가고 싶어 하지 않으며, 침대가 없어 마루에 있던 사람들은 환자가 퇴원하는 대로 그 침대를 얻는 기회가 있기를 갈망한다. 분명히 간호하기 편안하며 청결을 유지하는 데 매우 편리한 점도 침대를 선호하는 큰 이유이다.

양옥 다층 건물로 발전한 병원

일본 정부가 부산에 세웠던 제생의원은 낡고 비좁아 입원 환자를 위한 공간이 없어 2층의 병원 건물을 신축해 이전했는데, 아마도 일본식의 다다미방이었을 것이다.

한국의 병원은 1904년의 세브란스 병원, 1908년의 대한의원의 준공으로 현대화되기 시작했다.

이후 1910년대에 지방의 선교 병원들이 현대화되면서 신축 및 증축되었는데, 대부분 2층 벽돌 건물에 20~30개의 병상을 갖춘 입원실 여러 개와 남녀 진료실, 남녀 대기실, 지하실, 사무실, 조제실 등의 시설을 구비하고 있었다. 각 선교 병원은 그 지방의 언덕 위나 높은 곳에 위치해 있어서 쉽게 눈에 띄었다. 1904년부터 1909년까지 신축한 10개의 병원 건물을 포함해 1904년 이래 1918년까지 전국에 28개의 현대식 건물의 병원이 신축 및 증축되었다.

한편 개업에 나선 한국인 의사들은 대개 단층의 한옥 건물을 병원으로 사용했지만, 1920년대에 들어 2~3층 건물이 병원으로 사용되기 시작했다.

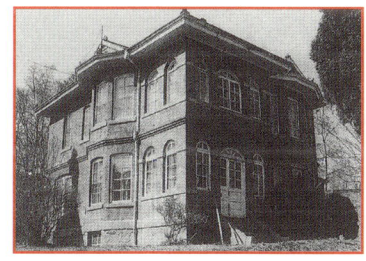 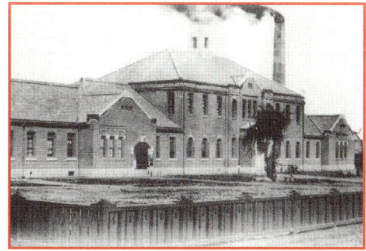

원주 서미감 병원(1913년)과 나남 도립 의원 ⓒ동은 의학 박물관

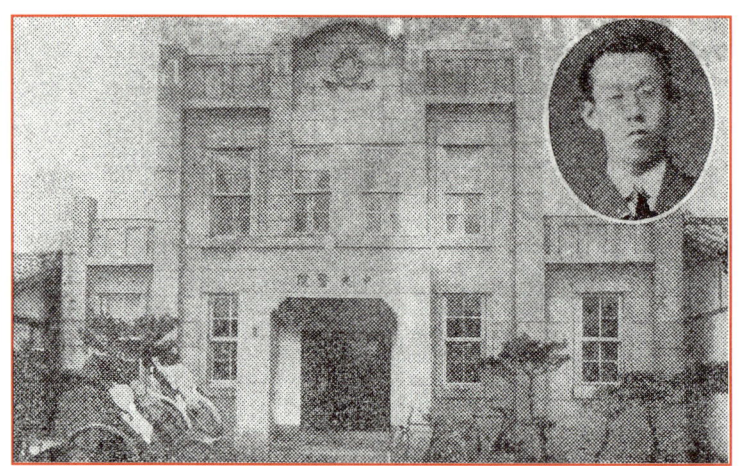

1927년 광주의 중앙의원(원장 김흥열) ⓒ 동은 의학 박물관

1904년 세브란스 병원의 구조

당시 동양에서 최고의 설비를 자랑하던 세브란스 병원을 통해 당시 대형 병원의 구조를 살펴보자. 세브란스 병원은 2층과 지하층을 가진 건물로서 길이가 약 24미터, 폭이 약 12미터였으며, 실제적으로 3층 건물이었다.

　지하층은 일반 외래로 사용되었는데, 2개의 대기실, 진찰실, 검사실, 약국, 의약품 창고, 난방로, 석탄 창고, 주방, 그리고 현대적인 건조실을 갖춘 세탁소 등으로 이루어졌다. 1층에는 의사 사무실이 있었고 옆방에는 방사선 기계를 설치할 수 있었으며 증기탕, 관절 치료를 위한 건조 고온 공기 장치, 이비인후과 질환 치료를 위한 압축공기 장치, 그리고 기타 다른 특수 장치가 있는 전기 설비를 갖춘 방이 있었다.

　이외에 아마포 벽장, 목욕실, 화장실 등이 딸린 3개의 남성 병실과 4개의 여성 병실, 그리고 일반 회의실 등이 있었다. 2층은 외과 수술을 위해 꾸며졌다. 수술실은 폭과 너비가 약 5미터였으며, 북동쪽은 거의 유리로 덮여 있어 자연 채광으로 방이 밝았고 집도 의사를 방해하는 그림자가 지지 않았다. 수술실은 흰색 에나멜을 입힌 철제 수술 기구 및 물약 소독기가 갖추어져 있었다. 2층에는 7개의 병실, 간호사실, 외과 처치실 등이 있었다.

전체 건물은 온수로 난방을 유지했기 때문에 연기, 석탄 가루, 재 등이 방에 들어오지 않았으며, 건물 전체가 일정한 온도로 유지되었다. 환기 역시 문 위의 채광창 및 배관을 통해 적절하게 유지되도록 했다. 검사실은 현미경, 원심 분리기, 항온기 등의 최신 장비가 갖추어졌고 혈액, 소변, 대변 및 가래침 등을 검사할 수 있었다.

제중원에서의 진료

제중원에서는 번호표를 환자들에게 주어 순서대로 진료를 받게 했다. 패를 받고 제중원 안으로 들어온 환자는 서쪽 마당의 바로 오른편에 있는 환자 입구즉 중문를 통해 연못이 있는 마당을 거쳐 좁은 마루로 둘러싸인 외래 진찰실로 들어가도록 되어 있었다.

그런데 중문에는 다른 문지기가 있어 환자가 보여 주는 패에 적혀 있는 갑·을 등등의 순서를 보고 순서대로 들여보냈는데 무료로 진료를 받게 될 빈패貧牌를 소지한 사람은 우선 진료비를 내고 원패元牌를 소지한 사람이 모두 진료를 받은 다음에야 진료를 받을 수 있었다. 진찰이 끝난 환자는 진찰실 북서쪽을 통해 수술실 겸 약국으로 가서 처치를 받거나 약을 탄 후 남쪽에 있는 출구를 통해 나오도록 되어 있었다.

한국어 통역

한국인 의사가 없는 상황에서 외국인 선교 의사나 일본인 의사로부터 진료를 받는 것은 매우 힘든 일이었다. 의사는 환자와의 대화를 위해 통역이 필요했는데, 제중원의 주사 중 1명은 통역의 역할을 수행했다. 당시 주사는 양반이었고, 환자는 하류 계층이 많아 이에 따른 일화도 많았다.

한국에서 갓 일을 시작한 에비슨은 주사 한 사람을 통역으로 환자를 진료했다. 에비슨은 그가 영어를 잘 했기에 환자들과 쉽게 대화를 나눌 수 있을 것으로 기대했지만, 실제로 환자들과의 대화가 쉽지 않았다. 양반 출신인 주사는 신분이 낮은 환자가 오면 통역의 역할을 하기보다는 거만하게 호령하기 일쑤였던 것이다.

한번은 한 소년이 한글로 쓴 편지를 갖고 주사에게 왔다. 어려운 한자에 익숙해져 있는 주사는 한글로 쓴 편지를 자기를 무시하는 처사로 생각하고 심부름꾼 소년을 발로 차서 돌려보내며 "주사는 상놈이 아니라고 네 상전에게 이야기하라."라며 역정을 냈다.

또한 의사들이 진료실에서 접한 가장 큰 어려움은 병명(病名)이었다. 한의학에서 사용되던 용어나 한국인들이 스스로 말하는 병명, 즉 "폐병", "속병" 등은 서양 의사들에게는 전혀 도움이 되지 않기 때문이었다.

이상한 통역

한국어를 모르는 외국인이 조선에서 활동하기란 쉽지 않았다. 알렌이 조선에 처음 왔을 때 영어 통역을 할 줄 아는 사람들은 몇 명밖에 되지 않았다. 알렌은 민영익을 치료할 때와 후에 병원을 개업했을 때 영어 통역을 할 줄 아는 한국인 중에서 한 사람을 고용했다. 그런데 그는 체온이 내려가는 것을 'increasing to less(아래로 올라간다.)'라고 표현했다.

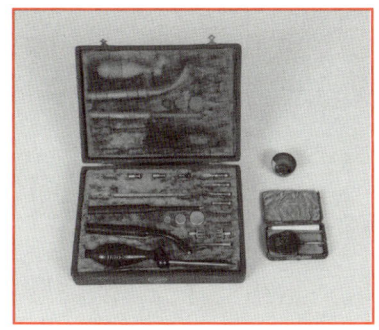 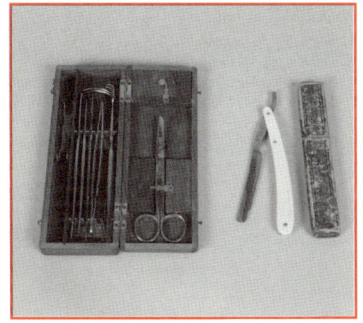

알렌이 사용하던 진료 기구(1880년대 후반)와 분쉬가 사용하던 수술 기구(1900년대 초) ⓒ 동은 의학 박물관

의료 기구

19세기 말 한국에서 어떤 의료 기구가 사용되었는가는 확실하지 않지만 다음의 각종 도구가 사용된 것으로 추정된다.

우선 의사가 항상 가운 속에 넣고 다니는 기구로 반사 망치, 청진기, 검안경, 이경耳鏡, 반사경, 비경鼻鏡, 압설자壓舌子 등이 있었다. 진단 기구로 질경膣鏡, 도자導子, 체온계 등이 있었고, 진단 장치로 현미경, 도말 표본 염색 기구 및 염색 시약 등이 사용되었다.

단순한 상처를 처치하기 위한 스펀지, 붕대, 고무 붕대, 린트붕대용 면직물 천과 약을 위한 약수저, 약연, 주사기 등이 있었다. 수술을 위해서는 메스, 가위, 수술 바늘과 명주실, 집게, 에테르 마취기, 사지 절단 기구 등이 있었다. 특수 치료를 위한 것으로 배농을 위한 흡인기, 카테터Catheter, 건전지를 이용한 전기 치료기 등이 각종 문헌에 나타난다.

다만 오늘날 수술실에서 보편적으로 사용되는 모자, 마스크와 고무장갑, 일회용 반창고 등은 1900년대에 개발되었으므로, 대략 1910년대에 도입된 것으로 생각된다.

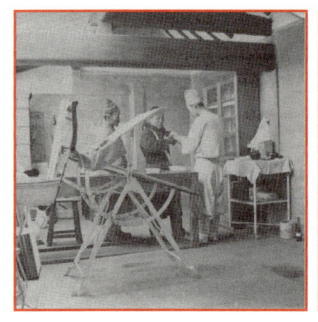 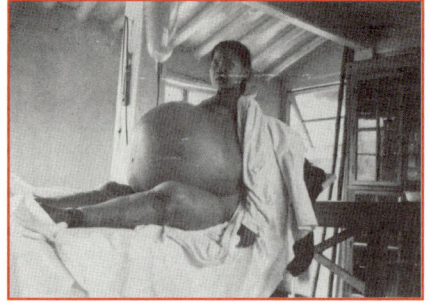

분쉬의 진료실 내부(왼쪽)와 난소암으로 심한 복수가 동반된 환자 사진(1903년). ⓒ동은의학박물관

진료비

한국인들은 병이 낫지 않으면 약값을 지불하지 않았다. 더구나 돈으로 지불하는 경우가 드물었으며, 대신 몇백 개의 달걀이나 고기, 닭, 꿩, 기타 온갖 음식물을 치료비로 받았다. 그런데 이들이 지불한 치료비는 의사에 대해 감사의 대가가 아니라 오히려 자신들이 의사에게 준 혜택이라고 생각했다.

제중원이나 시병원에서 받는 1회분 약값은 평균 약 2센트였다. 환자들은 별 효과도 없어 보이는 한약^{보약}을 15달러 혹은 20달러나 주고 조제해 먹으면서도 2센트 혹은 5센트 정도하는 치료비를 많다고 생각하는 경향이 있었다.

흥미롭게도 한국인 환자들은 유리로 만든 약병을 가져가면 다시 갖고 오지 않는 경우가 많았다. 선교 의사들은 항상 신경을 쓰며 병을 갖고 와야만 진찰을 해 주겠다고 으름장을 놓기도 했다.

사진 촬영

진료했던 환자 중에서 흥미로운 예는 촬영해 기록에 남겼는데 그

중에는 여성 환자도 많았다. 현재 1800년대에 촬영한 환자 사진은 발견되지 않지만, 1900년대 초에 에비슨이나 분쉬가 촬영한 사진은 일부 남아 있다.

그중 2009년 9월 10일 《조선일보》 인터넷판에 공개된 옆의 사진은 동은 의학 박물관도 분쉬의 손녀로부터 직접 기증 받아 소장하고 있다. 당시 《조선일보》측은 이 사진이 "1901~1905년 사이에 찍은 것"으로, "쌍태아 이상의 임신이거나 복수가 많이 찬 중증 임신 중독증 산모"라는 설명을 덧붙였다. 실제 이 사진은 1903년에 촬영된 것으로, "난소암에 의해 다량의 복수를 가진 여인"이라는 설명이 붙어 있다.

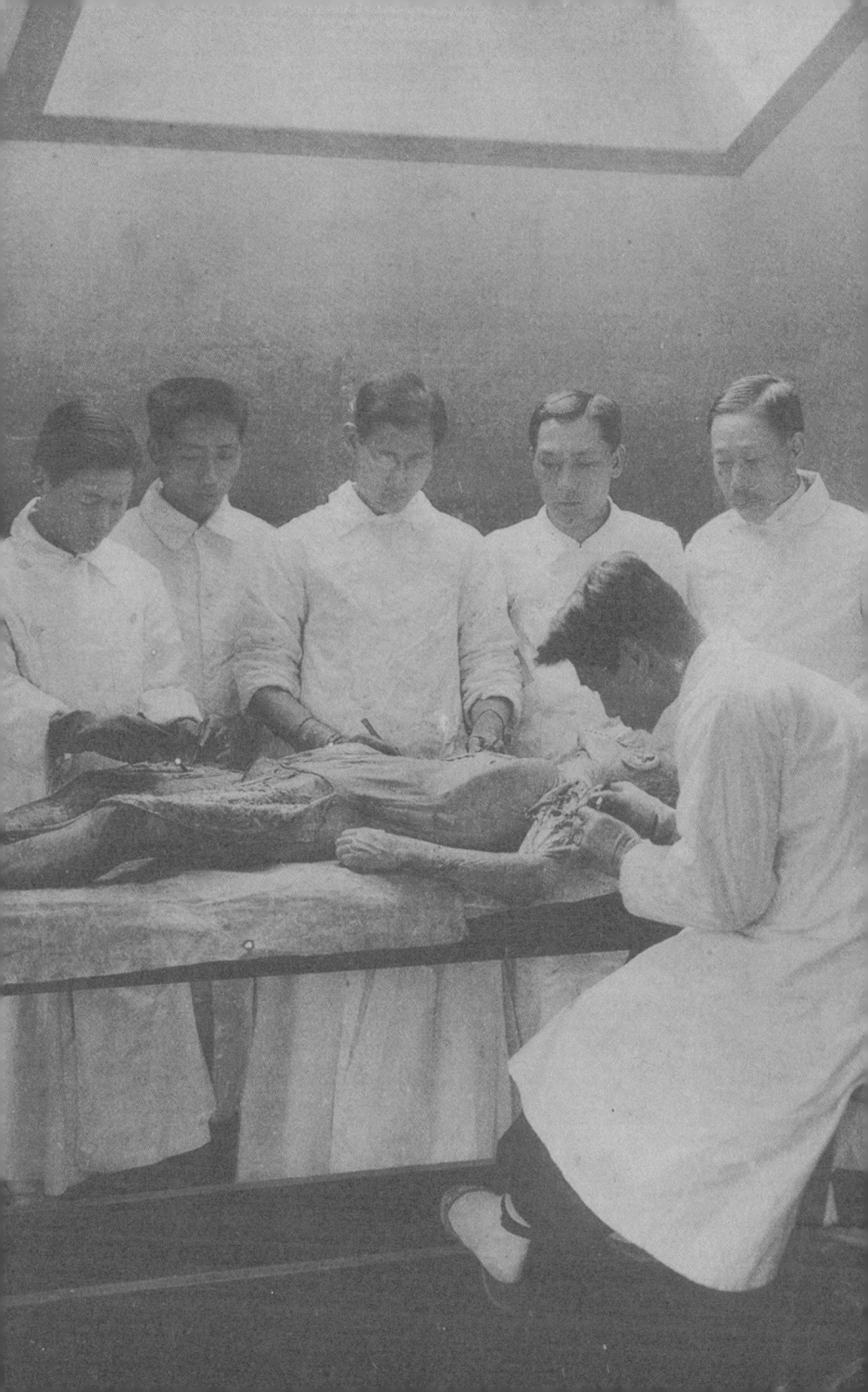

4

돌림병에 맞서다

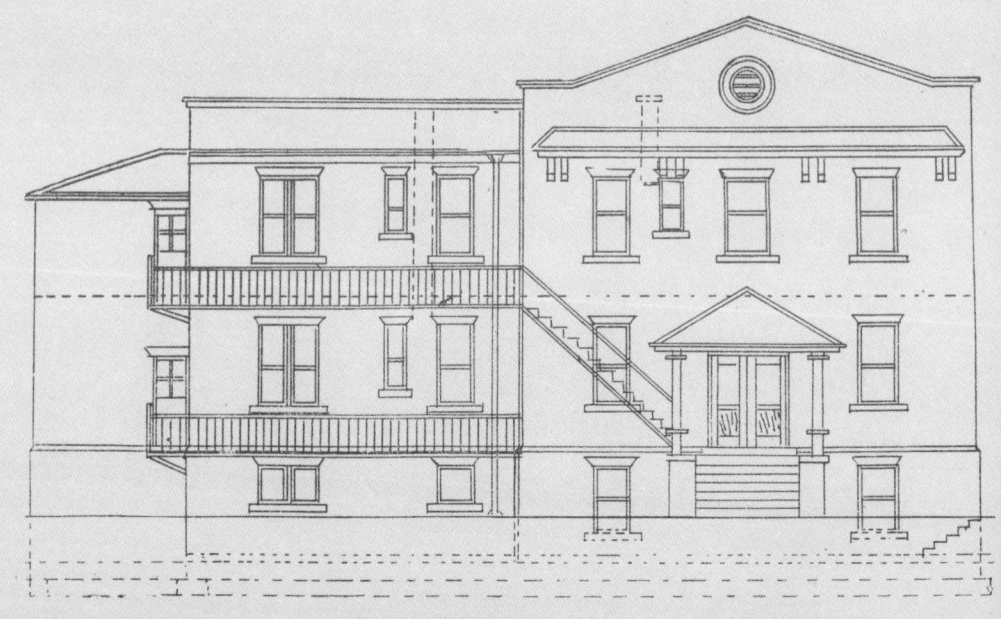

ISOLATION BUILDING GIFT OF SEOUL CITIZENS.

24 | 위생 경찰의 시대

위생이라는 무기

전염병은 인류가 공동체를 형성한 이후 지금까지 함께해 온 가장 오래된 '적'이다. 두창^{천연두}은 이제 인류의 곁을 떠났지만, 새로운 적들이 속속 나타나고 있다. 에이즈가 대표적인 예라 할 수 있다. 인류는 그 적들을 물리치기 위한 준비에 한창이다. 그 중심에는 개항 이후 한국이 수용한 서양 의학이 있다.

1911년 매독 치료제인 살바르산은 인류에게 전염병이 치료될 수 있다는 희망을 주었다. 하지만 인류가 본격적인 전염병 치료제를 만나기 위해서는 30년을 더 기다려야 했다. 페니실린이 출현하기 이전 서양 의학 역시 전염병 앞에서 움츠러들 수밖에 없었다.

서양 의학이 처음부터 강력한 무기를 가진 것은 아니었다. 한국인에게 서양 의학은 '의학'이기보다는 '위생'으로 처음 다가왔다. 소독과 청결 그리고 격리가 서양 의학이 가진 가장 '강력한' 무기였다.

온역 장정과 검역의 시작

개항 이후 전염병을 막기 위한 한국의 노력은 1886년에 시작되었다. 콜레라가 유행하자 정부는 각 개항지에 관리를 파견해 검역을 시작했고 검역 활동의 지침으로는 온역장정瘟疫章程을 제정했다. 온역장정에는 전염병 유행지에서 온 선박을 정박시키고 승객이나 승무원을 검사한다는 내용이 실려 있었다.

온역장정이 반포되었지만 이 법령의 시행을 둘러싸고 각국 공사관은 조선 정부와 대립했다. 검역은 각국의 외교적, 상업적 이해와 충돌할 수 있었기 때문이다. 결국 조선 정부는 한 발 물러나 외국 병선兵船의 검역에는 예외를 두는 조치를 취했다. 병선을 일종의 치외 법권 지역으로 인정한 것이었다.

위생국의 탄생과 경찰

한국을 근대화시킨 개혁으로 알려진 갑오개혁은 방역 체계에도 큰 영향을 미쳤다. 갑오개혁 정부는 1894년 내무아문內務衙門 안에 위생국衛生局을 설치했다. 조선 시기의 대표적 의료 기관인 전의감을 대치하는 기관이었다. 위생국은 방역, 의약, 우두와 관련된 사무를 담당했다.

위생국이 방역과 관련된 전체적인 기획을 담당했다면 실무는 경찰이 담당했다. 갑오개혁 과정에서 경무청관제警務廳官制와 행정경찰장정行政警察章程이 반포되었다. 기관으로는 경찰청警察廳이 설립되었다. 경찰은 방역, 소독, 검역, 종두, 음료수, 의약, 묘지 등 각종 위생 사무를 담당했다. 위생 경찰 제도의 시작이었다.

위생국은 설립 직후 큰 도전에 직면했다. 1895년 청일 전쟁 와중

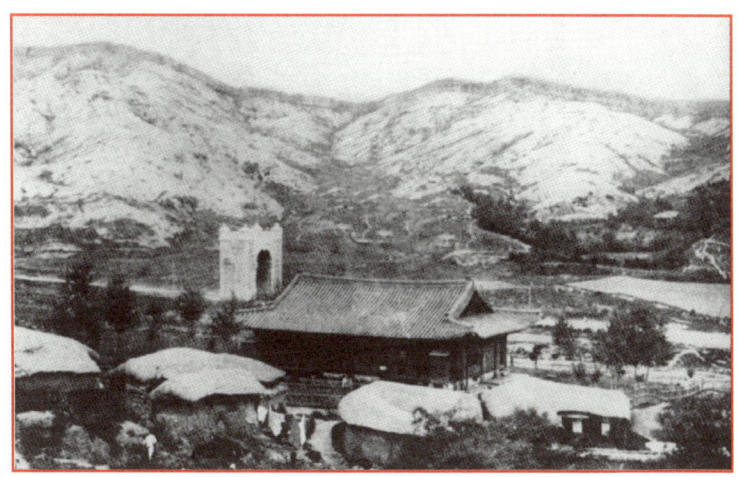
1895년 피병원이 설치된 모화관 ⓒ동은 의학 박물관

에 콜레라가 발생해 북부 지방에서 남하하기 시작했기 때문이다. 정부는 우선 검역 규칙을 반포했다. 방역을 위해 항구에서 선박을 검역한다는 내용이었다. 국내에서 진행할 방역 조치들의 내용도 법령으로 반포했다. 호열자병 예방 규칙虎列刺病豫防規則, 호열자병 소독 규칙虎列刺病消毒規則, 호열자병 예방虎列刺病豫防과 소독 집행 규정消毒執行規程이었다.

동시에 한국에 와 있던 의료 선교사와 일본 의사로 구성된 방역 위원회도 설치되어 제중원의 에비슨이 책임을 맡았다. 방역 위원회는 콜레라가 세균에 의해 발생된다는 점을 한국인에게 알렸다. 서양 의학에 기초한 방역이 시작된 것이었다.

전염병 예방 규칙과 방역

1899년은 한국에서 법정 전염병이 처음으로 규정된 해였다. 이 해 전염병 예방 규칙이 반포되었다. 이 반포로 두창, 장티푸스, 발진티푸스, 콜레라, 이질, 디프테리아가 법정 전염병으로 지정되었다.

이 법령은 1880년 일본에서 반포된 전염병 예방 규칙을 모방했지만 차이가 있었다. 일본 제도에서 보이는 위생 위원의 역할을 동임洞任이 담당했다. 지방 행정 조직을 중심으로 방역 체계를 구성하려는 대한 제국의 의도가 반영된 결과였다.

이어 6종 전염병의 예방과 관련된 세부 지침이 예방 규칙의 형태로 반포되었다. 항구에서 검역을 규정한 검역정선규칙檢疫停船規則도 반포되었다. 방역을 위한 규칙이 이 해에 대체로 완성된 것이었다. 서양 의학의 새로운 패러다임이라고 할 수 있는 세균설에 입각한 방역 체계가 법률적으로 완성된 것이었다.

전염병 예방령

일제는 1915년 일제 강점기 동안 방역을 위한 기본 법규로 작용할 전염병 예방령을 반포했다. 전염병 예방령은 이 예방령의 적용을 받을 수 있는 전염병의 종류를 확정했다. 그것은 콜레라, 이질, 장티푸스, 파라티푸스, 두창, 발진티푸스, 성홍열, 디프테리아 및 페스트였다. 대한 제국에서 반포한 전염병 예방 규칙의 6종 외에 파라티푸스, 성홍열, 페스트가 추가된 것이었다.

일제는 전염병 예방령의 반포로 방역을 위한 법률적 토대를 마련하게 되었다. 이들 전염병이 유행할 때는 언제나 이 법령이 규정한 각종 방역 조치를 취할 수 있었다. 교통 차단, 격리, 집회 제한, 우물의 사용 금지, 어로漁撈 제한, 건강 검진, 청결, 소독 등이었다. 방역은 호주·관리인, 경찰·검역 위원, 경무부장으로 이어지는 조

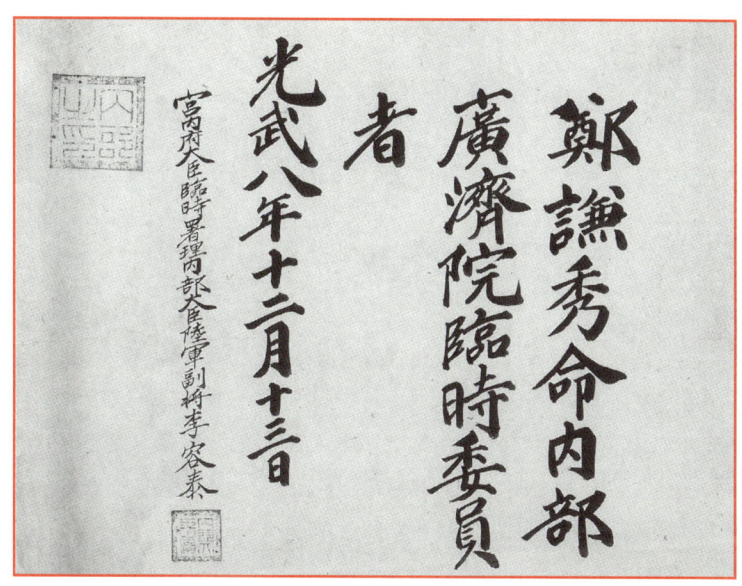

광제원 임시 위원 임명장(1904년) ⓒ동은의학박물관

직적 체계 아래서 진행되었다.

 전염병 예방령의 적용을 결정하는 주체는 경무부장이었다. 이 점은 전염병 예방령이 내용을 거의 그대로 따른 일본의 전염병 예방법과 다르다. 일본의 전염병 예방법은 각 지방의 행정 책임자인 지방 장관이 법령의 적용을 결정했다. 일제는 본국과 달리 한국에 경찰이 중심이 된 체계를 만든 것이었다.

 1924년 뇌척수막염이 전염병 예방령에서 규정하는 전염병에 포함되어 법정 전염병은 10종으로 늘어났다. 1928년 전염병 예방령 시행 규칙의 일부가 개정되었다. 보균자의 검사와 검색을 실시하고, 그에 대한 단속을 강화하기 위해서였다.

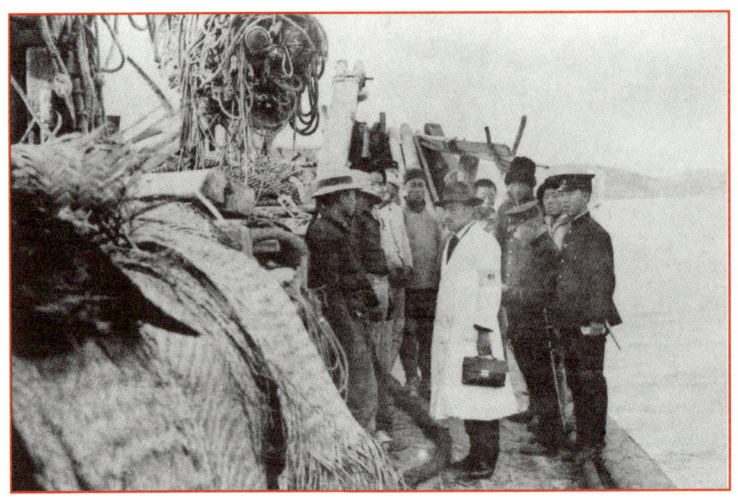
군산항에서의 선박 검역 광경(1920년) ⓒ동은 의학 박물관

사립 병원 취체 규칙

병원과 관련된 규정도 반포되었다. 1920년 반포된 사립 병원 취체 규칙이었다. 일제가 이 법령을 반포한 이유는 사립 병원에 대한 불신에 있었다. 관공립 병원과 달리 사립 병원의 설비가 불완전하다는 것이었다.

이 법령은 특히 전염병실과 관련해 질병의 전파를 막기 위한 특수한 구조 설비를 요구했다. 이 법령은 한편으로는 병원 설비에 대한 관심을 낳았다. 하지만 선교 병원을 비롯한 사립 병원의 침체도 낳았다. 사립 병원은 관공립 병원에 비해 설비를 완비할 재정이 부족했기 때문이다.

위생 사무의 일원화

한국이 일본의 식민지가 되면서 위생 경찰 제도가 강화되었다. 대한 제국 시기와 비교하면 위생에 관여하는 경찰의 권한이 더욱 커졌다. 1911년 일제는 내무부 위생과를 폐지했다. 위생과의 업무는 경찰로 이관되었다. 1912년 탁지부 소관이던 해항 검역海港檢疫과 이출우移出牛 검역 사무 역시 경찰이 담당하게 되었다. 이 변화들을 계기로 경찰은 모든 위생 사무를 관할하게 되었다.

위생 경찰이란 개인의 자유를 제한해 건강을 보호하기 위해 만들어졌다. 전염병의 위험으로부터 민중을 보호하고 사회 질서를 유지한다는 소극적인 의미의 기관이었다. 하지만 경찰의 힘만으로 '완벽한' 방역을 수행할 수는 없었다. 기초적인 조치들, 예를 들면 의료 기관을 많이 만들고 상하수도를 개선하며 전염병원과 격리 병사를 설치하거나 쓰레기를 처리해 청결한 환경을 만드는 일 등이 필요했다.

그러나 위생과 관련된 모든 사무가 경찰로 집중화되었다는 사실은 향후 방역이 단속을 위주로 진행될 것임을 시사하는 것이었다. 이러한 과정은 효율적인 위생 사무의 진행을 가능하게 하는 것이었다. 하지만 한국인의 개인적 이해와 권리는 '위생'이라는 명목 아래 경찰의 단속 아래 억눌릴 가능성이 높아졌고 실제로도 그랬다. 해방 직후 한국인들이 경찰 척결을 외쳤던 배경에는 일제 강점기의 가혹한 방역 조치도 함께 있었다.

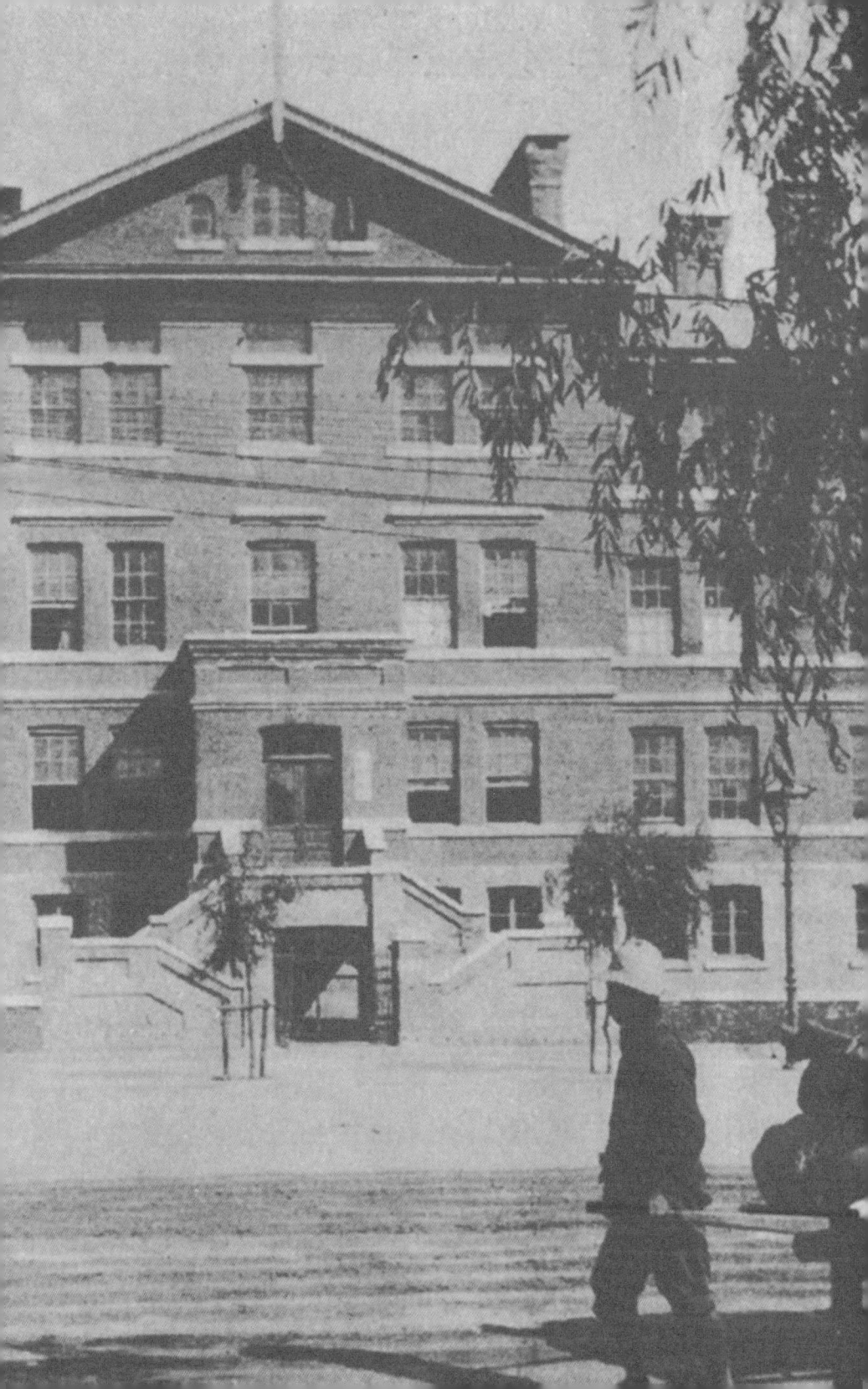

25 | 우두, 두창을 몰아내다

호적 나이를 바꾼 두창

제중원 원장 에비슨이 진찰실에서 한 부인과 이야기를 나누기 시작했다. 그 부인은 11명의 아이를 낳았다고 했다. 에비슨이 물었다. "그중 몇 명이나 살아 있나요?" "유아기 때 모두 죽었습니다." "안됐군요. 어떻게 죽었나요?" "두창으로요." "뭐라고요! 그런 병으로 그 애들 모두가 죽었어요?" "예, 사실입니다. 오죽 많이 죽으면 아이가 두창을 마칠 때까지 식구로 치지 않으려고요!"

주위 어르신 중에는 호적 나이가 실제보다 두어 살 적은 이들이 있다. 위의 이야기는 그 이유를 설명해 준다. 두창에 걸렸다가 낫지 않은 아이는 내일을 알 수 없으니 호적에 올릴 이유가 없었다.

18세기가 저무는 1796년 눈매 매운 영국의 의사 제너가 발견한 우두법은 두창의 공포로부터 인류를 구원해주는 수호신이 되었다. 우두법은 전 세계로 확산되어 나갔고, 한국도 예외는 아니었다. 중국으로 들어오는 서양 문명에 항상 귀를 열어 놓고 있던 정약용은 우두법 역시 놓치지 않았다. 그는 비밀리에 중국에서 우두법

서적을 들여와 실제로 소아에게 우두를 시술하기까지 했다.

우두법의 수용과 지석영

그러나 우두법의 본격적인 수용은 1876년 한국이 문호를 개방한 이후에 이루어졌다. 특히 지석영의 노력은 눈부셨다.

지석영은 우두법을 시술하는 병원이 부산에 있다는 소문을 듣고 길을 떠났다. 손에 든 것은 엽전 열 냥이 전부였다. 아침은 구걸을 했고, 점심만 사먹었다. 짚신이 닳을까 두려워 길에 있는 소똥을 밟으며 걸었다. 얼마나 절약을 했는지 부산에 도착했을 때는 석 냥이 남았다. 1880년 그는 직접 일본을 방문해 우두법을 배웠고, 1880년대 지방에 우두법이 확산되는 데 기여를 한다.

그러나 우두법은 지석영만 관심을 가진 것이 아니었다. 지석영이 일본을 이용했다면, 최창진은 중국을 통해 우두법을 수용했다. 『제영신편』濟嬰新編, 1889년를 저술한 이재하는 계득하라는 한국인에게서 우두법을 배웠다. 이들은 모두 한국에 우두법을 소개한 개척자들이다.

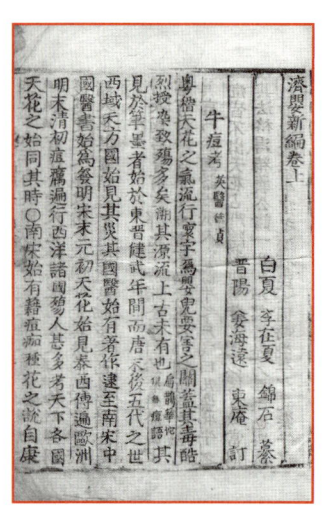

이재하의 『제영신편』(1889년)
ⓒ동은의학박물관

우리에게 지석영이 익숙한 이유는 그가 일본과 친밀한 관계를 유지하고 있었기 때문이다. 한국을 지배하기 시작하면서 일본은 자신에게 우두법을 배운 지석영을 내세우기 시작했다. 최창진이나 이재하,

계득하는 일본이 애정을 쏟을 대상이 아니었다.

종두 규칙과 강제 접종

1880년대 중반을 지나면서 우두법은 전국적으로 시술되기 시작했다. 중앙에는 통리 교섭 통상 사무아문, 각 도에는 우두 교수관, 각 군읍에는 우두 의사가 활동했다. 실제로 우두를 시술하는 우두 의사들은 독점권을 인정받았다. 근대적 전문직의 시작이었다.

하지만 우두의 확산이 순조롭기만 한 것은 아니었다. 1882년 임오군란 당시 흥분한 군중들은 지석영의 종두 시술소를 불태웠다. 일본에 대한 반감도 있었고, 일본이 상징하는 근대에 대한 반감도 있었다. 종래 제사를 통해 두창을 관리하던 무당 등의 선동도 한 배경이었다. 지석영은 겨우 몸을 피할 수 있었다.

그러나 조선 정부가 가지고 있던 우두법에 대한 확신은 분명했다. 1895년 반포된 종두 규칙은 "이 무서운 재앙을 방어할 수 있는 방법은 우두법 이외에는 없다."라고 분명히 못 박았다. 확신은 강제로 이어졌.

생후 70일부터 만 1년 사이의 소아는 반드시 우두를 맞아야 했다. 성년이라도 우두를 접종하지 않은 사람들 역시 마찬가지였다. 만약 규정을 지키지 않을 경우 벌금이나 구류에 처해졌다. 강제 접종이 시작된 것이었다.

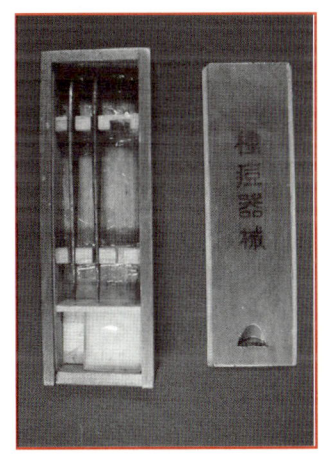

종두 기구 ⓒ동은 의학 박물관

종두의 양성과 접종의 체계화

우두를 시행할 의료인 양성도 이어졌다. 1896년 일본인 의사 후루시로는 자신의 병원인 찬화 병원에 종두의 양성소를 설립했다. 대한 제국 정부는 이 양성소를 인가했다. 80명이 넘는 졸업생들은 전국에 파견되어 우두법의 전국화에 공헌했다.

대한 제국이 해야 할 일을 대신한 후루시로에게는 칭송이 이어졌다. 의료를 담당하던 내부대신은 편작이 다시 살아난다 해도 후루시로에게 자리를 양보할 것이라고 극찬했다. 우두법은 일본인 개원의를 의술의 신으로 격상시킬 만큼 힘이 셌다.

1890년대부터 지방에는 종두 위원들이 파견되었고, 1900년 서울에는 한성 종두사가 설립되었다. 1903년 한성 종두사를 방문한 독일인 의사 분쉬는 "놀랍게도 모두가 혈청 제조법을 잘 알고 있었고, 꽤 위생적으로 처리되고 있었다."라고 기록했다.

대한 제국 정부의 우두 정책은 점차 체계화되고 있었다. 대한 제국이 추진한 거의 모든 근대화 정책을 무시했던 일제도 우두 정책은 인정했다. "한국 정부도 비교적 일찍부터 주의를 기울였다."라

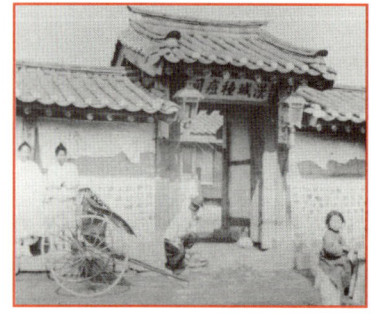 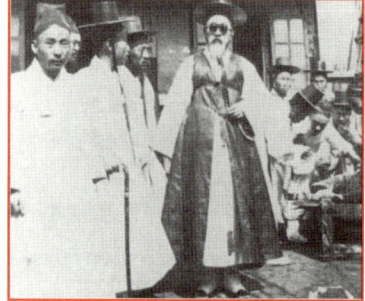

한성 종두사와 소장 박진성(1903년) ⓒ동은 의학 박물관

는 평가였다.

경찰의 우두 사무 개입

1906년 통감부 설치로 본격화한 일제의 한국 지배는 다른 분야와 마찬가지로 우두 정책도 변화시켰다. 가장 큰 특징은 경찰의 전면적인 개입이었다. 경찰은 종두의를 '독려'했을 뿐만 아니라 직접 접종에 나섰다.

한국인의 '무지'도 강조되었다. 한국인들은 두창을 하늘이 내린 피할 수 없는 벌이자, 인생에서 반드시 한번은 통과해야 할 관문이라 생각하며 우두 접종을 피한다는 것이었다. 이런 상황이라면 강제성은 피할 수 없었다. 경찰은 이 사무를 맡기에 적격이었다. 우두 사무는 "오로지 경찰관서에서 담당해 실행을 도모"할 수밖에 없었다.

강제적인 접종이 이루어지면서 우두 접종자 수는 빠르게 늘어갔다. 1908년 54만여 명, 1909년 68만여 명, 1910년 122만여 명, 1911년 290만여 명, 1912년 307만여 명이었다. 이후 우두 접종이 정기화되면서 접종자 수는 200만 명 안팎에서 고정되었다.

두창이 가까운 시일 내에 사라지리라는 낙관적인 기대가 나올 만 했다. 하지만 두창은 쉽게 사그라지지 않았다. 특히 1920년에는 환자 1만 1000여 명, 사망자 3600여 명, 1921년에는 환자 8300여 명, 사망자 2500여 명이 발생했다. 예기치 못한 기습이었다.

조선 종두령의 반포

기존의 종두 규칙이 부족하다고 생각한 일제는 1923년 조선 종두

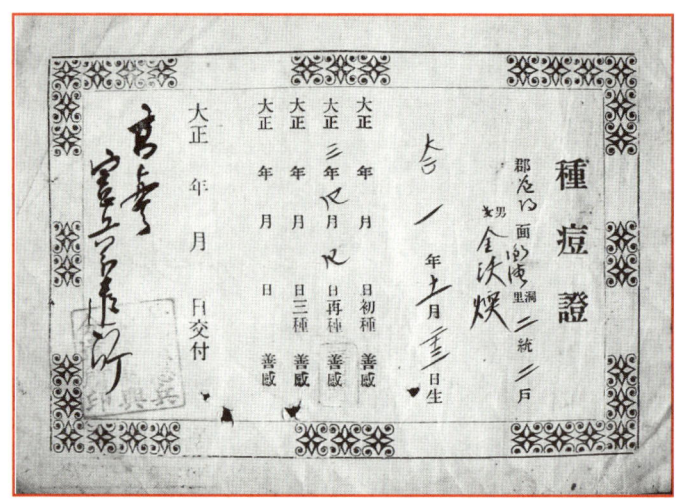

종두증(1914년) ⓒ동은 의학 박물관

령을 반포했다. 접종 시기가 2회에서 3회로 늘어났다. 일본에서는 여전히 2회였다. 종두령 반포에는 한국에 대한 차별적인 인식이 내재되어 있었다. "조선과 같이 병독이 농후한 곳에서는 2회로 종두 예방의 결실을 거둘 수 없다."라는 것이었다.

새로운 법령에 의해 모든 한국인은 생후 1년 이내, 6세, 12세, 3회에 걸쳐 우두를 맞아야 했다. 종두 시행 연령의 경우 일본은 미성년자로 한정되었다. 하지만 한국의 경우 종두증명이 없으면 연령에 관계없이 종두를 맞아야 했다.

우두의 강제 접종과 예방 주사

두창을 막기 위한 일제의 노력은 일제 강점기 동안 지속되었다. 그 노력을 폄하할 필요는 없다. 다만 일제가 우두법을 경찰의 지휘 아래 진행한 점만 지적하자. 식민 지배가 시작되기 전 대한 제국은 우두법의 확산을 위해 민간인을 활용했다. 이와 달리 일제에 따르면 한국인의 '무지'는 자발적인 우두 접종을 불가능하게 만들어 경찰이 지도하는 강제 접종이 불가피했다.

한국인의 입장에서 볼 때, 설사 우두의 강제성에 거부감을 가졌다 해도 저항은 쉽지 않았다. 생명 보호라는 명분은 저항 의지를 쉽게 무력화시킬 수 있었다. 그 결과 일제 강점기를 거치면서 한국인들은 점차 예방 주사가 주는 강제성에 익숙해져 갔다. 한국인에게 예방 주사란 반드시 맞아야 하는 대상이 되었으며 강제성에 의문을 던져 볼 기회는 쉽게 주어지지 않았다.

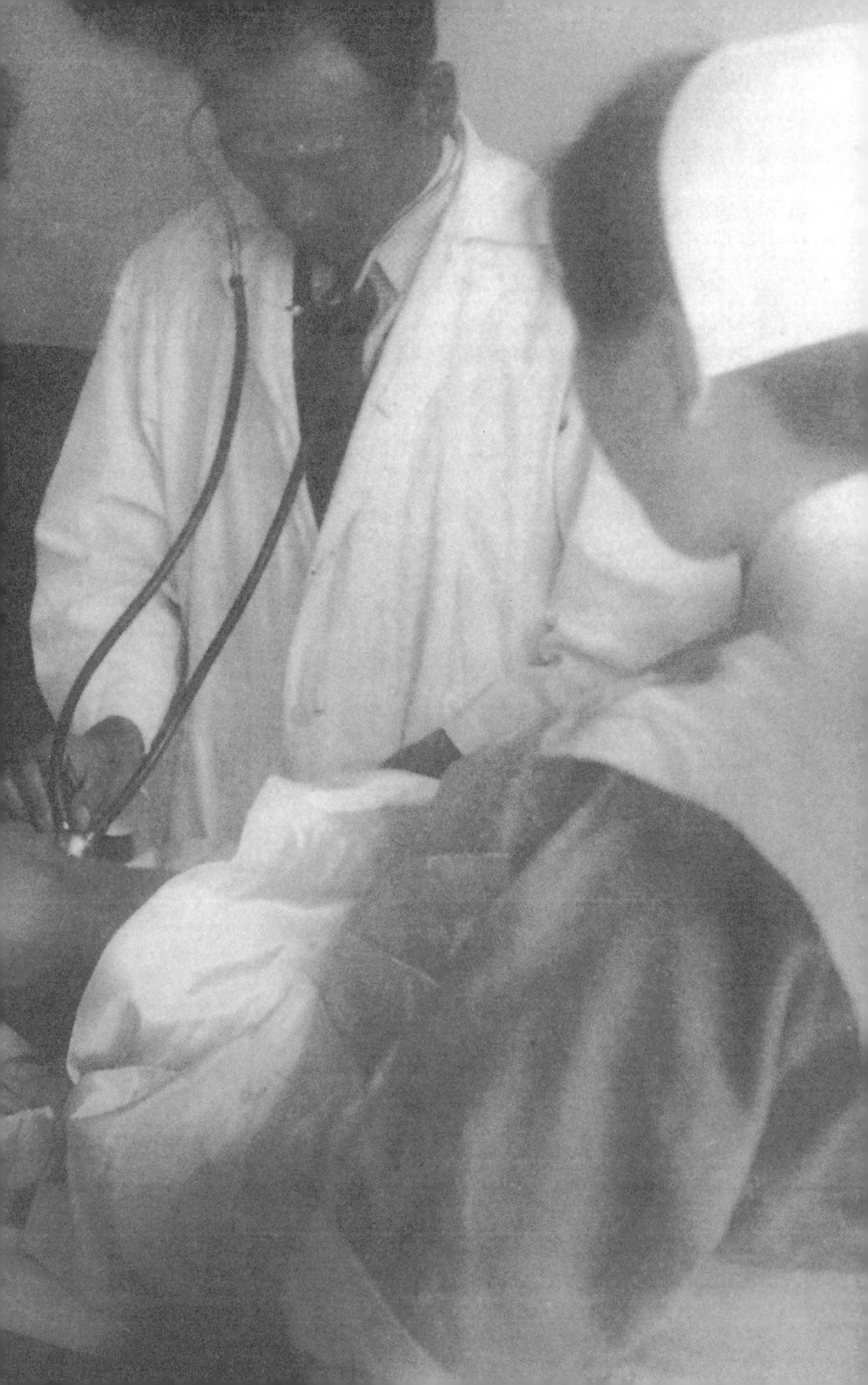

26 | 호랑이가 살점을 뜯는 병

최초의 콜레라 예방 포스터

1895년 서울 주민들이 이색적인 벽보 앞에 모여들었다.

"콜레라는 악귀에 의해서 발병되지 않습니다. 그것은 세균이라 불리는 아주 작은 생물에 의해서 발병됩니다. 만약 당신이 콜레라를 원치 않는다면 균을 받아들이지 않아야 합니다. 지켜야 할 것은 음식은 반드시 끓이고, 끓인 음식은 다시 감염되기 전에 먹기만 하면 됩니다."

제중원 원장 에비슨이 주도해 서울 각 지역에 붙인 콜레라 예방 포스터였다. 콜레라균이라는 낯선 이름이 한국인들에게 널리 알려지는 순간이었다.

호열자, 한국을 습격하다!

한국에 콜레라가 처음으로 침입한 시기는 1821년이었다. 인도의 풍토병이던 콜레라는 19세기 초반 세계로 퍼져 나갔다. 1차 세계 대유행이었다. 한국은 이 유행에 사로잡혔다. 사람들은 경악했다.

어디서 왔는지도 모를 병이 삽시간에 퍼져 양반, 평민, 천민을 가리지 않았다.

병에 걸린 사람들은 하얀 쌀뜨물 같은 설사를 했고 토했다. 심하게는 하루에 20리터를 내보내 자연히 피부는 쪼그라들었다. 사람들은 미라 같은 모습으로 변해 갔다. 그것을 바라보는 사람들은 환자 못지않게 고통스러웠다. 사람들은 알 수 없는 이 병을 괴상한 질병, 즉 괴질怪疾이라 부르기 시작했다.

하지만 곧 다른 이름이 수입되었다. 호열랄虎列剌. 일본어로 읽으면 코레라였다. 한국인들은 그 이름을 다르게 읽었다. 호열자虎列剌, 호랑이가 살점을 뜯어 가는 듯한 고통을 주는 질병. 그 이름만으로도 고통스러웠던 콜레라 유행의 시작이었다.

1895년 콜레라 발생과 방역 위원회

개항 이후 1879년, 1886년 한국을 강타한 콜레라는 1895년 다시 한국을 찾아왔다. 한국을 둘러싸고 중국과 일본이 충돌한 청일 전쟁 중이었다. 본격적인 근대화의 시작인 갑오개혁이 진행되는 와중이기도 했다. 평안도에서 발병한 콜레라는 빠른 속도로 남하했다. 정부는 이전과 비교할 수 없이 발 빠른 대처를 했다. 검역 규칙을 만들고, 호열자병 예방 규칙을 반포했다. 주요 교통로에는 검역소가 설치되었다.

방역 위원회도 조직되었다. 당시 한국에 거주하던 서양 의료 선교사, 일본 의사가 망라되었다. 내부대신이던 유길준은 방역 위원장에 에비슨을 임명했다. 유길준은 에비슨에게 "상당히 많은 돈과 20명의 경찰을 주었다. 경찰이 말을 듣지 않으면 면직할 수 있는 권

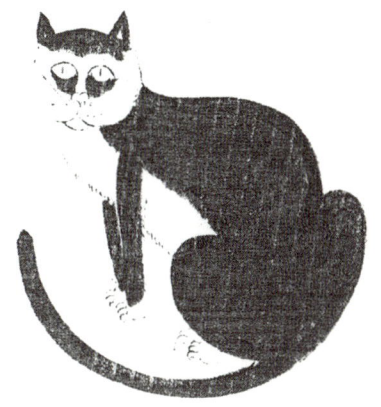

콜레라 유행 시 대문에 붙였던 고양이 그림
ⓒ동은 의학 박물관

리"까지 주었다. 과도한 권한 부여라고 할 수 있었지만 콜레라 방역을 위해 그만한 위험은 감수할 수밖에 없었다.

  방역 위원회는 환자를 격리할 피병원避病院을 만들고 계몽 활동을 벌였다. 위에서 말한 벽보 부착도 그 활동 중 하나였다. 1895년 콜레라는 수만 명의 목숨을 앗아간 것으로 추정된다. 하지만 이 시기 전개된 방역 활동에 대해 일제조차 "전례가 없는 시설을 했다."라는 평가를 했다. 일본에서 콜레라를 '위생의 어머니'라 부른다. 역설적이지만, 위생 제도를 체계화하는 데 큰 기여를 했기 때문이다. 한국도 마찬가지였다. 콜레라는 한국에 체계적인 방역 제도를 만들어 준 '고마운' 존재였다.

콜레라와 검역

일제 강점기에 접어들어서도 콜레라의 위세는 잦아들지 않았다. 콜레라를 막기 위한 방역 조치의 강도는 더 세졌다. 중국이나 일본에 콜레라가 유행하면 각 항구에서 검역이 이루어졌다. 유행지에서 온 선박들은 모두 검역 대상이었고 승무원이나 승객들은 검변檢便의 대상이었다. 가장 확실한 콜레라 확진 방법이 대변 검사였기 때문이다.

기차역에서도 검역이 이루어졌다. 경찰이 기차에 올라가 승객들을 검사했다. 콜레라 감염자로 의심되면 당사자는 물론 동승객들도 내려야 했다. 그리고 강제로 바지를 내렸다. 대변을 채취하기 위해서였다. 콜레라는 남의 바지를 끌어내릴 만큼 힘이 셌다.

하지만 일제가 가장 치중한 조치는 환자를 찾고 격리하는 일이었다. 경찰이 앞장섰다. "위생 사상이 유치한 한국인들이 환자를 은폐하기 때문"이었다. 경찰은 집집을 방문하고 환자가 있는지 확인했다. 집에 사람이 없으면 나중에 다시 찾아갔다.

방문 조사는 철저히 진행되었다. 절도 피해가 줄어드는 부수 효과도 있었다. 매일 경찰이 동네를 돌아다니니 도둑들이 움직이기 불편할 것은 당연했다.

반일 의식과 사립 피병원

경찰이 환자를 찾아내면 피병원으로 이송했다. 일제 감정기 서울의 대표적 전염 병원으로 순화원順化院이 있었다. 하지만 순화원 격리를 둘러싸고 한국인과 일제는 충돌한다. 우선 순화원은 수용 인원이 적었다. 좁은 병실에 6~7명의 환자가 함께 수용되는 경우가 있었다. 사망한 환자가 2~3시간 방치되기도 했다.

수용 환경도 한국인에게 적절하지 않았다. 음식이 한국식이 아니었고 서양 의학 일변도의 치료법은 낯설었다. 한국인들은 찬 것을 싫어했는데, 의사들은 얼음찜질을 했다. 병실도 따뜻한 온돌방

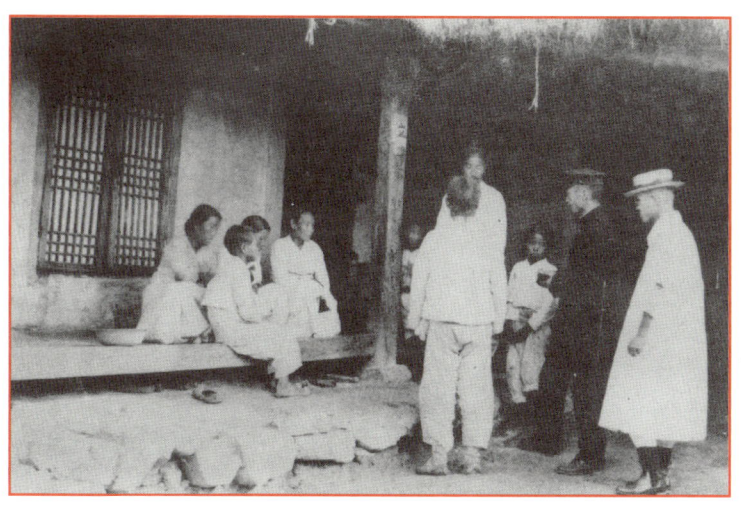
경찰의 호구 조사(1920년) ⓒ동은 의학 박물관

이 아니라 마루방이었다. 더구나 환자를 데리고 가는 경찰의 태도가 문제를 일으켰다. 경찰은 환자를 범인 취급했다. 수갑을 채우는 경우도 있었다. 연행이 무차별적으로 이루어지기도 했다. 경찰은 술에 취해 잠을 자던 사람을 환자로 오인해 연행했다.

한국인들은 대안을 모색했다. 사립으로 피병원을 설립하자는 운동이 일어났다. 3·1 운동의 기억이 진하게 남아 있던 1920년이었다. 이 피병원은 여러 가지로 한국인에게 적합했다. 우선 의료인으로 한국인을 채용할 예정이었다. 의사 소통이 어려운 일본 의사와 비교할 수 없었다. 한방 치료도 병행할 계획이었다. 한의학이 콜레라에 특별한 치료 방법을 가지고 있는 것은 아니었다. 하지만 한국인들은 정서적으로 한의학에 익숙했다.

그러나 사립 피병원 설립 운동의 밑바닥에는 3·1 운동에서 폭

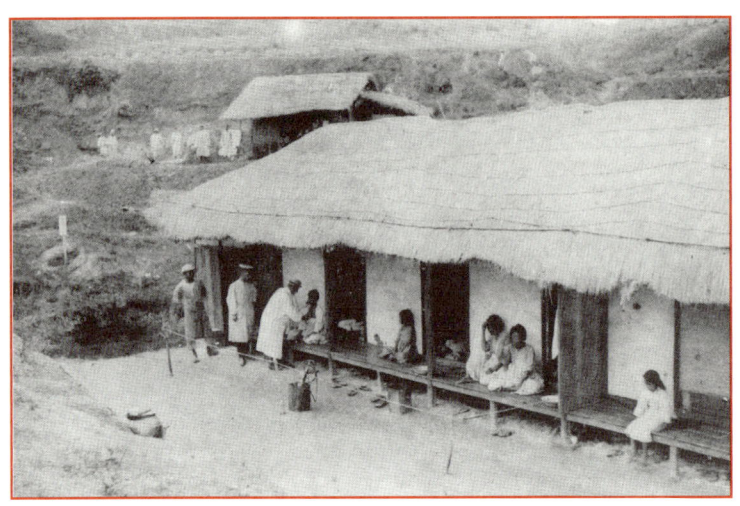
콜레라 환자 격리소(피병원, 1920년) ⓒ동은 의학 박물관

발한 반일 의식이 있었다. 한국은 일본과 기후가 다르고 의식주가 달랐다. 일제는 수천 년 동안 한국인 스스로 발전시켜 온 한국인의 위생 관습을 무시했다. 한국인들은 그 일방성이 싫었다. 사립 피병원은 일제가 세운 관립 피병원, 나아가 일방적인 일제의 방역 정책에 대해 한국인이 내세운 대안이었다.

강제와 동의

일제 강점기 콜레라는 1919~1920년을 정점으로 해 점차 잦아들었다. 강력한 검역과 단속의 효과였을지도 모른다. 하지만 사립 피병원 설립 운동은 일제가 진행한 콜레라 방역이 한국인의 광범위한 동의를 받지 못했음을 알려 준다.

일제의 급한 마음이 이해가 안 가는 것은 아니다. 전염병이 급속도로 확산된다면, 어느 정도의 강제성은 불가피하다. 일제가 의식했는지 모르지만, 부수 효과도 있었다. 강제적인 방역을 수용하면서 한국인들은 서서히 일제의 지배도 수용했다. 일제의 방역은 기본적으로는 공공의 목표를 실천하는 것이었기 때문이다.

그러나 강제성을 인정한다 해도 궁극적으로 동의는 필요했다. 동의 없는 강제가 계속되는 한 반발은 사라질 수 없었다. 위생 환경의 개선이 궁극적인 해결책이라는 주장도 타당했다. 하지만 경찰 위주의 방역은 일제 강점기 동안 지속되었다. 한국인에게 방역은 그렇게 강제적으로 다가왔다. 강제성을 희석시키기 위해서는 자각이 필요했다. 내 몸의 주인은 나라는 자각. 하지만 식민지는 그 자각을 용인하기에는 너무 경직되어 있었다.

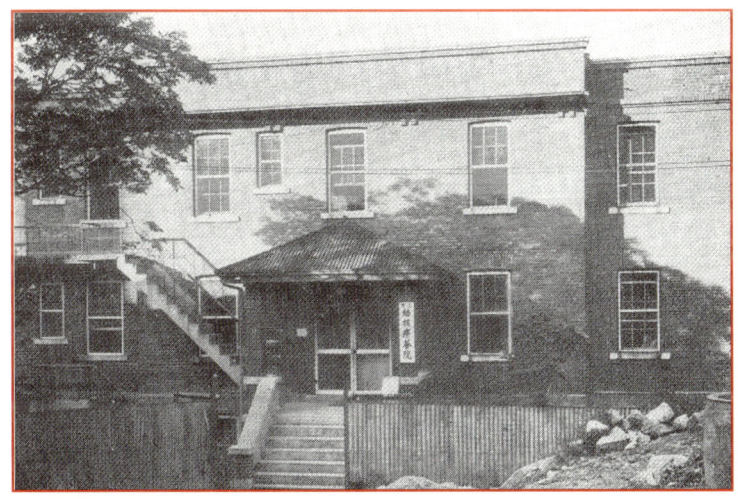

피병원 설립 운동의 결실로 세브란스에 건축된 경성 부민 기념 병실(1926년) ⓒ 동은 의학 박물관

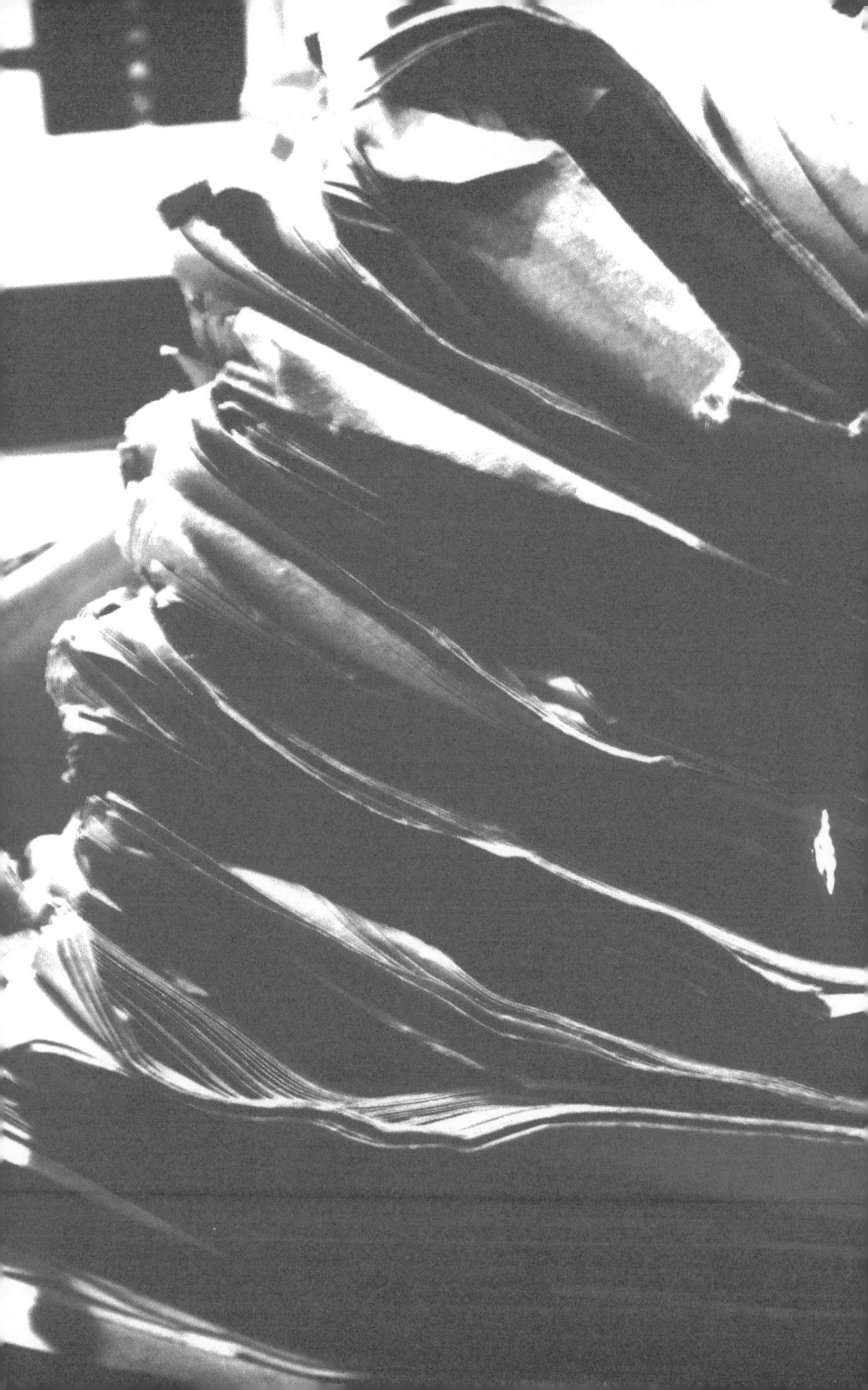

27 | 소록도의 눈물

천형과 같았던 한센병

해와 하늘빛이

문둥이는 서러워

보리밭에 달 뜨면

애기 하나 먹고

꽃처럼 붉은 울음을 밤새 울었다

서정주, 「문둥이」, 1936년

이 시에서 문둥이가 아이를 먹는 것은 천형^{天刑}과 같았던 자신의 병을 고치기 위해서다. 당시 사람들은 문둥병, 즉 한센병을 하나의 생명을 바쳐야 나을 수 있는 하늘의 형벌로 생각했다. 아이들이 한센병 환자를 호랑이만큼이나 무서워했던 이유가 거기 있었다. 자신의 심장을 끄집어내 먹을지도 모른다는 두려움이 있었던 것이다.

두려운 한센병 환자

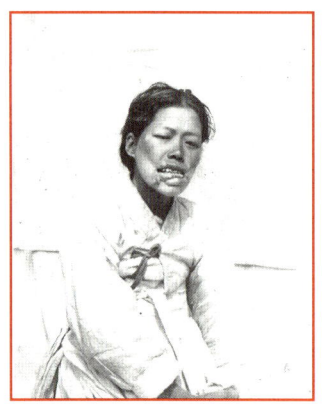
에비슨이 촬영한 나병 환자(1900년대 초)
ⓒ동은의학박물관

한센병 환자에 대한 두려움은 외모에서부터 왔다. 한센병에 걸리면 눈썹이 빠지고 피부가 문드러지며 농즙이 흘렀다. 가까운 친구나 친척들까지도 한센병 환자를 꺼리고 멀리해 완전히 버림을 받는 사람이 되었다. 치료 가능성이 희박한데다 주위의 버림까지 받은 한센병 환자는 자살을 시도하곤 했다.

일제 강점기에는 대체로 1만 명이 넘는 한센병 환자들이 있었던 것으로 추정된다. 이들은 직업을 가질 수 없었다. 그들이 택할 수 있는 유일한 '직업'은 구걸이었다. 거리를 방황하며 구걸을 하는 이들에 대한 사람들의 시선은 차가웠다. 전염이 될지도 모른다는 공포, 아이들을 잡아먹는다는 소문은 그들의 접근을 막았다. 동네에 들어오려는 환자들은 주민들에게 집단적으로 구타당했다.

한센병에 대한 관심

환자들에게 따뜻한 손을 처음 내민 이들은 의료 선교사였다. 1909년 미국 북장로회는 부산에 한국 최초의 수용소를 설립했다. 수용소는 대구, 광주로 늘어났다. 환자들은 기독교적 사랑을 보여 줄 좋은 대상이었다. 세상에서 버림받은 존재를 신은 버리지 않았다는 것이다. 환자들은 내세에서 행복을 보장받을 수 있었다. 의료 선교는 국가가 제대로 보살피지 않는 환자들에게 파고 들어갔다.

일제도 관심을 표명하기 시작했다. 공중위생이나 치안의 측면에서 한센병 환자들은 위험했다. 나아가 환자들이 거리를 방황하는 모습은 '문명국' 일본에 걸맞지 않았다. 그들에 따르면, 서양 문명국에서 한센병 환자는 보려고 해도 볼 수 없었다. 오직 러시아나 발칸 반도에 소수의 환자가 있을 뿐이었다. 한센병은 문명의 걸림돌이자 '국가의 치욕'이었다.

소록도 자혜의원의 설립

1916년 일제는 100명의 환자를 수용할 수 있는 시설을 마련했다. 오늘날까지 이어지는 소록도 자혜의원이었다. 일본 황실에서 제공한 임시 은사금恩賜金이 재원이었다. 수용 인원이 제한되어 있었기에 각 도道에 환자의 수가 배당되었다.

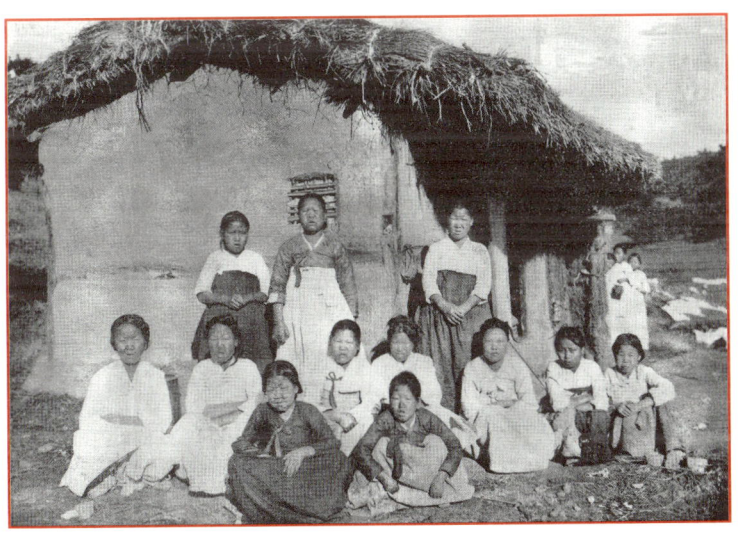

광주의 나환자촌 ⓒ동은 의학 박물관

부양을 받을 길이 없어 거리를 배회하는 중증 환자들이 첫 번째 수용 대상이었다. 환자 수용은 용이하지 않았다. 소록도에 송치가 결정된 환자들은 자신들의 미래에 불안감을 느끼고 있었다. 그 불안감이 심해지면 수송 도중 바다로 뛰어들었다.

소록도 자혜의원은 경증輕症 환자를 수용하는 보통 병사, 중증重症과 부자유한 환자를 수용하는 중증 병사로 나뉘어져 있었다. 중증 환자 1인에 대해 1인의 경증 환자, 부자유한 환자 2~3인에 대해 경증 환자 1인이 함께 했다. 경증 환자들은 다른 환자들을 간호했다. 모범 환자에게는 '작업 조수'라는 이름이 주어졌다. 그들은 각종 작업을 지도하거나 병사의 질서를 유지하는 일을 맡았다.

환자들의 하루 일과는 오전 치료 시간, 오후 작업 시간으로 나뉘었다. 노동을 할 수 있는 환자는 노동에 종사했다. 환자가 야채를 직접 재배하여 자급자족을 할 정도까지 이르렀다. 환자 중 학식이 있는 사람은 강사가 되어 다른 환자들을 가르쳤다. 종교 시설로 예배당이 세워졌다. 소록도는 일종의 공동체로 성장해 가고 있었다.

확장되는 '당신들의 천국'?

소록도 자혜의원은 지속적으로 확대되었다. 수용 인원은 1923년 25명, 1925년 125명, 1928년 200명, 1929년 300명, 1932년 20명씩 증가해 갔다. 병원의 대규모 확장은 1932년을 계기로 이루어졌다. 이 해에 조선나예방협회朝鮮癩豫防協會가 설립되었다. 협회의 설립 목적은 병원 확장에 있었다.

협회의 기부로 소록도의 민간 소유지 구입이 모두 이루어져 확

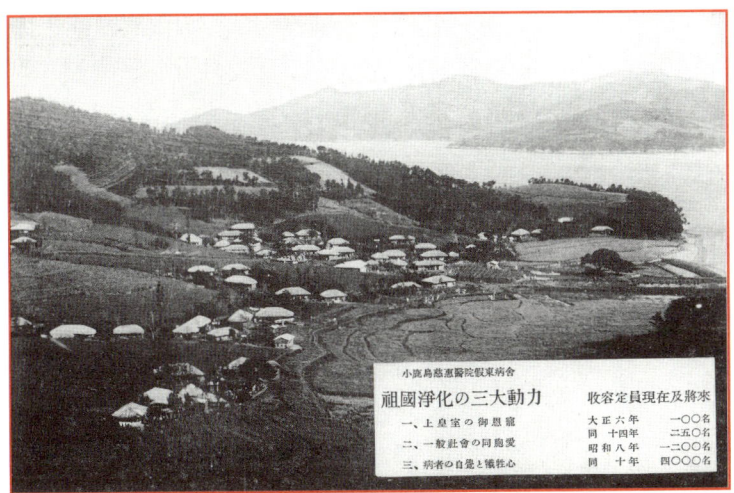

소록도 자혜병원 가동병사(假東病舍) ⓒ동은 의학 박물관

장 공사가 이어졌다. 정원은 1934년 2000명, 1935년 1000명, 1937년 1000명, 1939년 1000명이 늘었다. 1941년 소록도는 5770명의 환자를 수용할 수 있는 시설을 갖추게 되었다. 당시 한국에 있던 환자의 반 수 가까이를 수용할 수 있는 시설이었다. 일제의 표현에 따르면 한센병 환자들을 위한 "이상적 낙원"이 만들어진 것이었다.

그러나 확장 공사가 순조롭게 이루어진 것은 아니었다. 공사에 환자들이 참여해 벽돌 제조, 자재 하역, 골재 운반, 도로 개설, 도배 등을 담당했다. 자신의 보금자리를 만드는 환자들은 열의에 차 있었다. 하지만 시간이 지나면서 달라졌다. 그들은 강제로 이루어지는 노동에 지쳐 가다가 분노했다.

1941년 수용 환자 중 하나가 특수 공로자로 표창까지 받은 환자 대표를 살해했다. 개원 이래 처음 발생한 살인 사건이었다. 살해 동기는 "6000환우患友의 원한을 풀기 위한 것"이었다. 살해자는 피살

자가 "상관에게 붙어 환자들에게 강제 노동을 시켜 그로 인해 죽어 간 환자가 수도 없이 많았다."라고 밝혔다.

1942년에는 원장이 수용 환자에 의해 살해되었다. 역시 환자에 대한 대우가 심하다는 이유였다. 살해자는 "너는 환자에게 너무 무리한 짓을 했으니 이 칼을 받아라!"라고 외치며 원장을 찔렀다. 그는 수용소의 부정을 폭로하여 환자에 대한 처우 개선을 도모할 계획도 있었음을 밝혔다. 소록도의 확장이 곧 환자의 복리 향상을 의미하지는 않았다.

한센병은 범죄?

확장 공사가 진행되던 1935년 조선나예방령朝鮮癩豫防令이 제정되었다. 핵심은 "예방상 필요하다고 인정될 때 나환자를 조선 총독부 나요양소에 입소시킬 수 있다."라는 부분으로 강제 격리가 법률적으로 확정된 것이었다. 이제 한센병은 일종의 범죄였다. 범죄자가 형무소에 감금되듯이 한센병 환자는 강제로 소록도에 이송되었다.

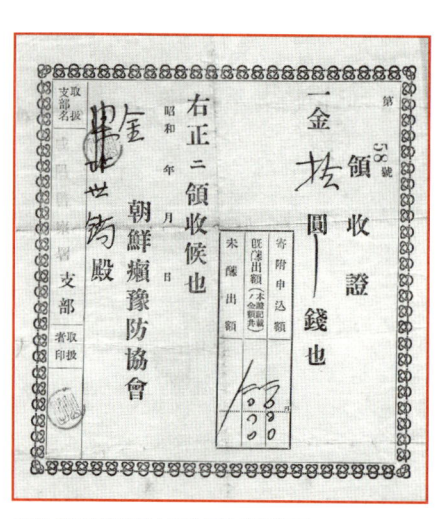

조선 나예방 협회의 영수증 ⓒ동은 의학 박물관

범죄를 저지른 한센병 환자에 대한 조치도 취해졌다. 같은 한센병 환자들도 범죄를 저지른 환자들은 싫어했다. 형

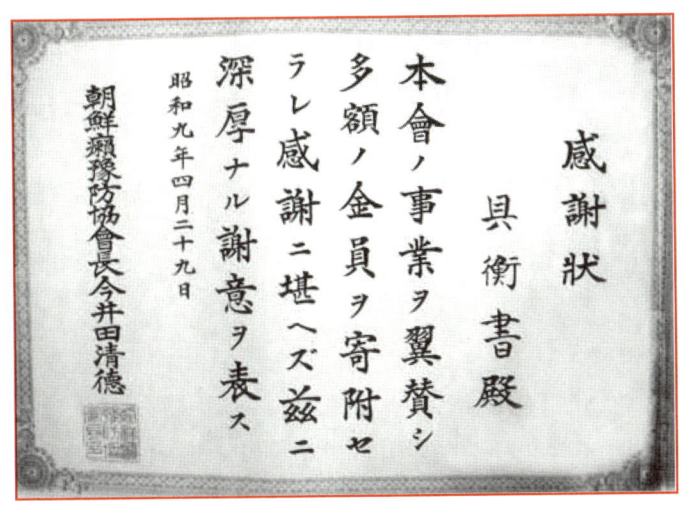

조선 나예방 협회의 감사장 ⓒ동은의학박물관

무소에 수감된 일반 범죄자들은 한센병 환자를 터부시했다. 전염의 우려도 있었다. 일제는 1935년 소록도에 별도의 형무소를 완공했다. 일반 형무소에 수감되었던 한센병 환자들은 소록도로 이송되었다. 형기를 마쳤다고 소록도를 벗어날 수 있는 것은 아니었다. 그들은 다시 요양소에 수용되었다.

한센병에 대한 격리는 환자들에 대한 단종斷種으로 나아갔다. 소록도 자혜의원은 개원 이래 남녀 별거제를 유지했다. 하지만 설비 확장으로 부부 환자의 수가 증가하자 1936년부터 부부의 동거를 허용했다. 다만 일정한 조건을 갖출 경우, 예를 들면 호적상 부부일 때로 한정했다.

그러나 이 조건들을 갖추었다고 하여 곧장 동거가 허용되지는 않았다. 더 큰 조건이 기다리고 있었다. 정관 수술, 곧 단종이었다. 한센병을 근본적으로 없애는 방법은 거세 이외에는 없다는 주장이 학계를 주름잡던 시절이었다.

　나쁜 인자를 가진 사람들, 예를 들면 정신병자 역시 단종시켜야 한다는 주장의 우생학이 유행하던 시절이기도 했다. 단종은 범위를 넓혀 갔다. 도망가다 잡히거나 잘못으로 감금실에 갇힌 환자들도 단종 수술을 받았다. 한센병은 씨를 말려야 할 대상이었다.

　다시 서정주의 시로 돌아가자. 시에서 문둥이는 하늘과 해를 피하는 존재, 해가 지고 달이 떠야만 세상에 나오는 존재였다. 그들은 세상에서 격리된 존재였다. 한센병은 그들을 세상에서 격리시켰다. 한센병의 역사는 세상이 전염병을 어떻게 격리해 왔는지 보여 주고 있다. 나아가 한센병의 역사는 그 병이 필요 이상으로 격리되어 왔음을 보여 준다. 한센병 환자들에 대한 강제 격리가 사라진 것은 1963년이었다.

28 | 크리스마스실의 그림자

한센병이냐 결핵이냐

"결핵은 원래 재주 있는 사람의 병이다. 머리가 뛰어나게 좋고 재주가 남보다 많고, 눈물도 남보다, 웃음도 남보다, 정열도, 공상도 남보다 많은 사람에게 많다."

1935년 결핵 환자들의 '파라다이스' 해주 구세 요양원을 찾은 잡지 《삼천리》 기자의 글이다. 결핵 환자에 대한 일종의 질투마저 느껴진다. 전염병 중에서 결핵은 가장 낭만적인 병이었다. "환자들의 얼굴은 백옥 같았고, 손은 여인의 손처럼 아름다웠으며 눈에는 광채가 돌았다."

하지만 현실은 기자의 눈과 달랐다. 한센병과 결핵 중 하나를 고르라면 사람들은 차라리 한센병을 골랐다. 결핵에 걸리면 환자는 철저히 외톨이가 되었다. 전염의 우려 때문이었다. 한센병 환자들이 나누는 유대감은 허용되지 않았다. 결핵은 현실에서 낭만이기보다는 공포였다.

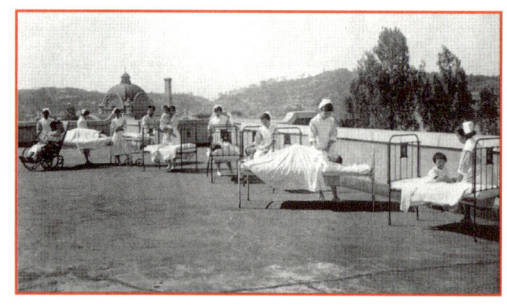 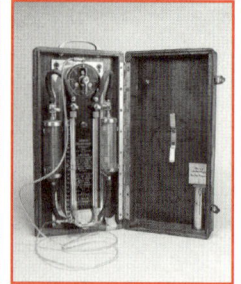

결핵 치료를 위해 사용되었던 일광 치료와 기흉기 ⓒ동은 의학 박물관

결핵 예방을 위한 첫 걸음

일제 강점기 한국에는 대체로 40만 명의 결핵 환자가 있다고 추정되었다. 이들에게 미래는 없었다. 특효약이 없었기 때문이다.

외과적 시술로 인공 기흉법이나 폐 절제술이 개발되었지만 후유증이 있었다. 폐기능이 저하되거나 장애가 발생했다. 치료약이 없다보니 의사들도 결핵 환자를 적극적으로 치료하지 않았다. 서서히 죽어갈 바에야 차라리 목숨을 끊겠다는 환자들이 나왔다. 결핵 확진은 사형 선고를 의미했다.

치료가 힘든 만큼 예방은 더욱더 중요했다. 1918년 조선 총독부는 결핵 예방을 위한 법률을 공포했다. 폐결핵 예방에 관한 건. 핵심은 공공 장소에 가래를 뱉는 담통唾壺을 설치하라는 것이었다. 담통에 대한 정기적인 소독은 필수였다.

언론은 환영의 뜻을 표했다. 이 법령이 완벽하게 실시되면 개인의 행복은 물론 '조선 개발'에도 긍정적인 영향을 줄 것이라고 했다. 하지만 이 법령이 예방의 한 가지 방법에 불과하다는 점은 분명했다. 일본에 있는 결핵 예방 협회 같은 단체가 한국에도 설치되어야 했다. 요양소의 설립도 뒤따라야 했다.

결핵병사와 해주 구세 요양원

일제 강점기 결핵 환자를 위한 요양소는 치료를 위한 최선의 방법이었다. 치료약이 없으니 결국 환자 자신의 저항력을 높여 결핵을 극복할 수밖에 없었다.

요양소 입원은 저항력을 높일 수 있는 좋은 방법이었다. 환자는 요양소에서 제공하는 음식으로 영양을 취할 수 있었다. 요양소가 보통 휴양지에 설립된 만큼 따뜻한 햇볕을 쬐고 신선한 공기를 마시는 일도 가능했다. "휴식, 신선한 공기, 햇빛, 유능한 간호가 매일 기적"을 만들 수 있었다.

요양소에 먼저 주목한 쪽은 의료 선교사였다. 1920년 3월 세브란스의 내과 교수 스타이스$^{F.\,M.\,Stites}$는 세브란스 병원 구내에 한국 최초의 결핵병사를 지었다. 나아가 세브란스 의학 전문 학교의 교직원, 학생 및 동문들은 1928년 10월 세브란스 항결핵회를 창립했다. 학생들은 연극 공연인 「분극의 밤」 수익금을 결핵회에 기증하는 등 결핵에 대해 많은 관심을 보였다. 학생들 중에도 결핵 환자

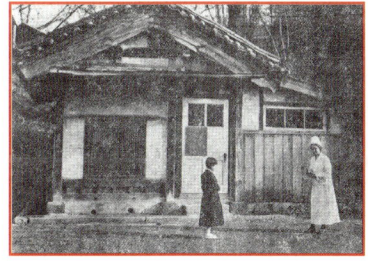 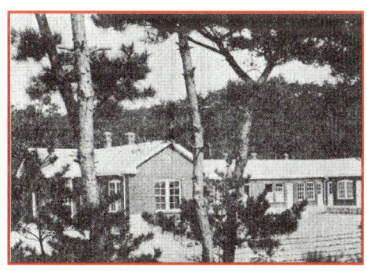

한국에서 처음 건립된 세브란스의 결핵 병사(1920년)와 해주 구세 요양원(1928년) ⓒ동은 의학 박물관

들이 많이 있었기 때문이다.

1928년 셔우드 홀Sherwood Hall은 해주에 본격적인 요양소를 처음 설립했다. 앞에서 말한 해주 구세 요양원이다. 홀에게는 아픈 기억이 있었다. 그가 가족 같이 생각하던 박에스더의 죽음이었다. 박에스더는 한국 최초의 여의사였다. 홀의 어머니 로제타 셔우드 홀을 따라 미국에 간 그녀는 1900년 미국 볼티모어 여자 의과 대학을 졸업하고 귀국 후 의료 사업에 매진하다 1910년 결핵으로 사망했다. 박에스더의 죽음은 셔우드 홀을 결핵 전공 의사로 만드는 계기였다.

결핵으로 사망한 의학생 관련 부고
ⓒ 동은의학박물관

크리스마스실의 발행

결핵에 대한 홀의 관심은 크리스마스실Christmas Seal 발행으로 이어졌다. 1932년 홀은 결핵 기금 마련을 위해 크리스마스실을 발행했다.

처음에는 거북선을 도안으로 사용하고자 했다. 하지만 총독부가 허락하지 않았다. 이순신의 거북선은 일제에게 치욕을 느끼게 하는 상징이었다. 결국 도안이 남대문으로 바뀌었다. 남대문은 한국을 상징하는 동시에 결핵을 막는 성벽을 상징했다.

크리스마스실은 인기를 끌었다. 이익금은 결핵 퇴치를 위해 애쓰는 선교 병원에 나누어졌다. 예상치 못한 반응도 있었다. 어느 날 크리스마스실을 구입한 환자의 편지가 한통 도착했다. 돈을 돌려달라는 내용이었다.

"매일 밤마다 저는 이 실을 정성껏 가슴에 붙였습니다. 하지만 이 약을 붙여도 나의 심한 기침은 조금도 낫지 않았습니다. 돈을 돌려주시기 바랍니다."

저렴한 요양소의 필요성

요양소가 각광을 받았지만 문제가 없는 것은 아니었다. 특히 비용이 문제였다. 해주 구세 요양원의 한 달 진료비는 60~80원 정도였다. 1930년대 안정적인 생활을 영위하기 위해 필요한 최소한 생활비는 50원 정도였다.

요양소는 일반인이 쉽게 이용할 수 있는 곳이 아니었다. 숫자도 적었다. 일반적으로 1년에 사망하는 결핵 환자 수만큼의 병상이 필요했다. 한국이라면 4만 개가 필요했지만 현실은 100분의 1에도 미치지 않았다. 값싼 요양소가 많이 설립되어야 했다.

일본의 경우 1910년대부터 요양소 설립이 추진

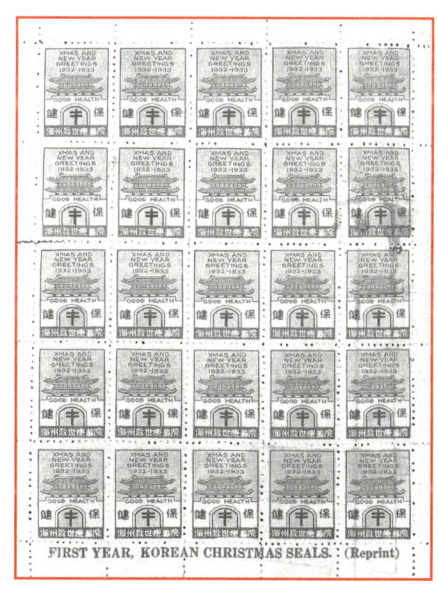

한국 최초의 크리스마스실(1932년) ⓒ동은 의학 박물관

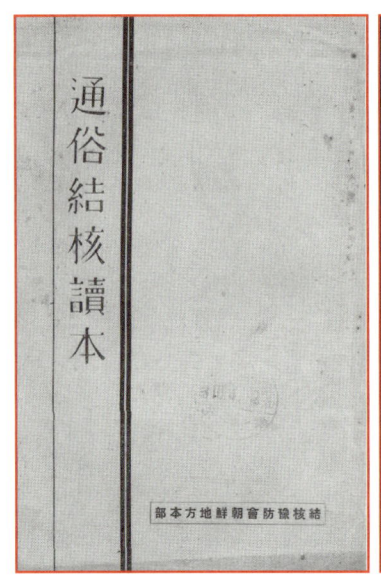 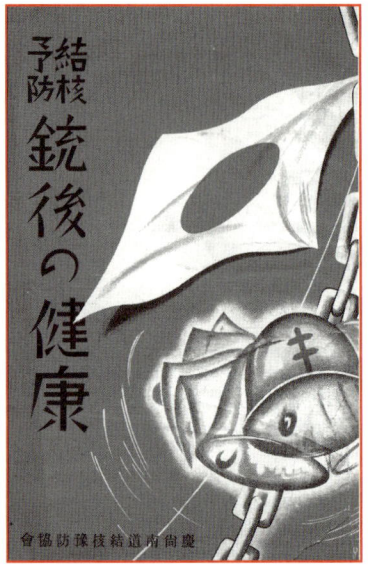

결핵과 관련된 서적들 ⓒ동은의학박물관

되어 일정한 인구 이상의 도시는 공립 요양소를 설치해야 했다. 국고 보조도 있었다. 일본의 요양소 병상 수는 1만 개를 넘어서고 있었다.

한국에도 공립 요양소가 설립되어야 한다는 요구가 안 나올 수 없었다. 언론은 최소한 인구 10만을 넘는 도시, 예를 들면 서울, 평양, 대구, 부산 등에 시급히 요양소를 설치해야 한다고 주장했다.

특히 1930년대에 접어들면서 이런 요구는 빗발쳤다. 전쟁 때문이었다. 일제는 1931년 만주 사변, 1937년 중일 전쟁을 일으켰다. 일본의 식민지였던 한국도 전시 체제로 접어들었다. 당시의 전쟁은 군인만 싸우는 것이 아닌, 국민 전체가 참여하는 총력전이었다. 국민 모두가 건강하게 몸을 가꿔 언제든지 국가를 위하여 싸울 준비를 갖추어야 했다. 결핵은 이 준비를 가로막는 가장 큰 적이었다. 전쟁에 동원될 청년들이 주요 감염자였기 때문이다. 전쟁 승리를 위해 결핵 대책은 반드시 필요했다.

1936년 조선 결핵 예방 협회가 결성되었다. 체계적인 결핵 대책을 추진하기 위한 기구였다. 협회는 4만 명을 수용할 결핵 요양소의 건설을 표명했다.

하지만 문제는 돈이었다. 요양소 건설에는 수용 인원 1명 당 약 1만 원의 예산이 필요했다. 4만 명이면 4억 원이 필요했다. 참고로, 1937년 조선 총독부의 총 세출은 4억 2200여만 원이었다. 4만 명 수용의 결핵 요양소 설립은 구호에 그칠 가능성이 높았다.

석유, 결핵 치료제?

결국 일제는 자신들의 돈이 들어가지 않는 대책을 내놓을 수밖에 없었다. 우선 개인 위생의 강조였다. 1918년 법령에서 규정된 담통_{唾壺}의 설치가 다시 권장되었다. 만일 함부로 가래나 침을 뱉으면 엄중한 단속이 뒤따를 것이라는 위협도 이어졌다. 영양의 개선도 강조되었다. 밥을 많이 먹고, 어육류와 채소를 균형적

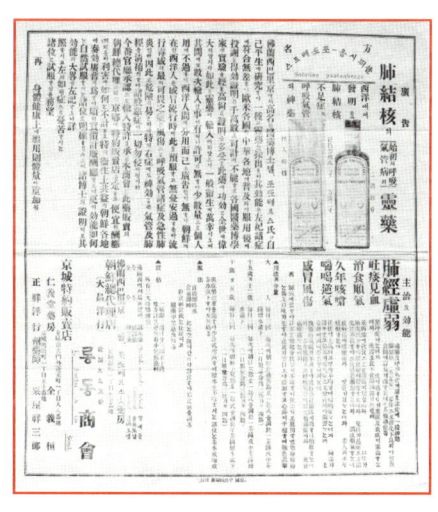

결핵 치료제 광고 ⓒ동은 의학 박물관

으로 섭취하며, 지방과 단백질이 풍부한 영양물을 먹으라는 충고였다.

하지만 다시 문제는 돈이었다. 충분한 휴식을 취하고 풍부한 영양을 섭취하기 위해서는 돈이 필요했다. 한 논자는 "조선 사람으로 휴식과 영양을 반년 동안이나마 충분히 실행할 돈이 있는 사람이 몇 명이나 되겠습니까?"라고 반문했다. 6개월 이상을 그렇게 보내면 온 집안이 거덜 나 아픈 사람은 물론 성한 사람마저 굶게 될지도 모를 일이었다.

사실 한국에 결핵 환자가 많은 이유 중 하나는 가난에 있었다. 가난했기에 좁은 집에 살 수밖에 없었고 감염 위험은 그만큼 높았다. 가난했기에 잘 먹을 수 없었고 결핵균에 대한 저항력이 약해지는 것은 불을 보듯 뻔했다.

한국인들이 결핵 치료에 석유가 효과 있다는 기사를 읽고 열광한 이유도 여기에 있었다. 석유는 누구나 "값싸고 손쉽게 얻을 수" 있는 '약'이었기 때문이다.

29 | 민족의 3대 독

역사 속의 성병

베토벤, 슈베르트, 슈만, 보들레르, 링컨, 플로베르, 모파상, 고흐, 니체. 이들의 공통점은? 유명한 인물? 다른 것이 있다면? 모두 매독 환자로 추정된다는 것이다. 성병은 그만큼 흔한 질병이었다.

한국도 예외는 아니었다. 1886년에 발행된 제중원 1차년도 보고서에 의하면 매독은 말라리아 다음으로 많은 질병이었다. 알렌과 헤론은 매독이 "흔한 질병이었고, 치료가 불가능해질 때까지

Forward	714	Forward	1,611
Retention Urine	1	Syph. Periostitis	96
Sexual excess.............	23	" Rupia	44
Strangury	3	" Tubercle face	21
Stricture urethra	14	" Ulcers body and legs......	60
Syphilophobia	7	Syphilis and Leprosy	52
Syphilis	760	Syphilitic ulcer throat	18
Syph. Gumma anus	89	Total	1,002

제중원 1차년도 보고서의 매독 관련 부분 ⓒ동은 의학 박물관

치료를 하지 않는 환자가 많은 것 같다."라고 적었다.

특이한 점으로 항문 점액성 종양이 있었다. 이들은 이 질병이 "여성 대신 소년을 이용하는 변태적인 성적 쾌락과 관계가 있어 보인다."라고 추정했다.

한국을 좀먹는 매독

매독은 한국의 미래에 어둠을 던지는 존재였다. 지석영은 매독이 끼칠 피해를 우려했다. 의학교 교장으로 재직하던 그는 1902년 매독을 다룬 「양매창론」楊梅瘡論을 썼다. 그는 외과를 찾아오는 환자 중 매독 환자가 70~80퍼센트를 차지한다면서 예방법을 찾지 않으면 성병에 걸리지 않는 사람이 없을 것이라는 불길한 추측도 내놓았다.

지석영에 따르면 성병은 콜레라나 페스트와 같은 급성 전염병보다 더 무서운 존재였다. 급성 전염병과 달리 꾸준히 건강을 해치기 때문이었다. 특히 문제는 성인 남자들이 성병에 걸린다는 점에 있었다. 이들은 한국의 부강을 이끌어야 할 주체들이었다. 성병은 국가의 부강을 좀먹는 질병이었다.

일제 강점기에 접어들어서도 성병은 수그러들지 않았다. 한 전문 학교의 입학생을 조사한 결과 1할 이상이 성병에 감염되었다는 수치가 나왔다. 1936~1937년 건강 상담소를 이용한

지석영의 「양매창론」,《황성신문》, 1902년. ⓒ동은 의학박물관

사람 중 성병 환자는 10~13퍼센트를 차지했다.

농촌 위생의 개척자로 평가받는 이영춘은 결핵, 기생충과 함께 매독을 민족의 3대 독(毒)이라 이름 지었다. 그만큼 성병은 넓게 오래도록 한국인을 괴롭히고 있었다.

성병의 만연은 치료제의 부재(不在)를 의미했다. 성병 치료제로는 수은이 오랫동안 사용되어 왔다. 하지만 치료 과정이 고통스러웠고, 중독성이 있었다. 제중원 1차년도 보고서는 "수은 치료 때문에 침을 흘리게 되는 경우를 많이 보았다."라고 적고 있다. 수은 중독으로 인해 사망하는 경우도 있었다.

성병 치료제 살바르산

성병을 치료할 수 있다는 희망은 1911년에 찾아왔다. 파울 에를리히 Paul Ehrlich는 화학 요법의 시조라고 할 살바르산 Salvarsan을 만들어 냈다. 606번의 실험 끝에 나왔다고 해 '606'이라고도 불린 매독 치료제였다. 살바르산은 인류에게 질병을 정복할 수 있다는 희망을 안겨주었다.

살바르산은 한국에도 수입되었지만 비쌌다. 1930년대 중반 살바르산 가격은 10개에 18원이었다. 의사 월급이 40원 하던 때였다. 이익도 많이 남아 너도나도 살바르산을 파는 데 몰두했다. 당시 의사들

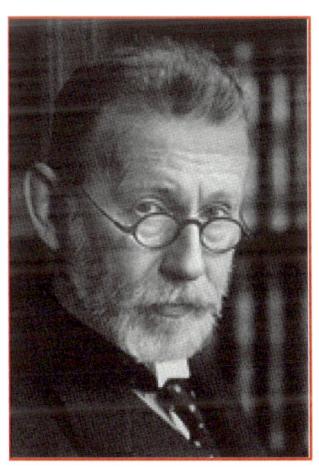

살바르산의 발명자 에를리히
ⓒ동은의학박물관

이 모두 성병을 치료하는 데만 정신을 팔고 있었다는 회고가 있을 정도였다.

치료제가 비싸다 보니 '대안'을 찾는 사람들이 나올 수밖에 없었다. 1933년 평안북도 신의주의 한 제지 회사 하수구에 사람들이 모여들었다. 이 공장에서 원목을 분해할 때 사용하는 공업용수가 성병에 좋다는 소문이 난 것이었다.

성병 환자들은 옷을 벗고 목욕을 했다. 미풍양속에 걸맞지 않았지만 경찰은 말릴 수 없었다. 할 수 없이 경찰은 제지 회사에 "가난한 환자를 위하여 목욕 설비를 만들어 줄 것"을 부탁했다.

성병, 여성의 병?

치료가 원활하지 않을 때 최선의 대안은 예방이었다. 예방을 위한 노력은 일제 강점기 이전에 시작되었다. 1906년 매춘부에 대한 건강 검진이 시작되었다. 한국이 일본의 보호국이 되면서 설립된 경무고문부의 작품이었다. 매춘부는 정기적으로 1개월에 2회씩 검진을 받아야 했다. 성병에 걸린 매춘부는 영업을 할 수 없었다. 위반할 경우 매춘부는 물론 영업주도 처벌받았다.

일제가 볼 때 매춘부는 성병의 주요 매개자였다. 일제뿐만이 아니었다. 서양 의학을 수용한 한국인들도 마찬가지였다. 지석영은 기생들의 명부를 만들자고 제안했다. 명부는 정기 검진을 진행하기 위해 반드시 필요했다. 관립 의학교 졸업생 유병필은 "한국이 음란한 기운으로 가득 차 있다."라고 진단했다. 주범은 매춘부였다. 종류도 다양했다. 관기, 예기, 삼패三牌, 은근짜隱裙까지. 유병필은 이들을 엄벌에 처해야 한다고 주장했다.

그러나 성병은 전염병이었다. 매춘부는 전파자도 될 수 있지만 피해자도 될 수 있었다. '손님'이 주범인 경우도 있었다. 하지만 이들에 대한 단속의 손길은 너그러웠고 단속의 대상은 매춘부, 즉 여성이었다.

1906년 《대한매일신보》는 그 점을 지적했다.

"건강 검진을 해서 건강한 여성만 남자를 상대하게 한다 하자. 성병에 걸린 남자는 없단 말인가? 시간이 지나면 오늘 건강한 여성이 내일은 병에 걸릴 것이다."

매춘부 검진에 관한 기록(1906년)
ⓒ동은의학박물관

그러나 일제 강점기에 접어들어서도 단속의 대상은 여전히 여성이었다. 건강한 여성에 대한 갈구는 공창제公娼制로 이어졌다. 1916년 예기작부예기치옥藝妓酌婦藝妓置屋 영업 취체 규칙 및 대좌부창기貸座敷娼妓 취체 규칙이라는 긴 이름의 법령이 반포되었다. 공창제를 법적으로 확정한 규칙이었다. 이 규칙은 창기의 정기적인 건강 진단과 예기 작부의 건강서 제출을 규정했다.

보호해야 할 남성

공창제가 필요하다고 공감하는 사람들도 있었다. 그들은 공창은 '관리'가 가능하기 때문에 사회에 미치는 해악을 막을 수 있다고 생각했다. 풍기 문란을 막을 수 있고, 성병이 퍼지는 것을 막을 수 있었다.

문제는 사창私娼이었다. 사창은 단속이 불가능한 만큼 피해가 컸다. 그들이 볼 때 공창제는 성병의 오염에서 남성을 보호하는 '좋은' 제도였다. 하지만 보다 싼 여성을 찾는 사람들이 나타났고, 공창제는 그들을 막을 만큼 튼튼하지 못했다.

1930년대 말에는 성병 예방법이 입안되었다. 이 법은 공공 단체가 성병 치료를 위한 치료소를 설치할 것을 규정하고 치료소의 경비는 국고에서 일부 보조하도록 했다. 의사가 성병 환자를 진단했을 때는 전염 방지 방법을 지시할 의무가 있었다. 하지만 이 법에서도 성병 전파자는 여성이었다. 성병 환자의 매춘은 금지되었고, 매춘을 주선한 경우에는 체형까지 받을 수 있었다.

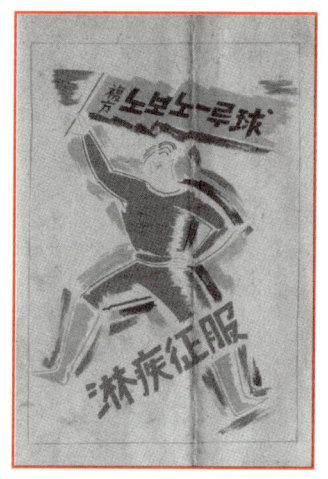

일제 강점기 임질약 광고 ⓒ동은 의학 박물관

성병의 역사는 한국에서 남성과 여성의 지위를 알려 준다. 남성의 성적 욕망은 '정당'하고 국가는 그 욕망을 안전하게 보호할 의무가 있었다. 반면 여성은 건강한 몸을 간직해야할 의무만 있었다. 설사 남편이 성병을 전파했을지라도 부끄러워해야 할 사람은 아내였다. 치료가 불가능하게 되었을 때 아내가 선택하는 방법 중 하나는 자살이었다.

일제 강점기 건강한 여성에 대한 가장 극단적인 갈구는 '위안부'로 나타났다. 1944년 여자 정신대 근무령으로 시작된 여성의 전쟁

동원은 마침내 위안부까지 이른다. 대일본 제국의 영광을 위해 싸우는 남성을 성병으로부터 보호하기 위한 조치였다. 전쟁이 모든 것을 결정하던 시절, 남성은 보호받아야 할 신체였다.

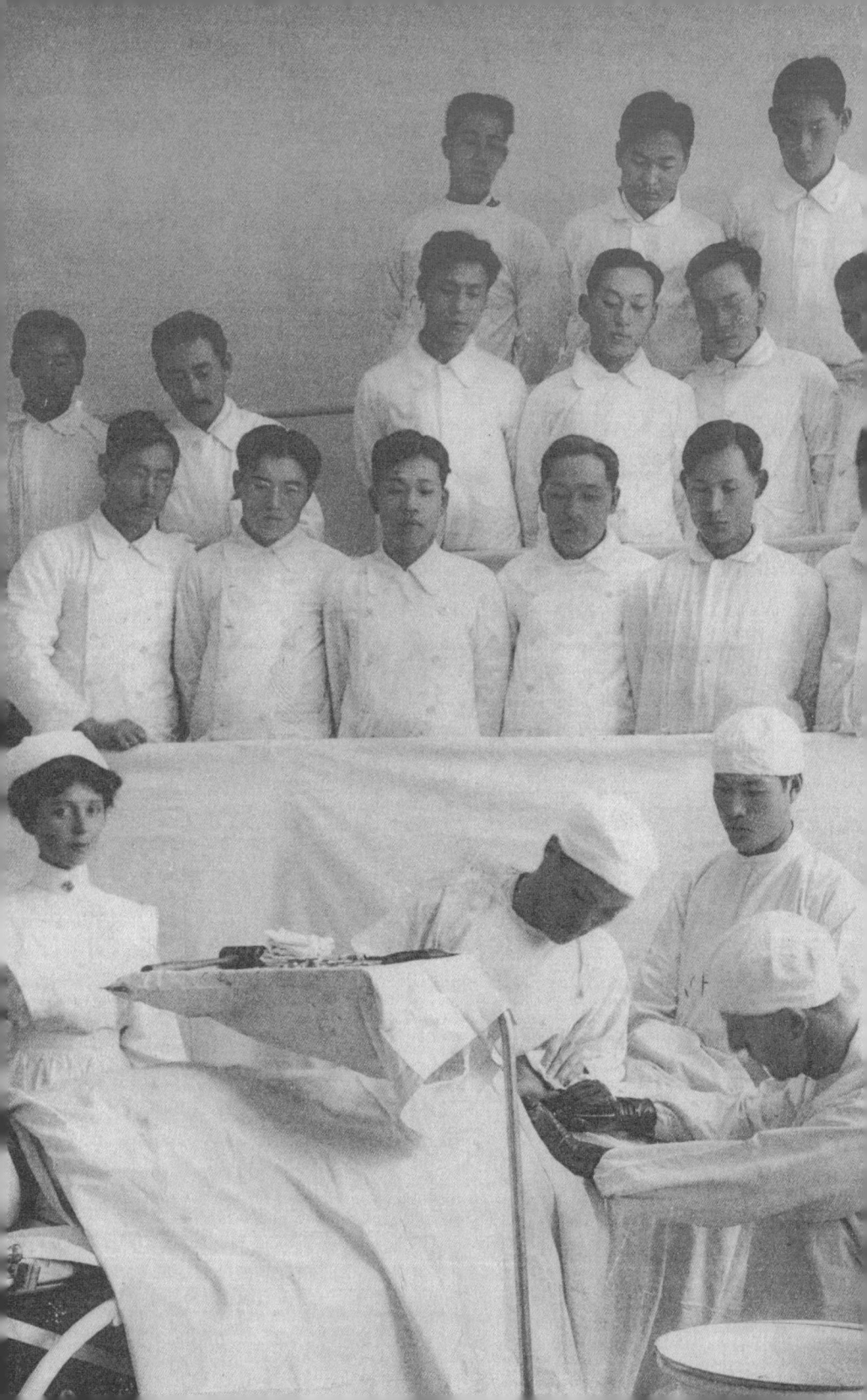

5

제중원의 아이들, 의사

THROMBO-ANGIITIS OBLITERANS

A Review and Report of the Disease in Koreans*

A. I. LUDLOW, M.D., F.A.C.S., Seoul, Korea (Chosen)

In May 1908, before the Association of American Physicians, L. Buerger[1] proposed the term "thrombo-angiitis obliterans" for the group of cases of presenile gangrene which had been described by the Germans under the name "endarteritis obliterans."

Etiology

Numerous etiological factors have been suggested but none have been proven to be the exciting cause of thrombo-angiitis obliterans.

1. *Race.* At first there was a general opinion that this condition was peculiar to the Jewish race due to the fact that the majority of cases were found in the large American cities among the Jewish immigrants from Poland, Galicia and Russia. A later review of literature showed an increasing frequency among Gentiles and the condition was found in many other countries: Russia, Austria, Serbia, Bulgaria, Turkey,[2] France,[3] Japan,[4] ...,[5] and Korea.[6]

2. *Sex.* The occurrence of thrombo-angiitis exclusively in males has been noted by all authors except Buerger,[7] Koyano,[8] ... and Miller,[9] and Telford and Stopford.[10] Pathologic ... was lacking in all except the case of a woman aged eight with a five-year history, reported by Meleney and ... All patients in a series of more than 300 cases of

*...cle No. 38, Research Department, ...oul, Korea.

30 | 의학 박사, 논문 쓰다

의학 교과서의 편찬

한국인 의사들이 많아지면서 전문가들이 배출되기 시작했는데, 이는 학술 활동의 활성화로 이어졌다. 학문적인 바탕이 전혀 축적돼 있지 않았던 시대에는 그나마 의학 교과서의 편찬이 뚜렷한 성과였다.

1920년대 중반부터 의학 박사가 배출되기 시작하면서 학술 활동이 활발해졌다. 1930년대에 들어 조선 의사 협회를 중심으로 《조선의보》가 간행되어 한국인 학자들의 학문의 장이 마련되기도 했지만, 일제 강점기라는 특성과 아직 전문 인력이 많지 않았던 탓에 한국인들이 주축이 된 전문 학회의 창립은 요원했다. 다만 일부 한국인 교수들이 일본 전문 학회의 평의원으로 추대되는 것으로 만족해야 했다.

한국에 서양 의학이 정착되는 과정 중에 거의 전 과목에 걸쳐 한국어로 쓰인 교과서가 편찬되었다는 사실은 이미 설명한 바 있었다. 하지만 경술국치 이후 한국어로 된 의학 교과서들은 설 자리

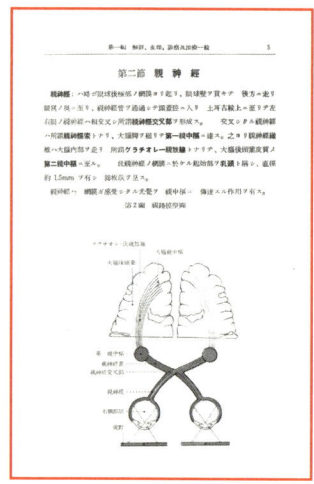

공병우의 『신소안과학』 ⓒ동은 의학 박물관

를 잃고 말았다. 일제의 강요로 일본어 의학 교재를 사용해야만 했기 때문이었다.

1910년대에는 선교사들이 편찬한 얇은 소책자들이 일부 사용되기도 했지만, 의학 전문 학교 체제가 갖추어지면서 일본인이 저술한 책이 교과서로 추천되어 사용되었다. 이 책들은 일본에서도 널리 사용되었다.

일제 강점기에 한국인이 저술한 의학 서적은 거의 없는데, 공병우가 일본어로 저술한 『신소안과학』 新小眼科學이 눈에 띨 뿐이다.

해방 이후에는 김명선의 『생리학 강의』 등 극히 적은 수가 편찬되기 시작했다. 6·25 전쟁이 끝나고 1950년대 중반부터 조금씩 교과서가 편찬되었지만 그 수가 많지 않았다.

> **세브란스 의학 전문 학교의 추천 도서**
>
> 이마다(今田束)의 『실용해부학』, 오사와(大澤岳太郎)의 『조직학 강의』, 누카다(額田豊)의 『의화학』, 야마다(山田薰)의 『생리학 정해』, 후나오카(丹岡英之助)의 『신생리학』, 이노우에(井上善次郎)의 『의약 소책자』, 이노우에의 『의약』, 기타사토(北里柴三郎)의 『병리학』, 기타사토(北里柴三郎)의 『실용 세균학』, 모리(森鷗外)의 『신위생학』, 시모히라(下平用彩)의 『진단학』, 시모히라(下平用彩)의 『일반 외과학』, 시모히라의 『외과학 각론』, 사토(佐藤勤也)의 『실용 부인의학』, 미쓰와(三輪信太郎)의 『소아의 질병』, 오가와(小川劍三郎)의 『눈의 질병』, 요시기(吉井丑三郎)의 『이비인후과학』, 구레(鳴秀三)의 『신경학과 정신의학』, 도히(土肥慶藏)의 『피부병학』

1970년대에 들어 외국에서 발간된 원서들이 국내에서 복제되어 소위 '해적판'이라는 이름으로 유통되었다. 원서에 비해 가격이 쌌기에 학생들이 구입하기 쉬웠고, 따라서 교육에 큰 도움을 주었다. 저작권법에 의해 '해적판'의 출판이 금지되면서 1990년대부터 한국어로 쓰인 교과서의 출판이 활발해져 현재에 이르고 있다.

의학 잡지의 발행

의학 잡지를 발행하기 위해서는 잡지에 실을 원고가 있어야 하고 이를 구독할 독자가 있어야 한다. 또한 많은 경우 의학 연구를 위한 학회가 결성되어야 한다. 따라서 한국인 스스로 의학 잡지를 만들기까지 많은 시간이 걸렸다.

1905년 을사늑약을 통해 한국을 실질적인 식민지로 만든 일본

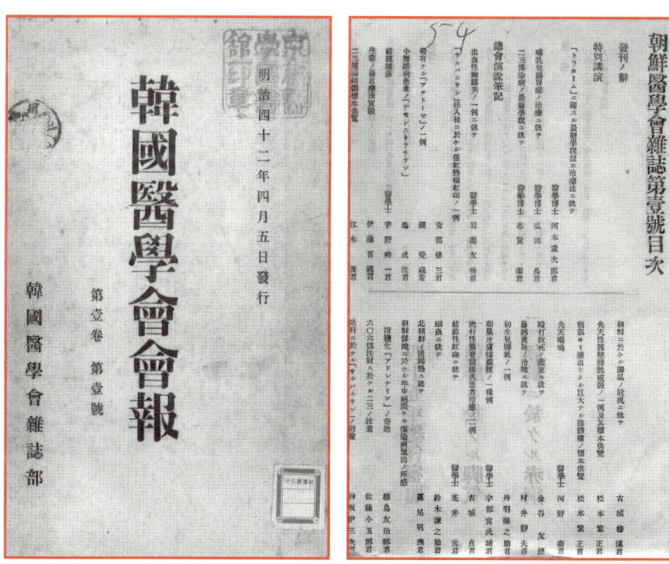

《한국의학회지》(1908년)와 《조선의학회잡지》의 창간호 ⓒ 동은 의학 박물관

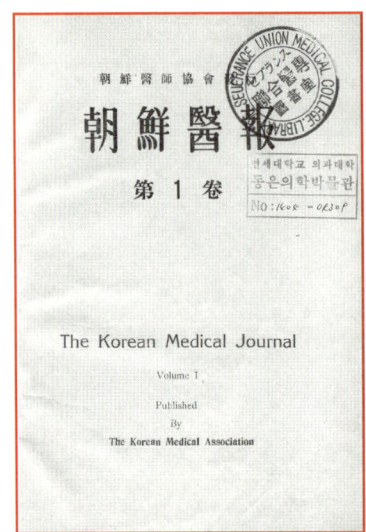
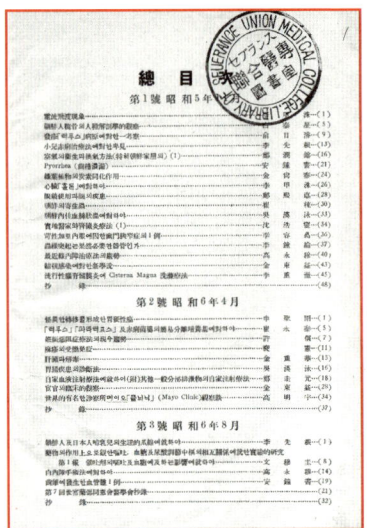

한국인에 의해 처음으로 간행된 《조선의보》의 창간호 표지(1930년)와 총목차 ⓒ동은 의학 박물관

인들은 재빠르게 의사 단체를 만들어 잡지를 발행했다. 1908년에 간행된 《한국의학회지》1908년~?와 《조선의학회잡지》1911~1943년가 바로 그것이었다. 일본인 의사들은 자신이 진료했던 환자에 대한 경험을 보고했고, 후에는 의학교를 중심으로 연구를 진행하면서 그 결과를 이 잡지에 실었다.

한국인에 의해 처음으로 발행된 잡지는 1930년에 창간되어 1936년까지 간행되었던 《조선의보》The Korean Medical Journal였다. 한국에서 의학교 첫 졸업생 혹은 첫 면허 의사가 배출된 지 한 세대가 지난 후였다. 각 호에는 원저와 종설이 실렸다. 뒷부분에는 회원들의 동정이 실려 있어 의학사적으로도 매우 중요한 사료로 이용되고 있다.

일제 강점기에는 경성 의학 전문 학교, 세브란스 의학 전문 학교,

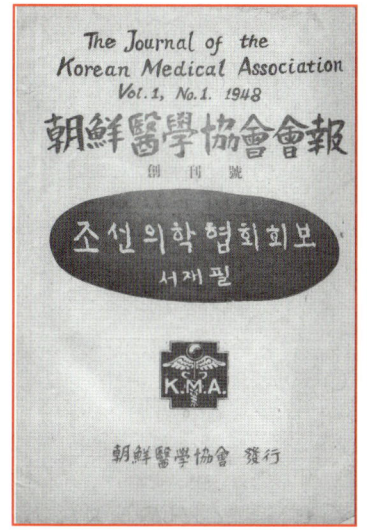 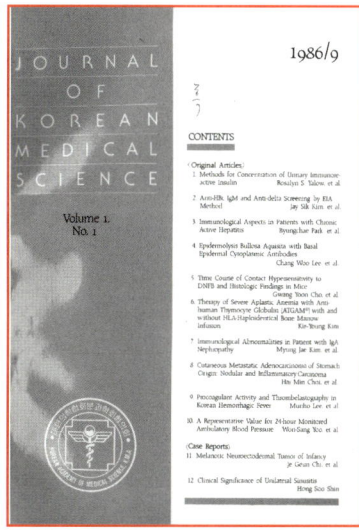

《조선의학협회회보》와《Journal of Korea Medical Science》의 창간호 표지 ⓒ동은 의학 박물관

대구 의학 전문 학교에서 잡지를 발행했고, 특히 경성 제국 대학 의학부에서는《임상내과학》,《임상외과》,《성대소아과잡지》등이 발간되었다.

이외에도《의학월보》,《만선지의계》,《선만지의사》,《가정위생》,《Korea Mission Field》등의 잡지가 발간되었다.

해방 후에는 의사들의 중심 단체인 의학 협회에서 잡지가 발간되었으며(《조선의학협회회보》·《대한의학협회회보》·《대한의학협회잡지》·《대한의학협회지》·《대한의사협회지》), 의학회에서는 1986년부터 영어 잡지《Journal of Korea Medical Science》를 발간하고 있다. 이외에도《조선의사신보》[1946년],《조선의학신보》[1946년],《조선의보》[1946년],《국립보건연구원보》[1947년],《전북의보》[1948년],《임상의학》[1949년],《대한내과학회잡지》[1949년] 등이 발간되었다.

6·25 전쟁 이후에는 군진 의학 관련 잡지의 발간이 눈에 띠며, 다음으로 전문 출판사에서 발간된 《의학 병리와 임상》1954년, 《종합의학》1956년, 《의학다이제스트》1958년, 《최신의학》1958년, 《한국의약》1958년, 《중앙의학》1961년 등의 잡지들은 1960년대 각 학회에서 전문 학술지들이 발간되기 시작했음에도 한국 의학계에서 차지하는 비중이 적지 않았다.

일제 강점기의 의학 연구

관립 의학교들은 일제의 후원 아래 교실을 중심으로 연구를 진행했다. 특히 경성 제국 대학 의학부는 '제국 대학'이라는 이름에 걸맞게 다른 관립이나 사립 의학 전문 학교는 꿈도 꾸지 못할 정도의 설비를 갖추었고 연구 인력도 많았다. 대표적으로 미생물학 교수인 시가 기요시志賀潔와 같이 국제적으로도 잘 알려진 학자가 일찍부터 파견되어 있었다.

이에 비해 사립 의학 전문 학교의 경우 연구 여건이 모든 면에서 열악할 수밖에 없었다. 세브란스 의학 전문 학교는 1914년 여러 과가 공동으로 연구할 수 있는 연구부를 만들었다. 연구부는 설립 초기에는 문자 그대로 연구 기관으로서의 역할을 했다. 하지만 기초학의 여러 교실을 비롯해 각 과들이 분화되어 연구 활동을 진행함에 따라 초창기에 가졌던 연구 조직으로서의 성격은 연구 지원

군진 의학 관련 주요 잡지
《의성》(1951년), 《육군의무장교단잡지》(1954년), 《항공의학》(1953년), 《의학》(1953년), 《해군의무단잡지》(1956년), 《군진의학》(1961년), 《육군의무기술》(1962년), 《대한군진의학》(1961년), 《대한군진의학협회지》(1974년)

조직으로 바뀌어 갔다.

당시에는 연구비를 주는 기관이 없어 세브란스의 아들인 존과 딸 프렌티스가 매년 3000원 정도를 연구 활동에 지원했다. 연구부 설립 이후 1942년경까지 250건 이상의 지원이 이루어졌으며 300편 이상의 연구 논문이 발표되었다.

세브란스 연구부에서 연구비를 지원 받은 논문
(제1번, 1915년) ⓒ동은의학박물관

일제 강점기의 의학 논문

1910년대 한국인이 작성한 연구 논문 임상 증례 포함 은 극히 적었다. 하지만 1920년대부터는 각종 잡지에 한국인 논문이 게재되기 시작했는데, 《조선의학회잡지》는 물론 《China Medical Journal》와 일본의 각종 학술지 등에 논문이 실렸다. 이러한 연구 논문은 한국 최초의 박사가 1920년대 중반 배출되기 시작한 사실과도 깊은 연관이 있다. 당시 의학 박사 학위를 받기 위해서는 지금과 달리 서로 연관된 몇 편의 논문을 작성해야 했고 이 논문들이 각종 학술지에 발표되었던 것이다.

이후 1930년대에 들어 의학 박사를 받는 한국인들이 많아지면서 자연 발표된 논문이 많아졌을 뿐만 아니라 분야도 다양해지고 연구 내용도 점차 전문적으로 되었다.

이런 가운데 연구 결과가 소위 SCI 잡지에 게재되기도 했다. 그 주인공은 1928년 세의전을 졸업하고 윤일선 교수의 지도로 연구를 하고 있던 백태성이다. 그의 논문인 「부갑상선호르몬과 쥐의

육종의 성장 사이의 관계」On the relationship between the parathyroid hormone and the growth of rat sarcoma 가 한국인으로서는 처음으로 저명한 SCI 잡지인 《미국암학회지》American Journal of Cancer, 1931년에 게재되었다.

이렇게 일제 강점기에 한국인 손으로 잡지가 만들어지기 시작했고, 연구도 활발하게 진행되었다. 하지만 대부분 박사 학위 취득을 위한 것이었고 대외적으로 내세울 특별한 연구 업적은 없었던 것으로 보인다.

하지만 광복 후 새로운 국가를 건설하는 과정에서 이들이 한국 의료계의 중추적인 역할을 수행했음은 물론이다. 특히 한국인 교수가 대다수였던 세브란스 의학 전문 학교의 역할은 적지 않은 것이었다.

해방 이전 의학 박사 수여자(학교별)

학교	기간	총 졸업생	한국인(비율)	1944년까지의 박사	1945년의 박사
세의전	1908~1945	909명	909명(100퍼센트)	43명	14명
경의전	1911~1945	1767명*	832명	72명	21명
경성제대	1930~1945	1067명	314명(29퍼센트)	46명	34명
평의전	1933~1945	309명	?	13명	11명
대구의전	1927~1945	841명	315명(32퍼센트)	3명	5명

*일본인의 입학이 허용된 후 1920~1940년까지의 졸업생 수

31 | 의사 단체 헤쳐 모이기

개화기 의사 단체

같은 일을 하는 사람이 많아지다 보면 단체가 만들어지게 마련이다. 일반적으로 이러한 단체는 서로의 공동 관심사를 논의하며 각자의 발전을 도모한다. 의사들의 경우 새로운 지식과 기술을 습득

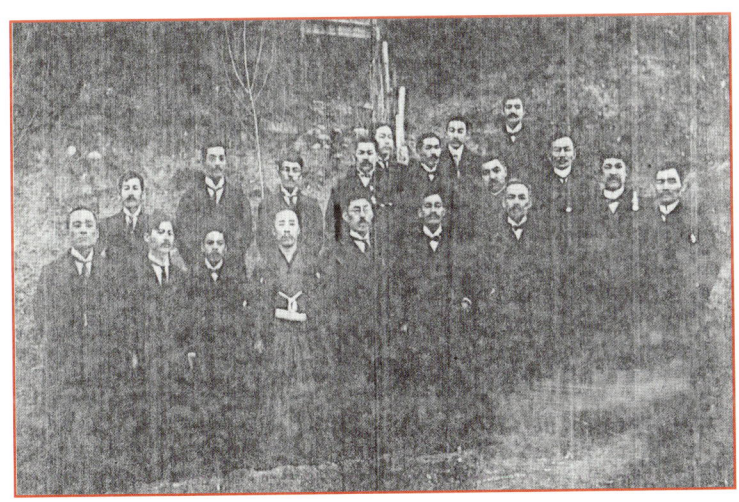

경성 의사회의 1908년 봄 총회 기념 ⓒ동은 의학 박물관

할 필요가 어느 분야보다 더 절실해 이러한 단체의 필요성이 일찍부터 제기되었다.

개항 이후 한국에서 활동하던 일본인 의사들은 통감부가 설치되고 한국이 곧 자신들의 식민지로 될 분위기가 농후해지자 발 빠르게 의사 단체를 만들기 시작했다.

1905년 7월 당시 서울에서 개업하고 있던 일본인 의사 7명이 조직한 경성 의사회는 자신들의 권익을 보호하고 이해를 대변할 목적을 갖고 있었다. 이들은 비록 일본 거류지의 의사醫事, 위생을 담당할 것을 자신들의 목적 중 하나로 규정했지만, 과다한 경쟁이나 약가 인하를 막기 위해 약가 규정을 정한 것에서 알 수 있듯이 주요한 목적은 개업 이익을 보호하는 것이었다.

당시 한국에는 일본인 개업의들만 아니라, 일본의 대외 침략을 보조하기 위해 만들어진 동인회 소속의 의사들, 조선에 파견된 군의, 통감부에서 설치한 의료 기관에 근무하기 위해 파견된 의사 등도 활동하고 있었다. 이러한 모든 일본인 의사들을 총괄한 단체가 바로 1908년 10월 28일 만들어진 한국 의학회였다.

한국 의학회는 일본인 의사들을 조직화함으로써 통감부가 집행하는 각종 의료 시책을 돕도록 결성되었다. 회장에 대한의원 부원장, 부회장에 한성 병원장과 육군 1등 군의정, 평의원에 대한의원 기사 등 11명이 선발되었으며, 서울에 거주하던 일부 한국인 의사들도 참가했다.

한국 의학회는 "경성 및 용산에 거주하는 의사로 조직"된 단체로 "의학 연구 및 의사, 위생의 진보"를 그 목적으로 삼았으며, 매년 4회에 걸쳐 학회를 개최하고 학술지를 발간하기로 결정했다. 그리하여《한국의학회회보》는 1909년 4월 5일 제1호가, 1909년 12월 5일 제2호가 간행되었다.

의사 연구회

일반적으로 한국인 의사들의 단체로 처음 결성된 것으로 알려진 의사 연구회는 일본에서 귀국해 의학교 교관을 역임하고 군의로 근무하고 있던 김익남이 서울 안팎에서 의업 활동을 하고 있던 인사들과 함께 1908년 11월 8일 모여 만든 단체였다. 이 연구회의 조직은 5월경 신문에 보도된 이후 꾸준히 진행되었는데, 11월 15일 김익남이 회장, 안상호가 부회장, 유병필이 총무, 최국현과 장기무가 간사에 피선되었다. 또한 찬성원으로 외국 의사를 추천키로 예정했지만, 실행되지는 않은 것으로 보인다.

의사 연구회의 활동을 보면 1909년 3월 1일 기근 구호를 위해 기금을 걷었으며, 1909년 4월 19일에는 의사법의 공포를 내부에 건의하기로 결정하기도 했다. 이렇게 자신들의 이익을 지키려는 모습을 보이는 가운데 특별한 성과 없이 1909년 5월 경 해산된 것으로 보인다.

그런데 이 모임의 성격에 이상한 점이 있다. 우선 같은 해 6월에 한국 최초의 의술 개업 인허장을 받은 제중원 의학교 졸업생들이 전혀 포함되어 있지 않은 점이다. 관립 의학교 졸업생인 홍석후와

의사 연구회 관련 기사(1908년)
ⓒ 동은 의학 박물관

홍종은마저 이 연구회에 참여하지 않았다.

또 하나, 찬성원이라는 제도를 두어 의사가 아니어도 회원으로 가입할 수 있었고, 찬성원과 그 가족들에게 병이 생기면 회원 의사를 보내 무료로 치료하기로 했던 점이다.

경술국치와 조선 의학회의 설립

1910년 8월 한국이 일본의 식민지로 전락하면서 의사 단체에도 변모가 모색되었는데 군의들이 중심이 되었다. 육군대신이던 데라우치의 총독 임명은 물론, 조선 주차군 군의부장이던 후지타藤田嗣章가 조선 총독부 의원장에 임명되었고, 군의들이 전국에 설치된 자혜의원의 책임을 맡았다.

새로운 단체의 구체적인 창립 준비는 총독부 의원장 후지타에

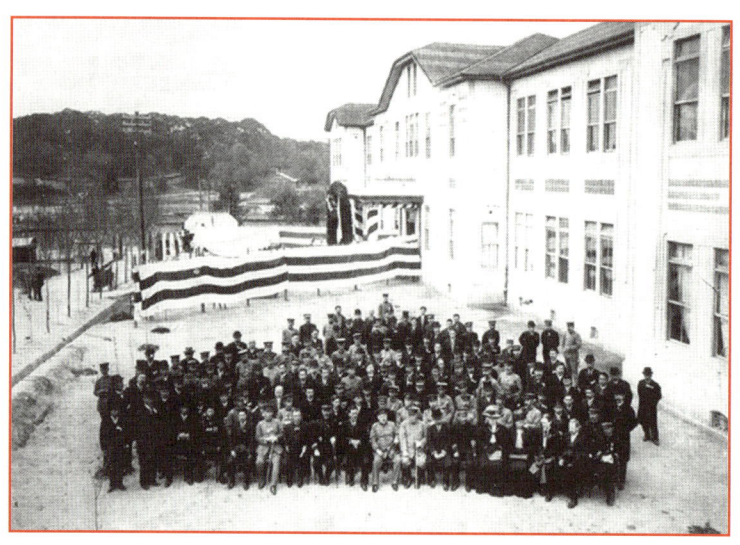

제1회 조선 의학회의 참석자들 ⓒ동은 의학 박물관

의해 제기되었고, 위원장으로 후지타, 창립 위원으로 9명이 위촉되어 1911년 4월 29일 조선 의학회가 창립되었다. 서울 지역의 단체였던 한국 의학회에 비해 조선 의학회는 범위를 전국적으로 확대했다.

1911년 제1회 총회가 열린 이후 매년 정기 총회를 통해 연구 결과를 발표하는 공간을 마련했고, 《조선의학회잡지》를 기관지로 정기적으로 발간했다. 자신들의 치료 및 연구 활동을 조선의 식민화와 영구적 지배라는 국가적 목표와 연결시키기 위한 구체적인 노력의 일환이었던 것이다.

한성 의사회

1915년 12월 1일 19명으로 창립된 한성 의사회도 관립 의학교 졸업생을 주축으로 창립되었는데, 안상호가 회장에, 박종환이 부회장에 선출되었다. 후에는 신필호 등 다른 한국인 의사들도 일부 합류했다.

한성 의사회는 기본적으로 서울에서 개원하는 의사들의 친목·이익 단체였지만 전염병이 돌거나 재해가 발생했을 때 회원들이 나서 사회 활동을 전개했다. 1919년 콜레라가 유행했을 때 무료로 예방 접종을 했고, 1925년 서울 근교에 큰 수재가 발생한 후 환자들이 생기자 무료 진료에 나섰다. 1927년에는 영흥에서 일어난 에메틴 사건에 적극 참여했다.

한성 의사회는 창립 이후 일본인들이 만든 경성 의사회와 합병론이 심심치 않게 제기되어 오다가 1927년의 에메틴 사건에 적극 참여한 것을 계기로 일제는 한성 의사회 해산을 위해 갖가지 압

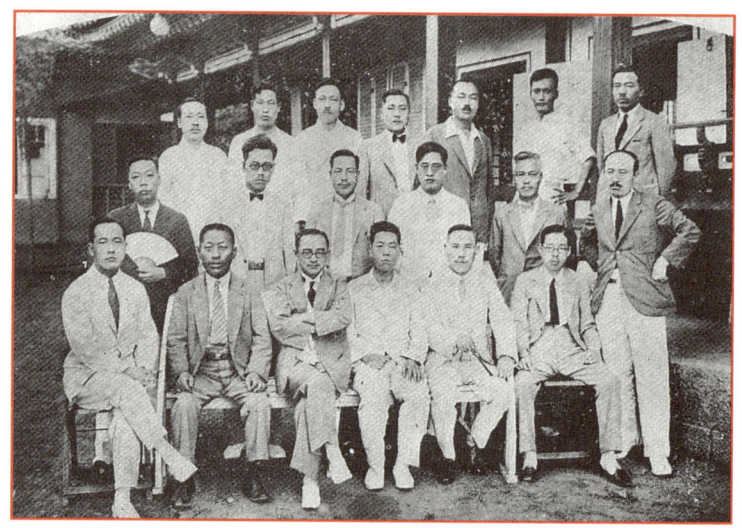

한성 의사회 좌담회 기념(1933년) ⓒ 연세 대학교 학술 정보원

력을 가했다. 결국 다음에 설명할 조선 의사 협회가 해산된 후인 1941년 11월 강제 해산됨으로써 이후 광복까지 한국인 의사 단체는 존재하지 않게 되었다.

조선 의사 협회

한국인들이 전국적 규모로 만든 첫 단체는 1930년 창립된 조선 의사 협회였다. 이 협회는 1930년 2월 21일 윤일선, 이갑수 등 당시 교직에 종사하던 의학자들이 중심이 되어 세브란스 의전 강당에서 발족되었다.

이 단체는 의사 연구회와 달리 세브란스 의전과 경성 의전, 경성 제대 의학부의 한국인 교수들이 골고루 참가했고, 일본인들의 조선 의학회에 뒤지지 않기 위해 학술 대회를 개최하는 한편 회지인

《조선의보》를 창간했다.

한국인 의사들로 구성된 조선 의사 협회에 대해 온갖 수단을 동원해 활동을 방해하고 질투와 시기를 일삼아 오던 일제는 1939년 가을 이용설이 한국 대표 자격으로 태평양 외과 학회에 다녀온 것을 구실로 조선 의사 협회를 해체하고 말았다.

조선 의사 협회와 한성 의사회를 강제로 해산시킨 일제는 1942년 12월 조선 의사회란 관제 어용 의사회를 중앙에 조직하고 도마다 도의사회를, 중요 도시에는 지부를 설립하도록 조치했다. 조선 의사회는 발족 후 아무런 실적도 없이 존속되다가 1944년 8월 새로 제정된 의료 법령에 의해 관제 어용 단체로 군림하게 되었으며, 회칙 개정 내용, 임원 선임 문제 등 중요 안건은 총독부 의무국 위생과의 방침에 따라 좌우됐다.

해방 이후의 의사 단체

1945년 8월 17일 개원 의사들은 건국 의사회를 조직했고, 9월 19일에는 의대 교수들이 조선 의학 연구회를 설립했다. 이와 같은 단체의 난립으로 다소 혼란이 있었지만 1947년 5월 10일 한국 의사들을 대표하는 중앙 의사 단체인 조선 의학 협회로 새로 탄생했다.

조선 의학 협회는 대한민국 의사를 대표하는 중앙 의사 단체로 창립된 지 1년 후인 1948년 5월 10일 협회지를 발간하기 시작했다. 그리고 대한민국 정부가 수립되자 1948년 9월 대한 의학 협회로 개칭했다가 1995년 5월 대한 의사 협회로 개칭되었다.

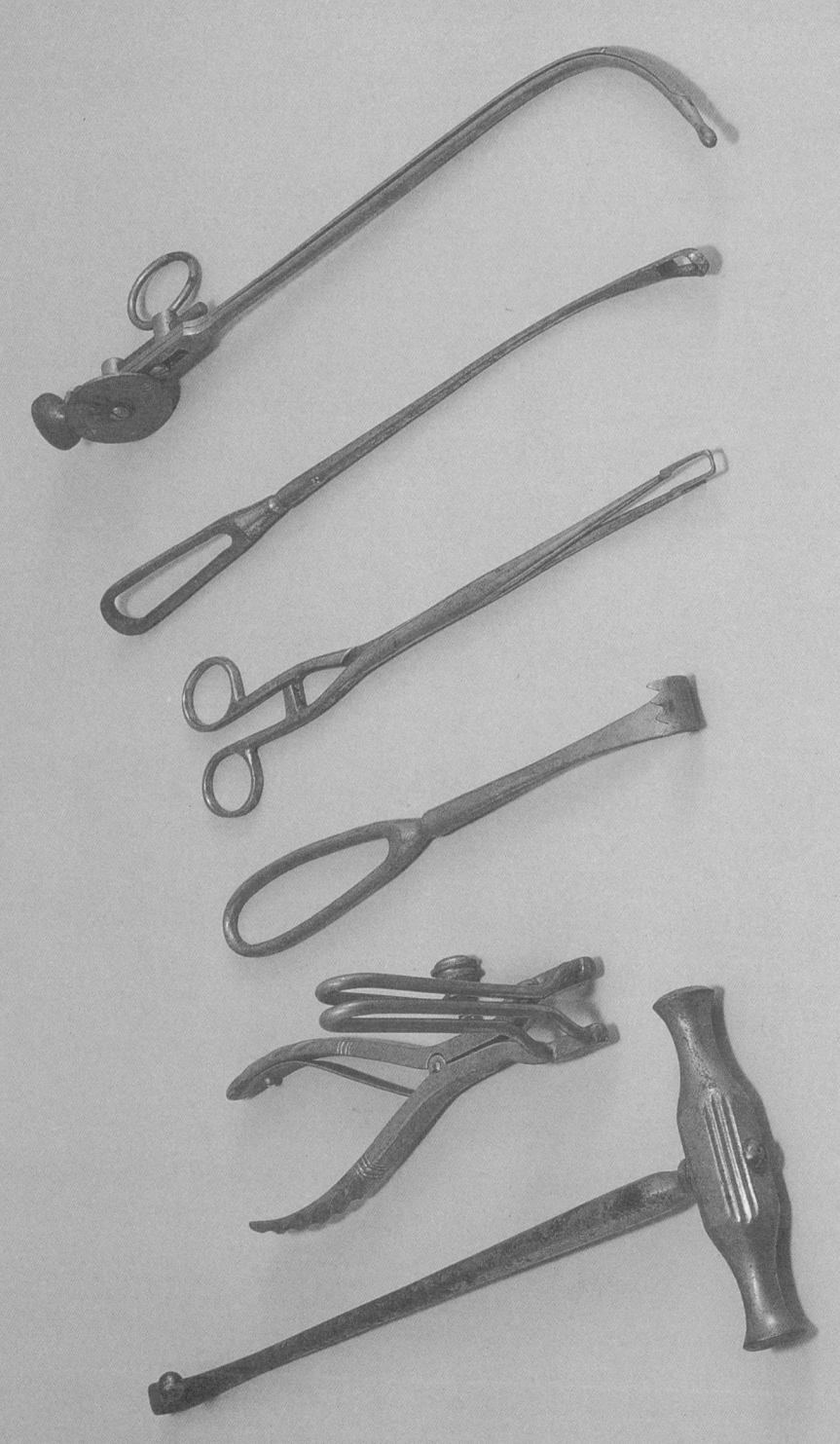

32 | 인술과 이익 사이에서

인술과 행림

1936년 출간된 심훈의 소설 『상록수』에서 사람들은 일만 생기면 '선생님'인 채영신을 찾는다. 부상이나 작은 질병도 빠지지 않았다. 채영신은 붕대, 소독약, 옥도정기, 금계랍, 요도포름 등을 자비로 구입해 사람들을 치료해 준다. '재미'도 뒤따랐다. 약품 구입을 위해 빚을 낼 정도였다. 채영신은 왜 내가 진작 의술을 배우지 않았던가 하는 탄식을 한다. 다른 한편으로는 의사들에 대한 원망도 이어진다. "의사란 놈들이 있다 해도 그저 돈에만 눈들이 빨갛지." 농촌에 헌신한 채영신의 눈에 의사는 돈만 밝히는 이기주의자들이었다.

옛날 중국에서는 환자를 치료한 대가로 그리 비싸지 않은 살구나무 묘목을 한 그루씩 받았다고 한다. 얼마 되지 않아 의사의 집은 살구나무 숲 속에 들어앉게 됐으며, 인술仁術을 살구나무 숲이라는 뜻의 '행림杏林'으로 부르게 되었다.

조선 시대 사람들이 의료에 대해 가지고 있던 생각 중 하나는 바로 인술이었다. 유학자들은 유교의 도덕을 실천하는 방편의 하나로 마을 사람들을 치료해 주곤 했다. 물론 보수는 받지 않았다. 대가가 있다면 인술이 아니었다.

서양 의학과 인술

개항 이후 서양 의학이라는 새로운 물결이 들어왔지만 인술은 이어졌다. 제중원에서는 말라리아 치료제인 퀴닌을 제외하고는 약값을 받지 않았다. 식민 지배를 시작한 일제도 자혜의원을 통해 시혜적인 치료를 시행했다. 설립 직후 자혜의원의 무료 진료 비율은 80퍼센트가 넘었다. 한국인들은 서양 의학도 인술의 대상이 된다는 생각을 가지게 되었다.

서양 의학을 배운 의사들 중에도 전통적 가치인 인술을 유지해야 한다고 주장하는 사람들이 있었다. 그들이 볼 때 의료란 고매한 인격과 정신을 가지고 베풀어야 할 인술이지, 돈을 버는 것이 아니었다. 의사란 가장 양심적인 직업이어야 했다.

졸업을 앞둔 의학생들도 자신이 아닌 남을 위해서 일해 보겠다는 포부를 밝히곤 했다. 병마에 시달리는 동포의 따뜻한 벗이 되겠다고 다짐하기도 했다. 인술은 소비자들만의 요구가 아니었다. 의사들에게도 의무처럼 다가온 사명이었다.

유석창

인술을 실천하는 의사들이 나타나기 시작했다.

1928년 경성 의학 전문 학교를 졸업한 유석창은 돈이 없어 치료를 받지 못하는 사람들을 위해 대규모의 구료 사업을 기획했다. 어

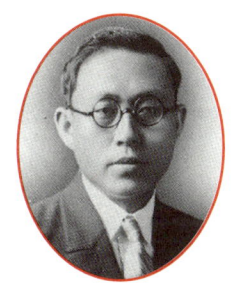
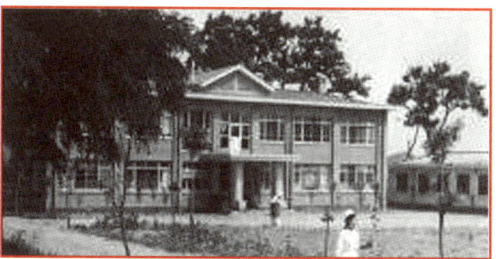

유석창과 민중 병원 ⓒ건국 대학교 출판부

려운 사람에게는 실비만 받고 아주 가난한 사람에게는 무료로 진료를 제공하는 병원의 설립이었다. 후원을 얻기 위해 사회의 유지들을 찾아갔다.

하지만 첫 반응은 차가웠다. 설립 비용도 문제지만 유지는 더 어려울 것 같았다. 개업 의사들의 영역을 침범한다는 비판을 받을 수도 있었다. 하지만 그의 뜻에 공감하는 사람들이 늘어갔고, 동료 의사들의 참여도 이어졌다. 마침내 1931년 서울에 중앙 실비 진료원이 설립되었다. 개원도 하기 전에 소문을 들은 환자들이 병원으로 몰려들었다. 이 병원은 해방 후 민중 병원으로 이어졌다.

이영춘

1929년 세브란스 의학 전문 학교를 졸업한 이영춘은 당시 누구도 감히 나서지 않던 농민 치료를 위해 일생을 바쳤다. 그는 윤일선 교수의 지도를 받아 의학 박사 학위를 받았다. 한국인 교수의 지도 아래 배출된 최초의 의학 박사였다.

하지만 공의(公醫) 생활을 통해 질병으로 고통 받는 농민들의 참상을 목격했던 그는 일본인 농장주의 요청으로 1935년 전라북도 개정에 내려갔다. 그리고 한국인 소작 농민을 위한 거의 휴일이 없는 진료가 이어졌다.

해방의 소용돌이 속에서 이영춘이 서울로 가게 될지 모른다는 소문이 퍼지자 농민들은 그가 떠난다면 자신들은 죽을 수밖에 없다며 그를 붙잡았다. 해방 후 그가 설립한 개정 병원은 상당히 오랜 동안 전라도 지역의 주요 병원으로 기능했다.

문턱이 높았던 병원

인술을 실천하던 의사들이 있었음에도 일반의 시각은 따뜻하지 않았다. 그들에게 병원의 문턱은 여전히 높았기 때문이다. 진료비가 "대다수 민중의 생활 정도에 비추어 엄청나게 고가인 것이 사실"이었다.

나아가 의사들이 부당한 진료 이익을 취하고 있다는 비난도 있었다. "쓰지 않아도 될 약을 쓰고, 주지 않아도 될 주사를 주었다." "고의로 환자의 입원 기간을 연장시켜 치료비를 빼앗았다." 소비자들은 의사가 의료를 치부의 수단으로 삼고 있다고 비판했다.

특히 약과 주사가 불신을 키웠다. 신약의 경우 원가의 6~7배, 심

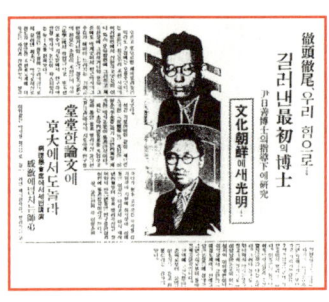 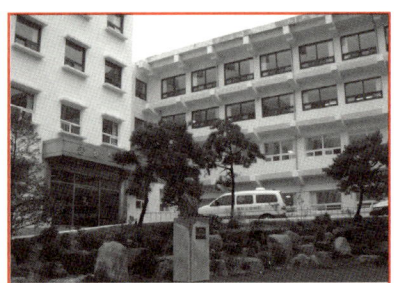

이영춘 박사 취득 관련 신문 기사와 개정 병원 ⓒ동은의학박물관

하게는 10배를 받는다는 소문이 떠돌았다. 약값이 비싸다 보니 약을 주지 않는 의사에게 감사를 표하고 칭찬하는 일도 벌어졌다.

매독 특효약으로 인기가 높던 살바르산 606주사는 원가의 10배가 넘는 가격으로 판매되고 있었다. 매독이 남들에게 감추고 싶은 병이라는 점에서 소비자는 부르는 가격을 그대로 지불할 수밖에 없었다. 가격이 높고 인기가 좋다보니 의료인들 사이에 경쟁도 일어났다. 약사들이 주사약을 파는 데서 나아가 환자에게 직접 주사를 놓는 일까지 생겼다.

진료비가 비싼 이유

의사들은 진료비가 비쌀 수밖에 없는 이유를 대었다. 병원을 운영하기 위해서는 그만큼 돈이 많이 들었다. 진료비에는 의사의 생활비 외에 보조 인력인 간호사의 급여, 집세, 수도비, 연료비 등이 모두 포함되어 있었다.

의사가 되기 위해서도 많은 돈이 필요했다. 의학교를 졸업하기 위해서는 몇백 석, 몇천 석의 소출이 있어야 했다. 부모들은 입고 싶은 것 입지 않고, 먹고 싶은 것 먹지 않으며 학비를 댔다. 본래 의사는 비용이 많이 들어가는 직업이었다.

그러나 빈곤자만이라도 무료로 치료해 주어야 하는 것 아니냐는 요구에 대해 한 의사는 "당연한 일"이라고 대답했다. 동시에 세상이 인술을 핑계로 의술을 구속하려 한다고 목소리를 높였다.

의사들이 볼 때 상당한 재산이 있으면서도 진료비를 아끼는 사람들이 있었다. 급할 때는 왕진을 청하고는 치료가 끝나면 차일피일 진료비 지급을 미루는 사람들이 있었다. 그들은 인술을 악용하

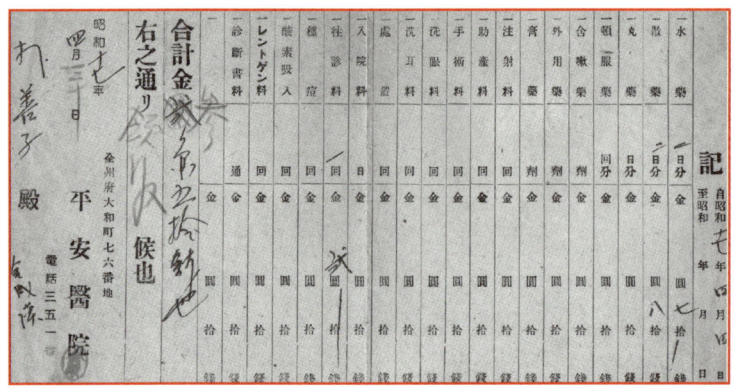
일제 강점기 병원 계산서 ⓒ동은 의학 박물관

고 있었다. "그런 환자들이 얼마나 미운지 말할 수가 없었다."
 그러나 일제 강점기에 병이 났을 때 의사의 치료를 받고 간호사의 간호를 받을 수 있는 사람들은 "극소수의 부유층에 불과"했다. 많은 사람들이 병원의 문턱에 발을 들여놓지도 못하고 있었다. 그들은 무당의 푸닥거리나 들으며 숨을 거두고 있었다. 돈 없는 사람들은 병에 걸리면 죽을 수밖에 없느냐는 한탄이 이어졌다. 진료비에 대해 느끼는 소비자들의 무력감은 의사들의 환자에 대한 불만보다 클 수밖에 없었다.

무료 진료의 감소

1920년대 중반을 지나면서 무료나 저가 진료를 시행하던 자혜의원은 본격적으로 수익 경영을 시작했다. 진료비는 인상되었고, 환자를 더 많이, 더 오래 가지기 위한 노력이 이어졌다. 60퍼센트 이상을 차지하던 무료 환자의 비율이 20퍼센트 이하로, 1930년대 후반에 접어들면 10퍼센트 이하로 떨어졌다.

제중원의 후신인 세브란스 병원도 마찬가지였다. 선교를 위해 설립된 병원인 만큼 자선 진료는 바람직했다. 하지만 병원의 운영을 고려한다면 지방의 선교사들이 보내는 환자를 모두 무료로 치료할 수는 없었다. 1920년대 후반 거의 절반에 육박했던 무료 환자 비율은 1930년대 후반 15퍼센트로, 1940년대에는 한 자리 숫자로 줄었다.

세상은 변하고 있었다. 이제 의사나 환자나 모두 의료란 돈을 주고 사야 한다는 생각에 익숙해져야 했다. 인술은 박물관에 전시될 유물이 되어야 했다. 하지만 전통은 쉽게 사라질 수 있는 것이 아니었다. 인술에 대한 기대를 벗어 버리는 데 오랜 시간이 걸렸다. 정확히 말하면 의료가 의사 개인의 선의에 좌우되는 것이 아니라 국민에 대한 국가의 책임으로 인식되기까지, 그리고 그런 제도가 갖추어지기까지 많은 시간을 보내야 했다.

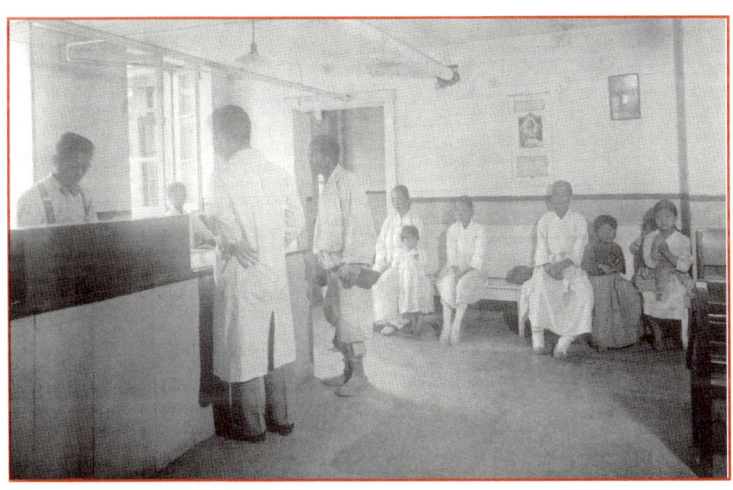

세브란스 병원의 시료 병실(1930년대) ⓒ동은 의학 박물관

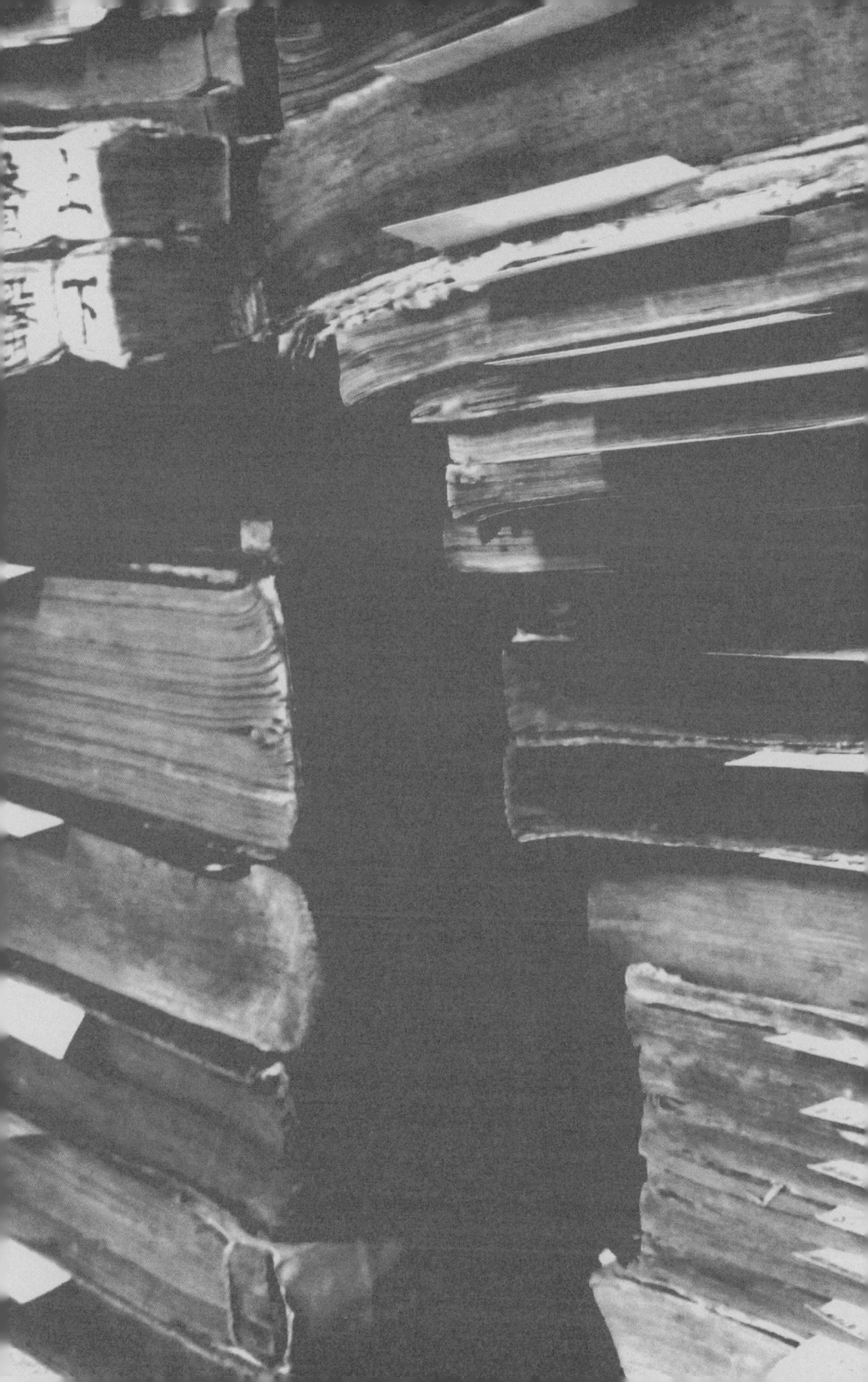

33 | 한의학의 부흥을 외치다

동서 의학 논쟁

1934년 2월 《조선일보》에는 그동안 보기 힘들었던 내용의 글이 한편 실렸다. 「한방의학 부흥책」을 쓴 장기무張基茂는 한의학의 부흥을 위해 현실에 입각해 실행 가능한 범위에서 고민한 방안들을 나열하고자 한다고 했다. "외람되게 좁은 소견을 발표하는 것이 제 분수를 모르는 짓이라는 것"을 알고 있다는 겸양도 보였다. 하지만 그 겸양과 달리 그의 글은 일제 강점기 어떤 논쟁보다도 뜨거웠던 소위 '동서 의학 논쟁'의 불을 붙인 신호탄이었다.

일제 강점기에 접어들면서 한의학은 어둠 속을 걷는 듯했다. 일본은 한국을 침략 지배하는 과정에서 자신들이 먼저 수용한 서양 문명을 이용했다. 서양 문명을 수용한 자신들은 문명국이고, 그 수용이 늦은 한국은 미개국이었다. 한의학은 조선의 미개함을 보여주는 상징 중의 하나였다. 그들이 볼 때 한의학은 수천 년을 이어 온 경험 의학에 불과할 뿐이었고, 한의학의 기초 이론이라고 하는 음양오행은 공허했다.

별 하나 없는 캄캄한 밤

일제가 바라보는 한의학에 대한 시각은 1913년 반포된 의생 규칙醫生規則에서 단적으로 드러났다. 의사 규칙과 함께 반포된 의생 규칙은 한의사를 의생醫生으로 규정했다. 의사는 서양 의학을 배운 의료인만을 의미했으며 한의사와 엄격히 구분되었다. 한의사는 서양 의학을 배워야 했다. 한 한의사는 앞으로 다가올 한의학의 미래를 바라보며 "하늘을 쳐다봐도 별 하나 볼 수 없는 캄캄한 밤"이라고 했다.

장기무의 한방의학 부흥책

장기무의 「한방의학 부흥책」은 캄캄한 밤하늘에 새로운 빛을 던지는 별이 되었다. 그의 글에 빛을 더한 배경 중 하나는 그가 1905년 관립 의학교를 졸업한 서양 의사라는 점이었다.

서양 의사가 한의학에 관심을 가질 이유는 없었다. 의사 규칙을 통해 서양 의사는 의료의 독점권을 획득했기 때문에 지금과 달리 한의는 양의의 경쟁 상대가 아니었다. 하지만 장기무는 한의학에 대한 관심을 표명하는 데서 나아가 한의학 부흥을 주장했다.

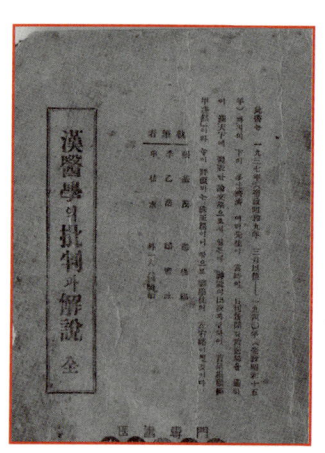

한방의학 부흥책이 실린
《한의학의 비판과 해설》ⓒ동은 의학 박물관

장기무의 동서의학신론

장기무의 한의학에 대한 관심은 즉흥적인 것이 아니었다. 그는 1915년

와다 게이시주로 和田啓十郎가 저술한 『의계지철추』醫界之鐵椎를 『동서의학신론』東西醫學新論이라는 이름으로 번역했다. 와다 게이시주로 역시 서양 의사였다. 그는 이 책에서 한의학을 서양 의학과 비교하며 부흥을 제창했다. 와다는 이 책으로 일본에서 한의학 부흥의 상징적인 인물이 되었다.

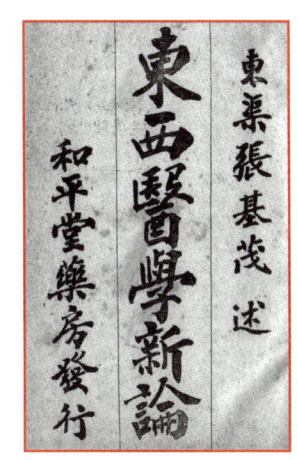

장기무의 『동서의학신론』
ⓒ동은의학박물관

장기무는 『동서의학신론』에서 한의학에 대한 애정을 숨기지 않았다. 그는 한국의 전통 의학을 '한의漢醫'나 '한방漢方'이 아닌 '동의東醫'라고 불렀다. 한국 재래의 의술이 수천 년을 경과하면서 한국의 고유한 의술이 되었기 때문이다. 그는 한의학이 도태될 위기에 빠져 있다고 진단하면서 한의학에 대한 편견을 버리고 부흥을 도모하자고 했다.

한방의 부흥을 위한 방법

「한방의학 부흥책」에서 제시된 한방 부흥을 위한 구체적인 방법은 네 가지였다.

첫째, 학회를 만들자. 학술 연구 기관을 만들어 한의학의 지도 원리를 정립하고 강연회를 통해 토론을 벌이며 치료 경험을 발표하는 자리를 만들자.

둘째, 용어를 바꾸자. 어렵고 애매해 이해하기 어려운 한자어를 현대적 학술 용어로 간소화시키고 통일하자.

셋째, 연구소를 만들자. 아울러 연구소 부속으로 강습소를 설립해 체계적으로 한의사를 양성하자.

넷째, 의료 전문지를 만들자. 그 공간을 통해 한의사들의 의사를 발표할 수 있도록 하자.

장기무의 네 가지 주장은 결국 서양 의학이 가지고 있는 제도적 장점을 수용하자는 것이었다.

방합신

한의학의 부흥을 주장한 의사는 장기무뿐만이 아니었다. 1916년 세브란스 의학 전문 학교를 졸업한 방합신方合信 역시 한의학에 대한 애정을 드러냈다.

졸업 후 황해도 신천에서 개업을 한 방합신은 환자들을 진료하는 과정에서 한의학의 효용성을 발견했다. 그는 약물 치료, 즉 내과 질환에 대한 치료에서는 한의학이 서양 의학보다 우월한 효과를 보인다고 주장했다. 따라서 한의학을 "과학적으로 연구해 더욱 부흥시킬 필요"가 있었다. 방합신에 따르면 '진정한 한의학'이란 편작扁鵲이 활동하던 상고 시대의 한의학이었다. 당시 한의학은 병의 원인이 되는 독소를 땀汗, 토吐, 변便을 통해 몸 밖으로 배출시키는 방식으로 환자를 치료하고 있었다. 그 치료법은 한나라 때 장중경張仲景에 의해 복원되었다.

하지만 음양오행, 오장육부, 경락 등의 개념이 만들어지면서 한의학은 점차 진정한 한의학에서 멀어져 갔다. 자양강장을 위주로 하는 도교 의학은 그 거리를 더욱 멀게 했다. 추상적인 성리학이 의학에 수용되면서 한의학의 진정한 모습은 소멸되어 버렸다.

일본 고방파 의학의 수용

방합신은 18세기 일본의 요시마쓰 도도 吉益東洞에 의해 상고 시대의 진정한 한의학이 부활했다고 주장했다. 요시마쓰는 음양오행설이 추상적이고 허황하다고 비판하면서 만병일독설 萬病一毒說을 주장했다. "모든 병은 한 가지 독에서 유래한다. 모든 약은 독이다. 독으로 독을 공격하니 그 독이 제거되면 병이 없어진다."라는 이론이다. 약을 통해 몸 안의 독을 몰아내자는 주장이었다.

요시마쓰는 일병일방설 一病一方說도 주장했다. 간단히 이야기하면 동일한 원인에는 증상과 상관없이 한 가지 처방을 사용해야 한다는 내용이었다. 만병일독설이나 일병일방설이나 내용을 살펴보면 서양 의학의 병리설에 가깝다. 즉 방합신은 자신이 습득한 서양 의학의 이해 범위 내에서 한의학을 수용했다. 그것은 요시마쓰 도도로 대표되는 일본의 고방파 古方派 의학이었다.

한의학의 장점은 수용해야!

장기무와 방합신은 한의학의 활용과 부흥을 부르짖었다. 하지만 그들이 한의학에 무조건 호의적이었던 것은 아니다. 자신들이 이해할 수 없는 한의학의 이론에 대해서는 가차 없는 비판을 가했다.

장기무는 한의학에서 이야기하는 "폐금신수 肺金腎水니 상화 相火가 어떠니 군화 君火가 어떠니 어느 장 臟이

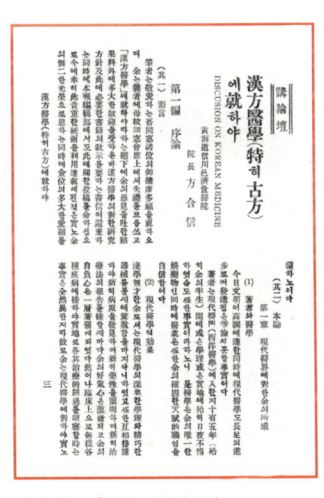

방합신의 글 ⓒ동은 의학박물관

허하니 어느 부腑가 실하니" 하는 이야기를 뜬구름 잡는 소리라고 몰아세웠다. 방합신에게 음양오행과 같은 한의학의 전통 이론은 허황되고 한의학의 병명이나 진단법도 애매했다. 이해하기가 힘들어 한의사를 찾아가 보았지만, 마치 외국어를 듣는 기분이었다.

그들은 자신들이 배운 서양 의학의 이론이나 방법을 버리지도 않았다. 장기무는 한의학에 과학적으로 지도 원리를 수립하라고, 한의학 용어를 현대적 학술 용어로 교체하라고 요구했다. 여기서 말하는 과학이나 현대가 서양 의학과 다른 말일 리는 없었다. 방합신은 자신의 주장이 서양 의학을 버리고 한의학으로 돌아가자는 주장이 아님을 강조했다. 다만 한의학이 가지는 치료의 장점을 수용하자는 주장이라는 것이었다.

의학은 하나다

장기무가 「한방의학 부흥책」을 《조선일보》에 기고한 이후 한의학의 부흥을 둘러싸고 많은 논자들이 논쟁을 벌였다.

경성 제국 대학 의학부 출신인 정근양鄭根陽은 「한방의학부흥문제에 대한 제언, 장기무 씨의 소론을 읽고」를 통해 당시 서양 의사들이 가진 일반적 견해를 피력했다. 그에 따르면 한의학을 별도의 교육 기관에서 가르칠 필요는 없었다. 필요하다면 의과 대학에서 배우면 되었다. 의학은 하나이지, 둘이 아니기 때문이었다. 물론 그 의학이 한의학이 아닌 것은 분명했다.

장기무나 방합신이 한의학의 부흥을 외쳤지만 그들은 소수였다. 정근양을 제외하면 서양 의사 중 동서 의학 논쟁에 참여한 이도 거의 없다. 정근양도 한의학 부흥에 반대하는 입장이었다. 하지만 장기무나 방합신의 의미를 무시할 수는 없다. 왜냐하면 그들이 가진 한의학에 대한 관심은 서양 의학에 대한 반성에서 생겼기 때문이다. 방합신은 환자를 치료하는 과정에서 서양 의학의 한계를 느꼈고, 대안으로 한의학에 눈을 돌리기 시작했다고 말했다.

그들이 느낀 한계는 항생제가 발견되기 이전 서양 의학의 한계라고 할 수 있다. 하지만 서양 의학을 다시 바라보는 사람들이 서양 의학계 내부에서 나타나기 시작한 의의는 적지 않다. 그것은 개항 이후 일방적으로 한국이 수용해야 했던 근대에 대한 반성이었기 때문이다.

정근양의 글 ⓒ동은의학박물관

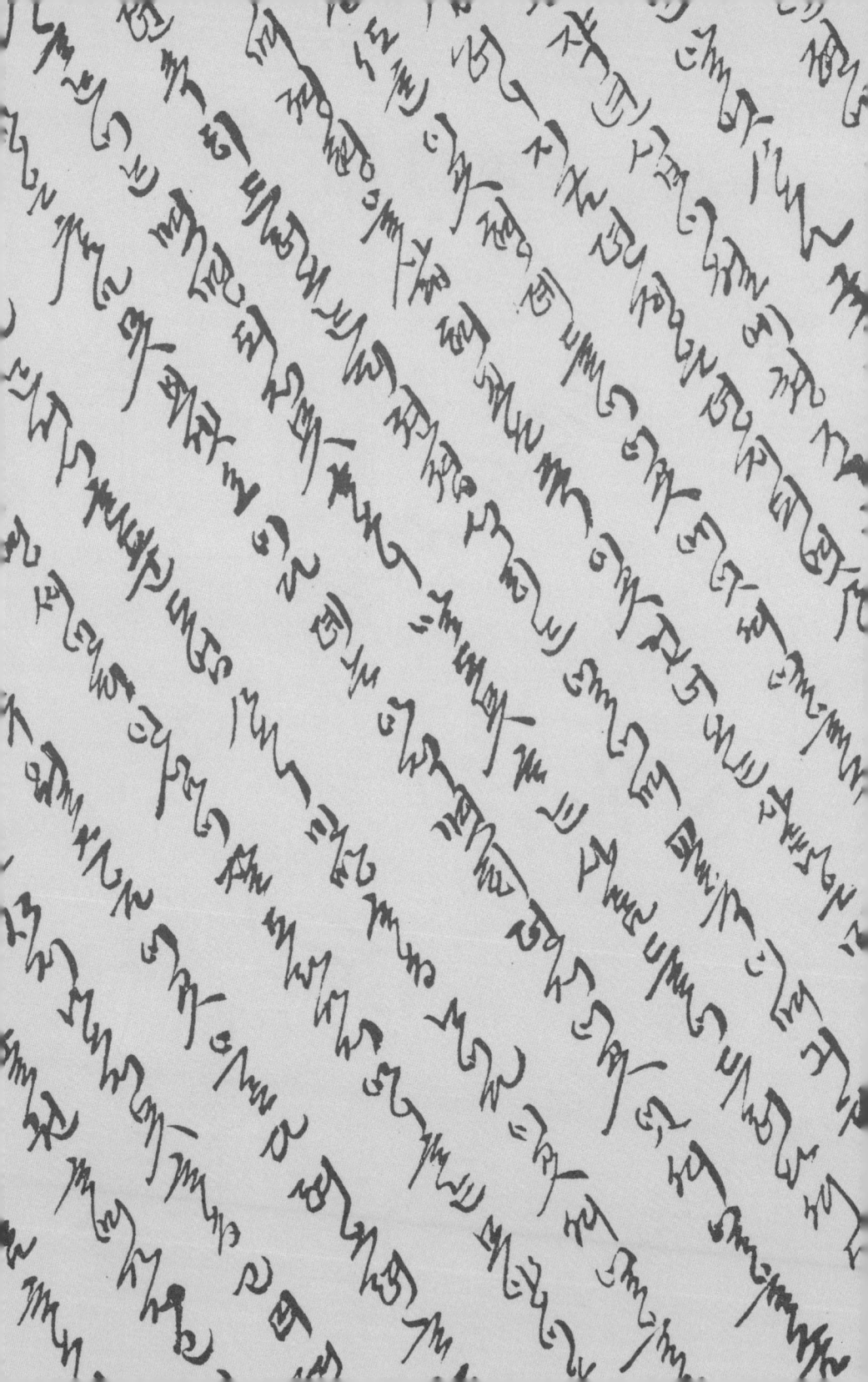

34 | 독립을 꿈꾼 의사들

세브란스 졸업식에 참석한 이토 히로부미

1908년 6월 3일 세브란스 병원 의학교 제1회 졸업식. 게일 목사의 사회로 진행된 졸업식은 한국의 서양 의학 수용사를 개관한 스크랜턴의 강연, 학부대신 이재곤의 축사로 이어졌다.

제일 중요한 졸업 증서 수여 시간, 세브란스 병원 의학교를 이끌던 또 하나의 주역인 허스트가 단상에 올라 졸업생들을 호명했다. 교장 에비슨은 '의학 박사' 칭호가 써진 졸업 증서를 들었다. 하지만 그는 곧 졸업 증서를 자신의 오른쪽에 서있는 사람에게 넘겼다.

에비슨에게 졸업 증서를 넘겨받은 하얀 수염의 사나이는 증서를 하나씩 졸업생들에게 수여했다. 조선 통감부 통감이었던 이토 히로부미였다. 이토 히로부미는 이어진 축사에서 "이러한 기념비적인 일"에 참여할 수 있게 되어 매우 기쁘다고 운을 뗐다. 졸업생들에 대한 축하와 그들을 교육한 교수들에 대한 격려도 잊지 않았다. 그는 마지막으로 한국 의학에 대한 자신의 바람을 밝혔다.

"발전된 서양 의학을 소개하고 병원과 함께 학교에서 서양 의학을 가르치자!" 그가 한국 최초의 서양식 의학교인 세브란스 병원 의학교 졸업식에 참여한 이유였다.

밝은 미래를 뿌리친 의사들

서양 의학에게 식민지는 불리한 환경이 아니었다. 한국을 지배한 일본은 이미 19세기 후반 서양 의학 일원화를 성취한 상태였다. 통감인 이토 히로부미의 요청처럼 일제의 지배가 현실화되면서 서양 의학은 육성되었다.

1913년 의사 규칙은 대표적인 예였다. 이 규칙 반포로 '의사'는 서양 의학을 배운 의료인만을 지칭하는 용어로 확정되었으며 전통 의학이었던 한의학은 이류 의학으로 규정되었다. 경쟁 상대가 없어진 서양 의학의 미래는 밝았다.

그러나 밝은 미래를 뿌리치는 사람들이 있었다. 예를 들면, 이토 히로부미의 축사를 듣고 있던 세브란스 병원 의학교 1회 졸업생들이었다. 단상에 앉아 있던 7명의 졸업생 중 5명은 이후 국내외에서 전개된 독립 운동에 참가했다.

김필순은 유명한 독립 운동 단체인 신민회의 일원으로 국외 이상촌 건설 운동에 참여했다. 김희영은 3·1 운동에 관여했고, 박서양은 중국 간도 지역에 설립된 대한 국민회의 군의軍醫로 활동했다. 신창희와 주현측은 상해 임시 정부에 참여해 독립 운동을 전개했다. 그들에게 밝은 미래란 일제의 지배와 함께 할 수 있는 것이 아니었다. 이토 히로부미의 축사를 듣는 그들의 마음은 못내 불편했을 것이다.

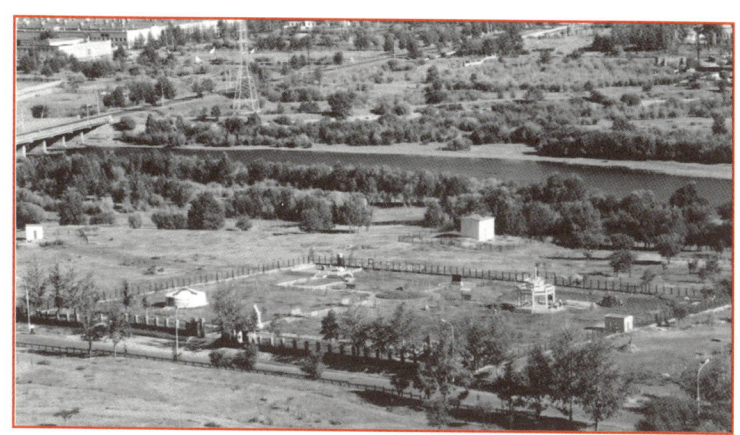

세브란스 병원 의학교 제2회 졸업생 이태준 기념 공원 (몽골 울란바타르) ⓒ 동은 의학 박물관

3.1 운동과 의학생들

1919년 3·1 운동은 일제의 지배를 뒤흔드는 거사였다. 지역, 신분, 성^性, 직업을 넘어선 독립 운동이 전개되었다. 학생들은 선두에 섰다. 의학을 배우는 학생들도 예외는 아니었다. 3·1 운동을 거치면서 경성 의학 전문 학교에서는 79명이 퇴학을 당했다. 구금된 학생은 31명으로 전문 학교 중 가장 많았다.

세브란스 의학 전문 학교에서도 9명이 옥고를 치렀다. 두 학교 모두 재학생의 20퍼센트 안팎에 이르는 숫자였다. 이들 중 대부분은 다시 학교로 복귀했지만 외국으로 망명해 독립 운동에 나서는 경우도 있었다. 3·1 운동 이후 망명한 이들의 목적지는 상하이였다. 대한민국 임시 정부가 있었기 때문이다. 그들이 독립 운동에 직접 가담하는 동시에 자신의 전공인 의학을 활용할 수 있는 방법은 병원의 개원이었다.

세브란스 의학 전문 학교 출신인 주현측과 신현창은 함께 상하

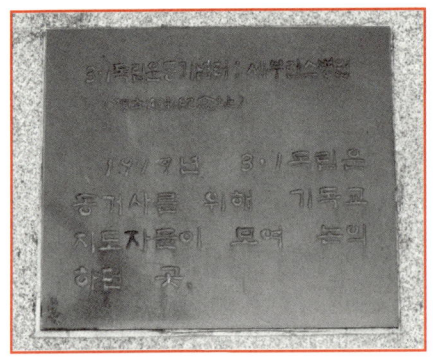

서울역 앞 옛 세브란스 병원 위치에 놓여 있는 3·1운동 관련 기념 표석 ⓒ동은 의학 박물관

이에 삼일의원三一醫院을 개원했다. 이름부터 이들의 지향을 알려 주는 병원이었다. 경성 의학 전문 학교를 다녔던 나창헌은 중국으로 망명한 후 당시 가장 심각한 질병이었던 결핵 치료를 위한 요양원을 운영했다. 병원은 그들이 망명지에 쉽게 정착할 수 있는 방법이자 지속적인 투쟁을 가능하게 한 기반이었다.

일본인 교수의 궤변에 대항한 동맹 휴학

국내에서도 독립 운동의 불씨는 사그라지지 않았다. 식민지가 서양 의학에 유리한 환경이었다고는 하지만 내부에는 차별이 있었기 때문이다. 바로 민족 차별이었다.

1921년 경성 의학 전문 학교에서 해부학을 가르치던 일본인 교수는 "한국인들은 해부학상으로 볼 때 야만에 가깝다."라고 말했다. '과학'의 이름으로 차별을 정당화한 것이었다. 한국인 학생들은 시정을 요구했고, 학교가 그들을 처벌하자 동맹 휴학으로 맞섰다. 학생과 학교측의 충돌은 동창과 학부모의 중재로 진정되었다.

의학교를 졸업하고 의사가 되면 차별은 더욱 드러났다. 관공립 병원의 경우 의사를 채용할 때 일본인을 선택하는 경우가 많았다. 한국인이 채용될 가능성은 "천부당, 만부당"이었다. 하늘이 도와서 채용된다 하더라고 그 자리는 일본인들이 "먹다 남긴 찌꺼기"일 뿐이었다.

차별에 불만을 느낀 한국인 의사들은 개업을 선택할 수밖에 없었다. 그들은 "조선 놈은 개업이나 해 먹어야지."라는 자조적인 탄식을 내뱉었다.

에메틴 사건과 민족 차별

민족 차별은 의사에게만 국한된 것은 아니었다. 한국인이라면 일상적으로 만나는 일이었다. 한국인 의사들은 그 차별을 시정하기 위한 노력을 보이기도 했다. 소위 '에메틴 사건' 때였다.

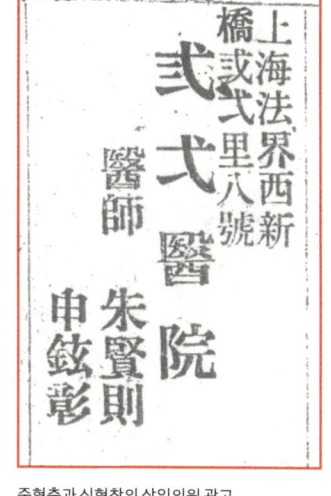

주현측과 신현창의 삼일의원 광고
(중국 상하이, 《독립신문》) ⓒ동은 의학 박물관

일제 강점기 한국인들에게 일반적이었던 질병 중 하나는 디스토마로서 지방에 따라서는 80~90퍼센트에 이르는 감염률을 보이고 있었다. 일제는 디스토마 치료를 위해 염산 에메틴 주사를 시행하기 시작했다. 이 주사가 말썽을 일으켰다.

1927년 3월 함경북도 영흥에서 디스토마 치료를 위해 100명의 주민이 에메틴 주사를 맞았다. 며칠 후 일제가 예상하지 못하던 상황이 벌어졌다. 주사를 맞은 주민의 반 이상이 중독 증상을 보였고, 그중 6명이 사망한 것이었다. 담당자인 총독부 위생과장은 마침 불어닥친 한파로 인해 감기가 폐렴으로 변하면서 사망자가 발생했다고 주장했다. 에메틴 주사와는 무관하다는 변명이었다.

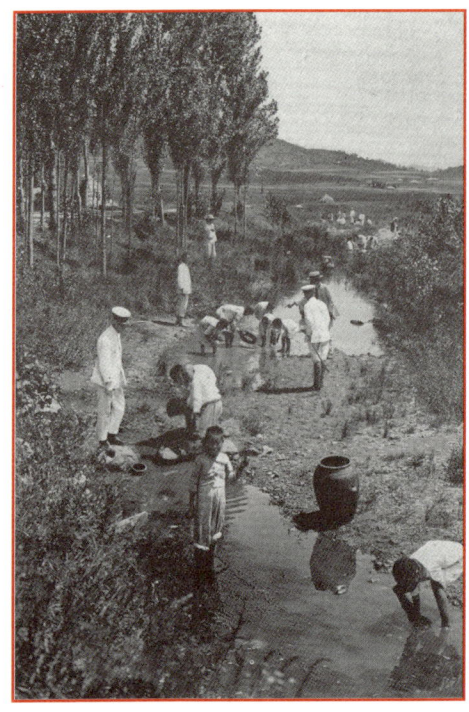

디스토마 매개체인 다슬기를 잡는 모습
ⓒ동은의학박물관

그러나 주민들의 의견은 달랐다. 그들은 주사가 과도하게 놓아 졌다고 주장했다. 에메틴 주사는 반복될수록 효과가 좋았다. 따라서 효과의 극대화를 위해 환자의 건강 상태가 무시될 가능성은 항상 있었다. 주민들은 주사를 맞지 않을 경우 주사비를 징수하겠다는 협박이 있었다고 폭로했다. 전문가의 개입이 필요할 때였다. 한국인 의사들이 나섰다.

한성 의사회의 활동

영흥을 찾은 한성 의사회 의사들은 중독자들을 진찰한 후 "지금까지 이렇게 괴상한 환자를 본 일은 없습니다."라며 놀라움을 표시했다. 나아가 "모든 증세로 보아 중독이라고 밖에 볼 수 없습니다."라고 결론지었다. 보고를 받은 한성 의사회도 영흥 주민들이 에메틴 주사로 인한 중독 현상을 보이고 있다는 공식적인 견해를 밝히며 일제의 주장을 정면에서 반박했다. 한국인 의사들이 일제의 일방적인 의료 정책에 비판의 메스를 든 것이었다.

6·10만세 사건 관련 당시의 신문 기사
ⓒ동은 의학 박물관

그러나 1930년대 한국 사회가 전시 체제의 그늘 속으로 들어가면서 의사들의 메스는 내려졌다. 그만큼 일제의 억압은 무거웠다.

의사들은 '계몽'의 품으로 돌아가고 있었다. 그들은 "민족의 선구자가 되어 난국을 타개"하기보다는 "위생의 개량 발전과 서양 의학의 보급에 노력"하면서, 독립 운동가보다는 계몽 운동가가 자신들에게 더 적절한 역할이라고 판단했다. 문제는 계몽에서 독립까지 거리가 점점 멀어지고 있다는 것이었다.

태평양 전쟁이 막바지에 다다르면서 해방을 적극적으로 준비하는 사람들이 나타났다. 의사들도 있었다. 광복군과 조선 의용대에 의사들이 참가해 군의로 활동했다. 국내에서도 움직임은 있었지만 그들은 아직 의사가 되지 않은 의학생들이었다.

35 | 최초의 사람들

의학 각 분야의 첫 한국인을 찾아서

의학교를 졸업하거나 검정 의사 시험을 통과해 의사 면허를 받은 한국인 의사의 배출이 많아지면서 진료에서 한국인이 차지하는 비중이 점차 높아졌다. 하지만 인구에 비해 의사가 턱없이 부족해 일제 강점기에 의사 1인당 인구가 1만 명이 넘는 상황이었다.

이와 같은 상황에서는 졸업과 동시에 바로 개업을 하면 돈을 벌고 지역 주민으로부터 존경도 받을 수 있었다. 하지만 의학교에 남거나 해외 유학을 통해 특정 분야의 학문에 정진함으로써 의학 박사 학위를 취득하고 특정 분야의 전문가(지금으로 보면 일종의 전문의)가 된 의사들이 나타나기 시작했다.

여기서 '최초'라는 의미는 기준에 따라 애매할 수 있다. 자칫 역사를 왜곡할 소지도 있다. 또 초창기의 의사들은 의학에서 기본이 되는 내과 및 외과와 관련된 진료 활동을 했으므로 새삼스레 누가 먼저였느냐는 것은 별 의미가 없어 보인다. 따라서 진료 분야의 경우 산부인과와 안·이비인후과만 살펴보기로 한다.

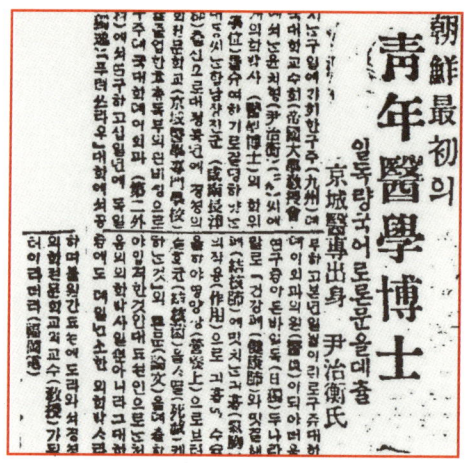

윤치형의 의학 박사 수여 기사(《매일신보》 1924년 6월 11일자)
ⓒ 동은 의학 박물관

최초의 의학 박사

한국인으로 최초의 의학 박사 학위를 받은 사람은 윤치형1896년~?이다. 그는 1918년 경성 의학 전문 학교이하 경의전를 졸업하고 총독부 관비생으로 규슈 제국 대학의 제2외과에서 근무하다가 1922년 독일의 브레슬라우Breslau, 오늘날 폴란드의 브로츠와프 대학에 유학했다. 그는 1924년 규슈 제국 대학에 복귀해 의원으로 일하던 중 일어와 독일어로 쓴 「건강 폐와 폐결핵에 미치는 기흉氣胸의 작용」으로 의학 박사 학위를 받았다.

한편 1916년 세브란스 의학 전문 학교이하 세의전를 졸업한 김창세1893~1934년는 1925년 1월 미국의 존스홉킨스 보건 대학원에서 「녹두콩에 대한 화학적, 생물학적 연구」로 최초의 보건학 박사 학위를 받았다.

해부학자 최명학

'해부학 실습'이라면 말만 들어도 왠지 등골이 오싹해지는, 납량 영화의 좋은 주제임은 누구나 인정할 것이다. 하지만 이런 분위기의 해부학이 바로 서양 의학의 상징적인 분야이다.

1926년 세의전을 졸업한 최명학 1898~1961년은 한국인 최초로 해부학을 전공해 1932년 4월 일본 교토 제국 대학에서 「양서류 유자幼子 이耳의 결정 및 이대외배엽 측側의 특이성」으로 의학 박사를 취득하고 모교의 교수로 취임했다.

그가 연구에 사용했던 고전적인 이식 방법은 지금도 실험 발생학에서 가장 중요한 연구 기법의 하나로 사용되고 있다. 그의 연구는 내이뿐만 아니라 전반적인 발생학 연구에 있어 중요한 시발점이 되었다고 평가할 수 있다. 일제 강점기라는 어려운 시기에 최명학은 학자로, 과학자로 한국인의 우수성을 보인 인물이었다.

하지만 학내 문제로 1936년 모교 교수직을 사임한 최명학은 고향인 함흥으로 낙향해 외과 의원을 개업했다. 그러나 해방이 되자 북한 최초의 박사 및 교수로 임명되었고 함흥 의학 대학과 평양 의학 대학의 학장을 역임하는 등 북한의 의학 교육에 중추적인 역할을 수행했다.

6·25 전쟁 중에는 조선 인민군 제72호 후방 병원 원장, 조선 인민군 군의군관 학교 교장을 역임했다. 그는 1952년 창립된 과학원에서 의학 분야의 대표로 활동했으며, 최초의 원사로 추대되었다. 이후 연구와 후진 양성에 전념하다가 1961년 12월 작고했다.

남과 북에서 모두 의학자로 뛰어난 활동을 한 최명학은 그의 순수한 학문적 업적과 아울러 통일 시대를 바라보는 오늘날 더욱 의

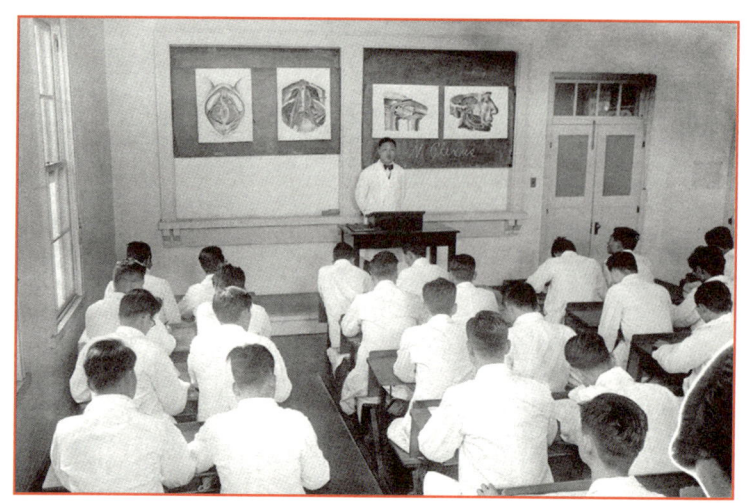

세브란스 의학 전문 학교 교수 시절의 최명학(1932년) ⓒ동은 의학 박물관

미 있는 인물로 부각되고 있다.

미생물학자 유일준

일제 강점기 수시로 발생해 많은 사람들의 생명을 앗아간 전염병은 한국인들의 생명을 위협하는 무서운 존재였다. 전염병 퇴치에 중요한 원인균에 관해 연구하는 분야가 바로 미생물학^{세균학}이다.

1918년 경의전을 졸업한 유일준^{1895~1932년}은 1921년 독일 프라이부르크 대학으로 유학을 떠나 혈청학의 대가 우렌호트 교수의 문하생이 되어 각종 전염병을 일으키는 병원체에 대해 연구를 했다. 그는 연구에 정진해 1923년 7월 의학 박사 학위를 취득했고, 일본의 게이오 대학에서 연구를 계속해 1926년 「티프스, 파라티프스 및 적리의 제연구」로 박사 학위를 다시 받았다.

그는 1926년 10월 1일 모교의 미생물학과 교수로 임명되었으며 경의전에서 한국인 최초의 주임 교수가 되었다. 그는 납두균 효소, 저온 혈구 응집소, 발진티푸스 등에 관해 연구를 진행했다. 하지만 1932년 8월 가족과 함께 한강에 놀이를 나갔다가 안타깝게 38세의 젊은 나이로 익사했다.

병리학자 윤일선

윤일선1896~1987년은 1923년 교토 제국 대학을 졸업하고 2년 동안 모교에서 병리학 연구를 계속하다가 1926년 6월 갓 설립된 경성 제국 대학 의학부에 입국해 1928년 3월 한국인 최초의 제국 대학 조교수로 임명되었다. 그는 1926년 여름부터

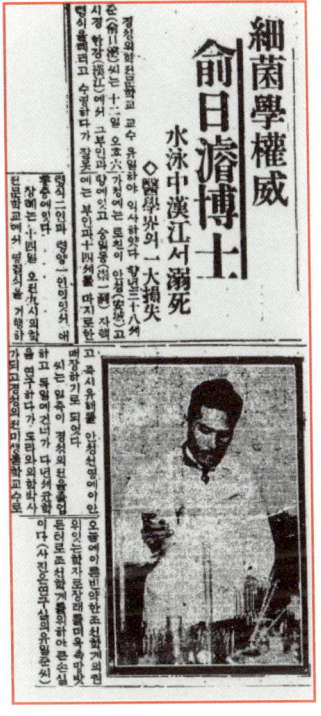

유일준 익사 기사《동아일보》
1932년 8월 14일자 ⓒ동은 의학 박물관

세의전에 강사로 출강을 시작했는데, 1928년 4월 모교에서 의학 박사 학위를 받은 후 1929년 4월 세의전의 병리학 교수로 임명되었다.

그의 제자 이영춘은 「생체에 있어서의 니코틴 작용이 성호르몬에 미치는 영향」으로 교토 제국 대학에서 의학 박사를 받았다. 이것은 당시 한국에서 수행한 연구로 일본 제국 대학의 박사 학위를 처음으로 받은 것이었으며, 병리학이라는 범위를 넘어 서양 의학 연구의 토착화에 크게 공헌한 쾌거였다. 이와 같이 세브란스의 연

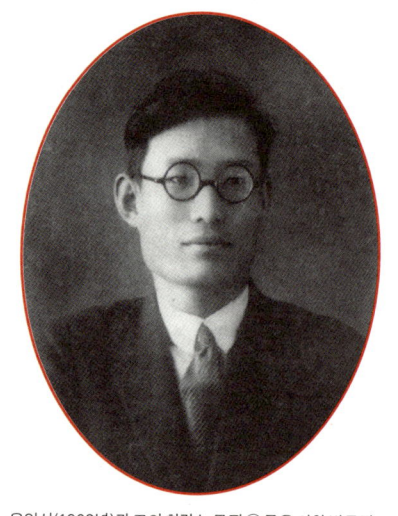 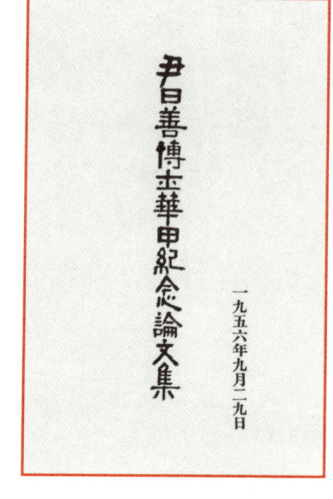

윤일선(1929년)과 그의 회갑 논문집 ⓒ동은 의학 박물관

구에서 중추적인 역할을 수행하던 윤일선은 조선 의사 협회의 창설에도 주도적으로 참여했다.

그는 해방이 되자 경성 대학 의학부의 의학부장에 취임했다가 국립 서울 대학교의 병리학 교수 및 서울 대학교의 첫 대학원장에 임명되었다. 그는 1954년 학술원 회장으로 선출된 후 1956년 서울 대학교 제6대 총장으로 임명되어 국립 고등 교육의 틀을 갖추는 데 크게 공헌했다. 그는 65세로 정년이 되던 1961년까지 256편의 연구를 지도했고 152명의 의학 박사를 배출했다.

산부인과 신필호

전통적으로 여성의 몸을 외간 남자에게 보이는 것은 금기시되어 왔다. 제중원에 여자 선교사가 파견되어 부녀과가 설치된 것도 그런 연유였다. 산부인과는 여성의 특유의 질환을 다루는 부인과와 분만과 관계된 산과로 나눌 수 있다.

신필호^{1893~1952년}는 1914년 세브란스 연합 의학교를 졸업한 뒤 한국에 처음 도입된 인턴으로서 모교에서 근무를 시작했고, 이듬해에는 산부인과의 허스트 교수의 지도를 받으며 발생학 등의 과목을 강의하기도 했다. 1917년에는 산부인과의 강사를 시작으로 조교수까지 승진했다.

하지만 1925년 모교의 교수직을 사임하고 잠시 황해도 연안에서 개업하다가, 1928년 2월 서울의 인사동으로 이전 개업했다. 당시 서울에는 개인 산부인과 의원이 고작 4군데뿐이었다. 그중에서 3개는 일본인이 경영했으므로 신필호 산부인과만이 한국인이 경영하는 유일한 산부인과 병원이었다.

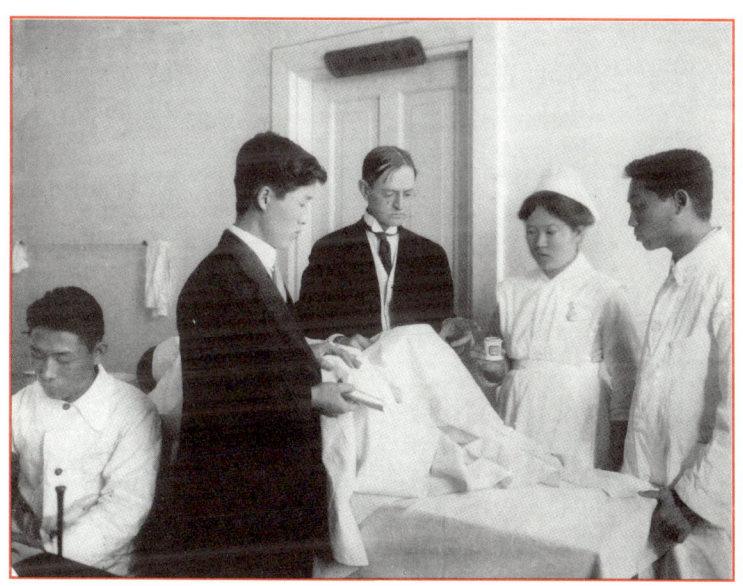

신필호와 스승 허스트 ⓒ동은 의학박물관

해방이 되고 6·25 전쟁이 터지자 미처 피난하지 못했던 신필호는 동위원장이라는 감투를 쓴 일이 있고, 정부가 수복되자 이때문에 곤욕을 치렀다. 그래서 1·4 후퇴 때는 서둘러 부산으로 피난을 갔지만 1952년 2월 급서해 미아리 공동묘지에 안장되었다.

안·이비인후과 홍석후

현재 안과는 눈의 질환을, 이비인후과는 귀, 코, 목의 질환을 다루는 분리된 전문 분야이지만 예전에는 안·이비인후과라는 이름으로 불렀다.

홍석후1883~1940년는 1905년 12월 의학교를 제3회로 졸업한 후 잠시 종로에서 자혜의원을 개업했다. 하지만 환자를 보기에 경험이 너무 적다는 사실을 깨닫고 1906년 2월 1일 제중원 의학교에 편입했다. 그는 동기생 김필순 및 홍종은과 함께 거의 전 과목에 걸쳐 한국어로 된 의학 교과서를 출판함으로써 서양 의학의 토착화에 심혈을 기울였다.

1908년 세브란스를 제1회로 졸업한 홍석후는 모교에 남아 안·이

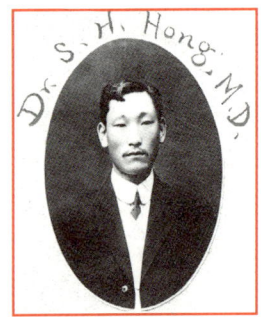 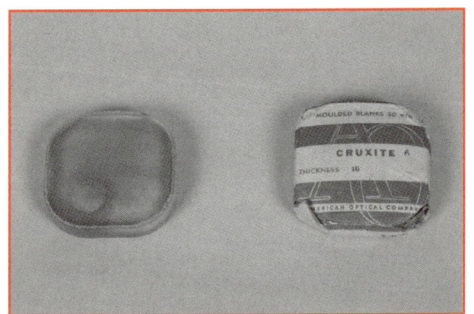

홍석후(1914년)와 그가 사용하던 안경 원석ⓒ동은 의학 박물관

비인후과를 택함으로써, 당시 내과와 외과로 크게 세분되던 한국 의학 초창기에 전문의로서의 활동을 시작했다. 그는 에비슨과 안·이비인후과 전문의 바우만에게서 전문적인 지도를 받았으며, 미네소타의 안·이비인후과 전문의 매칸넬 박사의 병원, 캔자스 시립 대학 치과 대학 해부학 및 뉴욕 시립 대학 의과 대학원 등에서 전공 연구를 계속했다.

귀국 후 세의전 교수로 활동하던 그는 1931년 9월 교수직을 사임하고 종로 2가 기독교 청년회에 홍석후 진찰소를 개원해 활동하다가 1940년 11월 17일 운명했다.

2008년 4월 10일 늦은 감이 없지 않지만 한국 안·이비인후과의 개척자로서 홍석후의 흉상이 모교 교정에 세워졌다.

더 읽어보기

이 책을 읽고 한국의 근대 의학사를 더 알고 싶어 할 독자들이 있을지 모르겠다. 그런 분들을 위해 몇 권의 책을 소개한다. 이 책들은 우리가 연재를 진행하면서 자주 참고한 책들이다. 한국의 근대 의학사를 이해하는 데 기본적인 정보와 시각을 제공하는 책들이라고 할 수 있다.

기창덕, 『한국 근대 의학 교육사』, 아카데미아, 1995년

자료에 입각한 서술의 전형을 보여 주는 책. 무미건조할 수 있지만 역사적 사실을 충실히 서술함으로써 한국 근대 의학사를 이해하는 데 중요한 참고 자료가 되고 있다. 기본적으로 서양 의학의 역사를 서술하고 있지만, 한의학에도 한 장을 할애했다.

신동원, 『한국 근대 보건 의료사』, 한울, 1997년

한국 근대 의학사를 타율적인 이식이 아닌 주체적인 수용이라는 관점에서 고찰한 책. 1876년 개항부터 1910년 일제 강점 직전까지 한국 의학의 역사를 서술하고 있다. 의료 제도의 변천을 기본적인 틀로 삼으면서 전염병, 청결 등 의학사의 주요 주제들을 분석했다.

이만열, 『한국기독교의료사』, 아카넷, 2003년

한국 근대 의학사의 중요한 한 축인 기독교 선교 의학을 개항부터 1945년 해방 직전까지 고찰한 책. 천 쪽이 넘는 방대한 분량에서 알 수 있듯이 선교 의학의 거의 모든 면을 다루고 있다. 선교 의학의 존재 의미를 고민하는 의료 선교사들의 모습을 밝힌 부분은 이 책의 백미이다.

박윤재, 『한국 근대 의학의 기원』, 혜안, 2005년

개항부터 1910년대까지 한국 근대 의학사를 개관한 책. 대한 제국과 조선 총독부에 이르는 의학적 흐름을 단절과 계승의 동시적 진행이라는 측면에서 고찰하고 있다. 식민지가 가지는 구조적 특징을 서양 의학의 일원화 시도와 경찰의 위생 행정 장악으로 설명하고 있다.

박형우, 『한국 근대 서양 의학 교육사』, 청년의사, 2008년

개항 이후 1910년 일제 강점 직전까지 서양 의학 교육의 역사를 개괄한 책. 외국에서 서양 의학을 공부한 사람들부터 선교부, 정부 설립 교육기관의 졸업자까지를 포괄하고 있다. 세브란스 병원 의학교 제1회 졸업생 7명에 대한 상세한 서술이 돋보인다.

연세 대학교 의학사 연구소, 『한의학, 식민지를 앓다』, 아카넷, 2008년

일제 강점기 동안 진행된 한의학의 근대적 변화를 고찰한 책. 일제의 한의학 정책에서 한약까지 한의학의 주요 주제들을 개괄하고 있다. 한의학의 근대화에 관심이 있는 독자라면 한번은 거쳐 가야 할 관문과 같은 책이다.

박형우, 『제중원』, 21세기북스, 2010년

한국 근대 의학사의 최대 쟁점 중 하나인 제중원을 전면적으로 다룬 책. 제중원이 한 학교의 시원을 넘어 한국 근대 의학의 초기 모습을 보여 주는 중요한 소재라는 점을 밝히고 있다. 제중원의 설립 과정부터 흥미로운 일화까지 제중원의 거의 모든 면을 고찰하고 있다.

사진 출처

4	재동 백송, 황일선
10~11	재동 제중원, 동은 의학 박물관
12	경기여고 시절의 제중원 건물, 동은 의학 박물관
17	동은 의학 박물관, 황일선
18	1904년 개원한 새로 지은 제중원(세브란스 병원), 동은 의학 박물관
20	동은 의학 박물관, 황일선
28	알렌이 영어로 작성한 병원 설립안(1885년), 동은 의학 박물관
38	박서양의 화학 수업, 동은 의학 박물관
46	제중원 반환에 관한 약정서, 동은 의학 박물관
54	제중원 전관 자료, 동은 의학 박물관
78	세브란스 의학 전문 학교 오카 교수의 이비인후과 강의, 동은 의학 박물관
80	김기복 선생 외과 강의 노트(1941~1942년), 동은 의학 박물관
100	수선전도, 동은 의학 박물관
108	의학 도서관(1929년 앨범), 동은 의학 박물관
118	1917년 2학년 6월 1일 수업 시간표, 동은 의학 박물관
126	발생학 노트, 동은 의학 박물관
152	세브란스 의학 전문 학교 다니엘 교수의 내과 회진, 동은 의학 박물관
154	동은 의학 박물관, 황일선
172	조제실, 동은 의학 박물관
196	세브란스 간호부 양성소에서 미국에 보낸 편지 봉투, 동은 의학 박물관
222	세브란스 의학 전문 학교 오긍선 교수의 생리 해부 실습, 동은 의학 박물관

224	전염병동 도면,	동은 의학 박물관
232	의학교 건물,	동은 의학 박물관
240	오한영의 내과 임상 실습,	동은 의학 박물관
248	동은 의학 박물관,	황일선
272	세브란스 의학 전문 학교 러들로 교수의 외과 수술 실습,	동은 의학 박물관
274	러들로 논문(China Medical Journal 45-권6호, 1931년6월),	동은 의학 박물관
290	거제 구호 병원 수술 도구,	동은 의학 박물관
298	동은 의학 박물관,	황일선
306	김필순이 안창호에게 보낸 편지(1912년), 도산안창호전집 2권(2000년),	도산안창호 선생기념사업회
314	동은 의학 박물관,	황일선
띠지 앞면	세브란스 의학 전문 학교 다니엘 교수의 내과 회진,	동은 의학 박물관
띠지 뒷면	세브란스 의학 전문 학교 오카 교수의 이비인후과 강의,	동은 의학 박물관

찾아보기

가

가이세 도시유키(海瀨敏行) 33
가톨릭 25, 139
간도 308
간호사 143, 197, 295
갈레노스 23, 25, 90
감리회 간호원 양성학교 114
갑신정변 29, 32, 82
갑오개혁 226, 242
강원영 105
개정 병원 294
개항 13, 26, 73, 166, 284, 305
건국 의사회 289
게르만 인 22
게이오 대학 318
게일 113, 307
결핵 162, 257~264, 310
결핵병사 259
경무국 60
경성 여자 의학 강습소 133
경성 의사회 283~284
경성 의학 전문 학교 130, 78, 282, 288, 292, 309~310, 316
경성 제국 대학 131, 279, 280, 282, 288, 304, 319
경성 치과 의학교 212
경술국치 93, 105~106, 122, 131, 180, 275, 286
고든(Gordon, Henry B.) 63, 67
고려 24
고려 의학 143
고방파 303
고이케 마사나오(小池正直) 167
고종 31~32, 39, 42, 50, 66, 72, 73, 86, 190
고타케(小竹武次) 57~58, 96
공립 병원 이건 확장에 대한 건이 48
공립 의원 규칙 33, 56
공병우 276
과학원 150
관립 의학교 268, 280, 287
관립 의학회 286
《관보》 52, 57
광고 57, 88, 116, 172, 173, 263, 270
광복군 313
광제원 55, 60~61, 105
광제원 임시 위원 229
광주 53, 136~137
광혜원 32, 55
교과서 89, 91, 93, 110, 275, 277
교토 제국 대학 317, 319
구리개 47, 48, 50, 52, 65, 110, 117
구세의원 183
국민회의 308
군산 183
군의 103~104, 166~168, 191, 284, 286, 308
군진 의학 280
규슈 제국 대학 316
『그레이 해부학』(Gray's Anatomy) 90~91
그리스 22
금강제약 177
금계랍 172, 291

기녀 156
기독교 26, 179, 181, 184, 198, 204
기독교 청년회 323
기성회 132
기포드(Gifford, Daniel L.) 43
기홀 병원(紀忽病院, The Hall Memorial Hospital) 85
김경집 207
김교준 103~105
김구 117
김달식 104~105
김명선 276
김명식 104
김봉관 104~105
김상건 104
김성집 104
김수현 104
김옥균 82
김윤식 113
김의환 41, 43
김익남 14, 58, 83~84, 88, 285
김점동(박에스더) 81, 84~85, 260
김진성 41
김창규 210
김창세 316
김필순 67, 91~94, 112, 116~117, 308, 322
김한표 207
김홍열 216
김희영 112, 114, 120, 308

나

나병 35
나이팅게일 197, 201
나창헌 310
나카무라 도미조(中村富藏) 131
난학 166
남순희 56, 94
내과신설 26
내무아문 226
내부 병원 59~60
내의원 29
노르웨이 137
뉴욕 69, 323

다

대구 53, 131~137, 182~183, 213
대구 의학 전문 학교 279, 282
대한 의사 협회 289
대한 의학 협회 289
대한 제국 14, 72, 175, 203, 236
《대한매일신보》 111, 269
대한의원 71, 73~76, 101~103, 129, 204, 210, 215, 284
대한의원 부속 의학교 120, 127
덴마크 137
덴빌 85
도립 병원 185~186, 190, 192
도쿄 82, 85
도쿄 대학 167
독립 운동 116~117
《독립신문》 173, 311
독립협회 85
독일 29, 96, 173, 316, 318
『동의보감』(東醫寶鑑) 206
동산 병원 132
동서 의학 299, 304
『동서의학신론』(東西醫學新論) 300~301
동양 의학 23
동의 301
동의학 143
동인의원 131
동인의원 부속 의학교 120, 131~132
동인회 131
동화 약품 174
두창(천연두) 225, 232, 237
듀낭 198
디스토마 311~312

라

러시아 68, 251
루이빌 의과 대학 86

마

『마과회통』(麻科會通) 26
마루야마(丸山重俊) 60
만병일독설 303
만주 사변 262
말라리아 172, 265, 292
매독 225, 265~267, 295
매칸넬 323
메가타 다네타로(目賀田種太郎) 74
메소포타미아 21
메이지 유신 166
모리야스 렌키치(森安連吉) 87
모펫(Moffet, Samuel Austin) 69
묄렌도르프(Möllendorf, Paul George von) 29
무료 75, 186, 190, 296
미국 15, 29~30, 34, 39, 50, 67, 81, 84, 86, 96, 112, 135, 179, 198, 260
미국 북장로회 49, 128, 180~183, 200, 210, 249
《미국암학회지》 282, 316
민비 29
민영소 96
민영익 29~31
민제 병원 207
민중 병원 293

바

박교상 207
『박물신편』(博物新編) 26
박서양 111~112, 116, 120, 308
박성춘 113
박에스더(김점동) 81, 84~85, 260
박일근 88
박종환 81, 87, 287
박진성 236

박희달 103~104
방역 226, 243
방한숙 103
방합신 302~305
배재학당 85, 112
백신 16
백태성 281
베살리우스 23, 90
『병리통론』(病理通論) 94
병리학 319
보구녀관 114, 199, 201~202
볼티모어 여자 의과 대학 84
부녀과 156
부산 140, 164~165, 167, 183, 215
부산 부립 병원 165
『부영신설』(婦?新說) 26
분쉬(Wunsch, Richard) 50, 219
불교 23
브레슬라우 316
빈턴(Vinton, Charles C.) 35, 45, 49~50

사

사립 병원 취체 규칙 230
사립 학교 규칙 129
사립 학교령 127
사사키(佐佐木四方) 60
사토 스스무(佐藤進) 73, 75
산부인과 315, 320
살바르산 267, 295
3.1 운동 245, 308~309
삼일의원 310~311
상해 임시 정부 308, 310
생리학 42, 276
생생의원 165~166
서광호 110
서울 63, 65, 71, 136~139, 241, 287, 293, 321
서울 공사관 부속 의원 167, 180, 183~184
『서의약론』(西醫略論) 26
서재필 32, 81~85

선교사 13~15, 29, 63, 84, 109, 157, 159, 180, 182, 186, 207, 276, 297
성공회 200
성리학 302
성병 265, 267, 269
『성호사설』(星湖僿說) 25
세브란스 병원 53, 70, 92, 110, 128, 259
세브란스 병원 의학교 14, 50, 86, 111, 119, 127, 128, 183, 215~216, 307
세브란스 연합 의학 전문 학교 124~125, 131
세브란스 의과 대학 135
세브란스 의학 전문 학교 136, 276~282, 288, 293, 302, 309~310, 316~319
세브란스(Severance, Louis Henry) 64~69
세창양행 173
셔록스(A. M. Sharrocks) 113
셔우드, 로제타(Sherwood, Rosetta) 84, 260
셰플리(Scheifley, W. J.) 207, 210
소래 교회 112
소련 135
소록도 251~253
손창수 103~104
순화원 244
스웨덴 137
스크랜턴(Scranton, William Benton) 156, 181, 307
스타이스(Stites, F. M.) 259
스테드먼(Steadman, F. W.) 85
스티븐스(Stevens, D. W.) 52
시가 기요시(志賀潔) 280
『신기천험』(身機踐) 26
신농 23
신라 24
신민회 308
신정휴 207
신창희 112, 114, 116, 120, 308
신필호 287, 310, 320
신현창 311
실즈(Shields, Esther L.) 50, 200~201
심호섭 135
심훈 291

아

아담 샬(Johann Adam Schall von Bell) 24
아리안 족 22
아시히 의학 전문 학교 136
아펜젤러(Appenzeller, Henry Gerhard) 84
안상호 81, 86, 285, 287
안우선 104, 105
안이비인후과 114, 315, 322
안창호 117
알렉산더(Alexander, A. J. A.) 85
알렌(Allen, Horace Newton) 13~14, 29~35, 39, 43, 48, 53, 65, +89, 114, 156~157, 160, 181, 199, 207, 219, 265
어의 15
언더우드(Underwood, Horace G.) 39, 43, 69, 112, 156
『언해구급방』諺解救急方 171
에드먼즈(Edmunds, Margaret J.) 199, 201
에를리히 267
에메틴 사건 287, 311
에비슨(Avison, Oliver R.) 44~45, 49, 53, 63~68, 89~93, 96, 109~113, 117, 162, 185, 200, 207, 211, 218, 241, 242, 307, 322
엘러스(Ellers, Annie J.) 34, 156, 159
영국 96, 113, 179, 181, 200, 232
영흥 287, 311
오긍선 81, 85~88
오스트레일리아 128, 179, 181~184
『오주연문장전산고』(伍洲衍文長箋散稿) 25
오카야마 의학 전문 학교 105
옥도정기 291
온역장정(瘟疫章程) 226
와다 게이시주로(和田啓十郎) 301
와다 야치호(和田八千穗) 86
와일스(Wiles, Julius) 200
요시마쓰 도도(吉益東洞) 303

용각산 173
우두 226, 232, 237
우두법 56, 159, 234
우렌흐트 교수 318
우제익 41
우즈(George W. Woods) 171
원산 165
웰스(J. H. Wells) 131
위생 경찰 230~231
위생국 226
유교 25, 199, 292
유길준 242
유병필 103~104, 268, 285
유석창 292~293
유일준 318
유창희 94
유한양행 177
유행병 예방 위원 105
유흥 56
6.10 만세 사건 313
육영고원 34
6.25 전쟁 136~139, 148, 276, 280, 321
윤상만 103
윤일선 135, 281, 288, 293, 319
윤치형 316
윤호 41
을사늑약 91, 277
음양오행설 23
의계지절추 301
의과 대학 136~141
『의령』(醫零) 26
의사 규칙 119~121, 184, 300, 308
의사 면허 14, 119, 121~125, 133, 415
의사 연구회 285
의생 규칙 300
의생국 105
의술 개업 인허장 831102, 114, 119, 1311285
의약 대학 138
의학 강습소 129~133

의학 강습회 132
의학 대학 145
의학 박사 316~317
의학 전문 학교 132
의학교 14~15, 42, 45, 55, 57, 101~103
의학교 규칙 57
이갑수 288
이겸래 41
이규경 25
이규영 103~105
이기정 105
이노우에 다로(井上太郞) 87
이마다 쓰카네(今田束) 91, 94, 96
이만열 180
이병학 103
이영춘 293~294, 319
이완용 87
이용설 289
이의식 41~42
이익 25
이재하 234
이제규 101, 104
이진호 41
이질 49
이집트 21~22
이토 히로부미 71~72, 113, 307, 309
이회창 210
인단 173
인도 22~23, 241
인천 157, 165
일병일방설 303
일본 13, 15, 49~52, 55, 72, 82, 87, 164~169, 173, 185, 190, 192, 242~243, 251, 261, 317, 318
안중수 207
일본어 94, 129, 276
일제 강점기 15, 197, 228, 243, 246, 249, 258, 266, 268~270, 278~281, 289, 296, 299, 308, 315

임오군란 15
임호텝 22

자

자혜의원 76, 83, 102, 129, 133, 189, 190~192, 214, 251~253, 286, 292
장기무 285, 299~305
장홍섭 104
재동 31, 47
적십자 병원 72~73, 203
전염병 16, 59, 157, 225, 246, 269, 287
전염병 예방 규칙 227
전염병 예방령 228
『전체신론』(全體新論) 26
정근양 304
정약용 26
제국주의 168
제너 232
제물포 13, 173
제생의원 163~165, 167, 169, 215
제이콥슨(Jacobson, Anna P.) 45, 50
제중원 14, 31~35, 42, 44, 47~50, 52, 63, 68, 89, 94, 110, 117, 132, 155~163, 157, 159, 172, 181, 199, 213, 217, 292
제중원 1차년도 보고서 159, 207, 265
제중원 반환에 관한 약정서 52
제중원 의학교 40~43, 56, 92, 111, 157, 285
조고약 175
조선 결핵 예방 협회 263
조선 교육령 129
조선 의사 협회 288, 320
조선 의학 연구회 289
조선 의학 협회 289
조선 의학회 286~287
조선 종두령 237
조선 주차군 286
조선 총독부 42, 105, 121, 123, 129, 132, 184, 192, 211, 286, 312, 316
조선 총독부 의원 부속 의학 강습소 122, 129

조선 통감부 60, 71, 74, 76, 127, 191, 284, 308
조선나예방령 254
《조선의보》 278, 289
《조선의학회잡지》 277, 281, 287
《조선일보》 299, 304
조일 수교 조규 163
존스홉킨스 보건 대학원 316
종두 57, 159
종두 규칙 235
종두의 양성소 105
『주제군징』(主制群徵) 25
주현측 112, 116, 120, 308, 310
중국 21, 23, 117, 232, 243, 291, 308
중일 전쟁 262
지석영 15, 55~56, 72, 96, 101, 234, 266
지성연 105
진학순 41

차

『차라카 본집』(Charaka Samhita) 22
차현성 106
찬성원 285
찬화 병원 57, 236
천도교 87
청일 전쟁 226
최국현 105, 285
최규성 41
최명학 317
최익환 104~105
최종악 41
최창진 234
최훈주 59
치과 대학 212
치과 의사 규칙 208
치과 전문 학교 211

카

캐나다 45, 63, 112, 128, 179, 181~184
캔자스 시립 대학 323

컬럼비아 의과 대학 83
켄터키 85
콜레라 16, 44, 89, 105, 157, 200, 226, 228, 241, 244, 266, 287
퀴닌 172, 173, 292
크림 전쟁 198
클리블랜드 64

타

태평양 외과 학회 289
태평양 전쟁 313
토론토 63

파

페니실린 16, 177, 225
페스트 266
평양 65, 131~133, 145~150, 183
평양 연합 기독 병원 186
평양 의학 전문 학교 132, 282
평양 의학교 131
폐렴 312
폴크(Foulk, George C.) 39
프라이부르크 대학 318
피병원 245~246
피시(Fish, Mary A.) 50
필드(Field, Eva) 50, 52, 93

하

하디(Hardie, R.A.) 50
한경교 103
한국 의학회 284, 287
한국어 45, 85, 89, 181, 277
《한국의학회지》 277~278
《한국의학회회보》 285
한동찬 210
「한방의학 부흥책」 299~301, 304
「한방의학부흥문제에 대한 제언」 304
한성 병원 284
한성 의사회 287~289, 313

한성 종두사 236
한센병 249, 254~256
한우근 103
한의학 16, 25, 29~30, 59, 143, 171, 299~302, 304
함석태 208
함흥 145, 182, 190, 317
해부학 42, 89, 92, 94, 310, 317
허균 103~104
허스트(Hirst, Jesse W.) 70, 92, 110, 113, 307, 321
허준 171
헐버트(Hulbert, Homer B.) 43
헤드코트(Headcoth) 200
헤론(Heron, John W.) 35, 39, 43~44, 89, 114, 156, 159, 207, 265
협성회 85
혜민서 73
호열자병 예방 규칙 227, 242
호턴(Horton, Lillias S.) 35
홀, 셔우드(Hall, Sherwood) 260
홀, 로제타 셔우드(Hall, Rosetta Sherwood) 84, 260
홀, 윌리엄(Hall, William James) 84
홉슨 26
홍석후 93, 112, 114, 117, 120, 286, 322
홍영식 32, 82
홍종욱 106
홍종은 93, 112, 114, 120, 286, 322
화이팅(Whiting, Georgiana) 45, 50
활명수 174
활인서 29, 73
《황성신문》 58, 88
황해도 112, 302, 321
후루시로(古城梅溪) 56, 57, 236
후지타 쓰구아키(藤田嗣章) 191, 286~287
『히포크라테스 전집』(Corpus Hippocraticum) 22

사람을 구하는 집, 제중원

1판 1쇄 찍음 2010년 2월 1일
1판 1쇄 펴냄 2010년 2월 8일

지은이 박형우·박윤재
펴낸이 박상준
펴낸곳 (주)사이언스북스

출판등록 1997. 3. 24.(제16-1444호)
(135-887) 서울시 강남구 신사동 506 강남출판문화센터
대표전화 515-2000, 팩시밀리 515-2007
편집부 517-4263, 팩시밀리 514-2329
www.sciencebooks.co.kr

ⓒ 박형우·박윤재, 2010. Printed in Seoul, Korea.
ISBN 978-89-8371-115-1 03510